新・実践
給食経営管理論
第4版
栄養・安全・経済面のマネジメント

藤原政嘉・田中俊治・赤尾　正　編

みらい

●編者紹介

藤原　政嘉（ふじわら　まさよし）
大阪青山大学健康科学部名誉教授
大阪市立大学医学部附属病院栄養部主幹、大阪市立大学大学院生活科学研究科教授を歴任

田中　俊治（たなか　としはる）
元帝塚山学院大学人間科学部教授・学部長
市立堺病院薬剤・技術部部長を歴任

赤尾　正（あかお　ただし）
大阪樟蔭女子大学健康栄養学部准教授
野崎徳洲会病院、松原徳洲会病院栄養室長、大阪薫英女子短期大学生活科学科講師、大手前栄養学院専門学校管理栄養学科准教授、大手前大学健康栄養学部准教授を経て現職

●執筆者及び執筆分担 (五十音順)

赤尾　正 ……… 1章**2**／3章**3**2〜4／6章**1**1〜3・5・**2**・**3**／7章／8章**2**
大阪樟蔭女子大学

梅本　真美 ……… 5章**1**
千里金蘭大学

菊田　千景 ……… 2章**1**1・3〜5／5章**2**／資料1
大阪樟蔭女子大学

黒川　通典 ……… 1章**3**／2章**1**2・**2**
摂南大学

田中　俊治 ……… 2章**1**6・7／4章**4**／6章**1**4／8章**1**2／9章
帝塚山学院大学

谷口　信子 ……… 1章**1**
大阪成蹊短期大学

西田　有里 ……… 4章**1**・**2**／10章**2**
帝塚山学院大学

平野　和保 ……… 2章**3**／3章**4**／4章**3**／10章**4**
相愛大学

藤本　浩毅 ……… 3章**2**・**3**1／10章**1**
大阪公立大学医学部附属病院

藤原　政嘉 ……… 2章**3**／8章**1**1・3・4／10章
元大阪青山大学

八竹　美輝 ……… 10章**5**
堺市教育委員会

吉村　智春 ……… 3章**1**・**3**4／10章**3**・**6**・**7**
鈴鹿医療科学大学

はじめに

　近年、メタボリックシンドロームに象徴される循環器病、糖尿病、がん等の生活習慣病が国民の健康面における大きな問題となっている。これらの疾病の発症や進行を防ぐためには、生活習慣の改善、なかでも食生活の改善が重要な課題である。厚生労働省は、2023（令和5）年5月に、令和6年度から令和17年度までの「二十一世紀における第三次国民健康づくり運動（健康日本21（第三次））」を示し、栄養・食生活に関しても、生活習慣及び社会環境の改善に関する目標が設定された。また、その目標に対する評価指標の1つとして「利用者に応じた食事の計画、調理及び栄養の評価、改善を実施している特定給食施設の割合の増加」が取り上げられており、それを測るための参考値として「管理栄養士・栄養士を配置している施設（病院、介護老人保健施設、介護医療院を除く。）の割合」を現状（令和3年度）の70.8％から75％に増やすことが示された。

　2002（平成14）年4月に施行された改正栄養士法では、管理栄養士の業務が明確となり、「特定多数人に対して継続的に食事を供給する施設における利用者の身体の状況、栄養状態、利用の状況等に応じた特別の配慮を必要とする給食管理」（栄養士法第1条第2項）を行うものとされた。つまり、その施設の利用特性、さらに、多様な年齢構成の者が利用する施設においては年齢層に応じた栄養の配慮や医学的な管理を必要とする人への配慮など、集団においても個別的な配慮を加えて行う高度な栄養・食事管理を実践することを意味している。

　また、2023（令和5）年の改正省令及び改正医療情報告示では、厚生労働省において医療機能情報提供制度の報告事項の見直しがなされ、「人員配置について報告することとされる、医療従事者の職種として厚生労働大臣が定めるもの」に、管理栄養士・栄養士が追加されることとなった。この改正により、管理栄養士や栄養士の重要性が法的に強調され、医療現場における役割がより明確に位置づけられることとなる。

　このように、管理栄養士や栄養士の職務や責任が法的に強化されるなかで、さらに現代の社会的な背景を考慮すると、わが国では少子高齢化が進み、ライフスタイルの多様化も伴い、中食・外食産業が発展する一方、食の安全・安心に対する関心も高まっている。このことから、給食施設では、提供する

食事の質を重視することを基本に、おいしさ、楽しさを追求し、顧客満足の向上を図ることが求められている。加えて、食材料費の高騰や人材確保といった課題にも継続的に対応していかなければならない状況である。これらの課題に対し、効率的かつ質の高いサービスを提供し、持続可能な運営を実現することが重要な役割といえる。

　本書は、これらを踏まえて、管理栄養士国家試験ガイドラインに準拠しつつ、特定給食施設において求められる給食経営マネジメントに即した構成とした。特に栄養・食事管理の章では、日常業務をもとに解説することで理解を深めることができるように配慮した。さらに全執筆者が特定給食施設での豊富な経験をもつという利点を生かしてより実践的な内容とし、フードマネジメントの最前線ですぐにでも活用できるように多岐にわたる知識の習得を目指した。

　今回、第3版の出版後に改正された法令等に伴う見直しを中心に改訂を行った。今後も、本書が時代の流れに沿い、給食経営管理の発展や変革に適応した内容となるように必要な見直しを図り、より充実した給食経営管理論の教科書、手許書として広く活用されることを願う。なお、至らぬ点に関しては、ご活用の皆様方のご意見をいただき、内容の充実を図りたい。

　最後に本書の出版に際し、多大な尽力と配慮をいただいた株式会社みらい、並びに株式会社みらい安田和彦氏、海津あゆ美氏に深く感謝申し上げます。

2025年2月

編者一同

もくじ

はじめに

1章　給食の概念　11

1　給食の概要　11
1．給食の定義（栄養・食事管理と経営管理）／11
2．給食の歴史／12
3．給食の意義と目的・目標／14
4．特定多数人への対応と個人対応／15
5．給食における管理栄養士・栄養士の役割／16

2　給食システム　17
1．システムの概念／17
2．トータルシステムとサブシステム／17

3　給食を提供する施設と関係法規　19
1．健康増進法における特定給食施設の位置づけ／19
2．各給食施設に関する主な法令／23
3．特定給食施設に対する行政指導／26

2章　経営管理　31

1　経営管理の概要　31
1．経営管理の意義／31
2．経営学の歴史と経営戦略／32
3．経営管理の機能と展開／34
4．給食経営の資源／38
5．給食経営の形態／38
6．給食業務の外部委託／40
7．経営管理の評価　～バランスト・スコアカード（BSC）に基づく評価～／41

2　給食とマーケティング　43
1．マーケティング（Marketing）とは／43
2．マーケティング・コンセプト／43
3．ニーズ（Needs）とウォンツ（Wants）／44
4．マーケティング・リサーチ／45
5．マーケティング戦略／47
6．マーチャンダイジング（商品政策）／50
7．PR活動／50
8．給食におけるマーケティングの活用／51

3　給食経営と組織　51
1．組織の構築／51
2．組織の形態／54
3．給食組織と関連分野との連携／58
4．リーダーシップとマネジメント／61

3章 栄養・食事管理　65

❶ 栄養・食事管理の概要　65
1．栄養・食事管理の意義と目的　／65
2．栄養・食事管理システム　／66
3．給食と栄養教育　／66

❷ 栄養スクリーニングと栄養アセスメント　68
1．栄養スクリーニング　／68
2．栄養アセスメント　／68

❸ 栄養・食事の計画　71
1．栄養管理計画と食事管理計画　／71
2．給与エネルギー量と給与栄養素量の計画（給与栄養目標量の設定）　／74
3．献立作成基準（食品構成表）の作成　／80
4．献立の作成　／82

❹ 栄養・食事の計画の実施、評価、改善　89
1．実　施　／89
2．評価と改善　／90

4章 給食の品質　96

❶ 品質の概念　96
1．品質と品質管理　／96
2．品質管理の目的・目標　／96
3．品質保証システム　／97

❷ 給食の品質の標準化　98
1．栄養・食事管理における品質保証　／98
2．献立の標準化　／98
3．調理工程と調理作業の標準化　／99
4．食事の総合品質保証　／99

❸ 給食の品質の評価、改善　100
1．PDCAサイクルと品質評価　／100
2．品質評価の指標・方法と期間　／100
3．品質改善　／100

❹ ISO　102
1．ISOとは　／102
2．ISO9001　／102
3．審査登録制度　／103
4．2015年版ISO9001（ISO9001：2015）の要求事項　／103

5章　給食の生産（調理）　　　105

❶ 食材 …………………………………………………………………105
1．給食と食材 ／105
2．食材の開発・流通 ／106
3．購買方針と検収手法 ／108
4．食材の保管・在庫管理 ／115
5．食材の原価管理 ／115

❷ 生産（調理）と提供 ……………………………………………116
1．給食の生産管理 ／116
2．給食の調理システム ／117
3．給食のオペレーション（生産とサービス） ／119
4．生産計画（調理工程、作業工程） ／119
5．大量調理の方法・技術 ／125
6．調理工程管理 ／127
7．提供管理 ／129
8．下膳・食器洗浄・清掃管理 ／131
9．廃棄物処理 ／133
10．生産管理の評価と生産性 ／134

6章　給食の安全・衛生　　　137

❶ 安全・衛生の概要 ………………………………………………137
1．安全・衛生管理の意義と目的 ／137
2．給食と食中毒・感染症 ／137
3．施設・設備の保守 ／144
4．リスクマネジメント ／145
5．インシデントとアクシデントの報告 ／148

❷ 安全・衛生の実際 ………………………………………………148
1．給食におけるHACCPシステムの運用 ／148
2．大量調理施設衛生管理マニュアル ／154
3．検食・保存食 ／156
4．安全・衛生教育 ／157
5．安全・衛生管理の評価 ／158

❸ 事故・災害時対策 ………………………………………………158
1．事故・災害の種類 ／158
2．事故の状況把握と対応 ／158
3．災害時対応の組織と訓練 ／162
4．災害時のための貯蔵 ／164

7章　給食の施設・設備　　168

1　生産（調理）施設・設備設計　………………………………………168
1．給食施設・設備の基準と関連法規　／168
2．給食施設の条件　／168
3．給食施設内の設備　／173
4．作業区域・作業動線と施設・設備のレイアウト　／184

2　食事環境の設計と設備　………………………………………………186
1．食事環境整備の意義と目的　／186
2．食事環境の設計　／187

8章　給食の人事・事務　　189

1　人　事　…………………………………………………………………189
1．人事管理の概要　／189
2．給食業務従事者の雇用形態　／190
3．給食業務従事者の教育・訓練　／192
4．給食業務従事者の業績と評価　／194

2　事　務　…………………………………………………………………197
1．事務・情報の概要と目的　／197
2．情報技術（IT）の活用と留意事項　／197

9章　給食の会計・原価　　200

1　企業会計　………………………………………………………………200
1．企業会計の目的　／200
2．会計情報の公開　／200

2　財務諸表　………………………………………………………………201
1．貸借対照表　／201
2．損益計算書と損益分岐点分析　／203
3．キャッシュ・フロー計算書　／208
4．経営分析の評価　／209

3　予算及び売上・原価と給食経営　……………………………………210
1．予算の作成と原価計算　／210
2．給食売上原価の引き下げ　／211
3．費用・収益の分類と収益向上のための視点　／212

10章　各種給食施設における給食の意義と特徴　　214

1　病　院　…………………………………………………………………214
1．病院給食の意義と目的　／214
2．病院給食の種類と院内食事箋規約　／215
3．病院給食の食事管理計画に関する留意点　／215

4．病院における栄養士の配置基準　／216
　　5．食費の自己負担と負担軽減措置　／217
　　6．栄養管理に関わる診療報酬　／220
　　7．病院給食の外部委託　／224
② 高齢者・介護福祉施設 ……………………………………………………225
　　1．高齢者・介護福祉施設給食の意義と目的　／225
　　2．高齢者・介護福祉施設給食における栄養アセスメント　／226
　　3．高齢者・介護福祉施設給食の食事管理計画に関する留意点　／227
　　4．主な高齢者・介護福祉施設の概要と栄養士の配置基準　／228
　　5．栄養管理に関わる介護報酬　／229
　　6．介護保険の保険給付における利用者負担　／234
③ 児童福祉施設 …………………………………………………………………235
　　1．児童福祉施設給食の意義と目的　／235
　　2．児童福祉施設給食における給与栄養目標量　〜保育所の例〜　／236
　　3．児童福祉施設の概要と栄養士の配置基準　／237
　　4．児童福祉施設の利用者負担　〜障害児施設の例〜　／239
　　5．食費の自己負担及び負担軽減措置　／240
④ 障害者福祉施設 ………………………………………………………………240
　　1．障害者福祉施設給食の意義と目的　／240
　　2．障害福祉サービスと栄養管理等に関わる報酬算定上の評価　／242
　　3．障害福祉サービスの利用者負担　／246
　　4．食費等の実費負担及び負担軽減措置　／246
⑤ 学　校 …………………………………………………………………………247
　　1．学校給食の目的　／247
　　2．学校給食の種類　／248
　　3．学校給食の運営形態　／248
　　4．学校給食における栄養アセスメントと給与栄養目標量の設定　／249
　　5．学校給食の食事管理計画に関する留意点　／251
　　6．学校給食栄養管理者　／251
　　7．学校給食を活用した食に関する指導　／253
⑥ 事業所 …………………………………………………………………………258
　　1．事業所給食の意義と目的　／258
　　2．事業所給食の種類と形態　／259
　　3．事業所給食の経営形態　／259
⑦ その他の給食施設 ……………………………………………………………260
　　1．自衛隊　／260
　　2．保護施設　／261
　　3．矯正施設　／261

資料1：給食関連年表　／262
資料2：給食に関連する主な法令等　／264
資料3：大量調理施設衛生管理マニュアル（抄）　／269
索　引　／278
参考文献　／281

1章 給食の概念

本章のねらい

> 管理栄養士・栄養士が関わる給食とは、特定多数人のQOLの向上、健康の保持・増進、疾病の治療・回復を目的に栄養管理を行い、計画的、継続的に食事を提供することである。また、給食は一方的に与えるものでなく、食べる側、つくる側の相互の関係を重視することが必要である。
> 本章では、質の高い食事を提供し、利用者の栄養管理を行うために必要とされる要件、給食が生活習慣病予防の観点から果たす役割、給食を効率的かつ安全に運営するためのシステムの構築について理解する。

1 給食の概要

1．給食の定義（栄養・食事管理と経営管理）

「給食」（institutional food/meal service）とは、特定集団を対象にした栄養管理の実施プロセスにおいて食事を提供すること及び提供する食事のこと[1]であり、この給食を実施する組織体を「給食施設」という。給食施設は、地域住民の健康づくりや生活習慣病予防のための重要な役割を担っており、図表1－1のような共通の特性をもつ。また、健康増進法第20条第1項によれば、給食施設のうち栄養管理に基づいて継続的に1回100食以上また

> [1] 日本給食経営管理学会監修『給食経営管理用語辞典　第3版』第一出版　2020年　3頁

図表1－1　給食施設の役割

【利用者の特性】
①施設数、利用者数が多い。
②特定の個人に対して組織（集団）単位でアプローチできる。
③普段、健康に関心が薄い層、市町村が直接関与することが少ない層（昼間に地域に不在の層）にアプローチできる。
④利用者を介して家族や地域住民への波及効果が期待できる。
【給食施設の特性】
⑤提供される食事そのものが直接利用者の栄養・健康状態につながる。
⑥毎日繰り返し行われる（継続的である）。
⑦栄養や食生活に関する情報の提供ができる。
⑧給食は食物と情報が直結しており、栄養や食生活に関する情報で得たことをその場の食物選択で実践体験することができる。
⑨上記の⑤～⑧を通して、利用者の望ましい食習慣の形成と定着が期待できる。

出所）国立健康・栄養研究所監修、山本茂・由田克士編『日本人の食事摂取基準（2005年版）の活用　―特定給食施設等における食事計画編―』第一出版　2005年　75頁

は1日250食以上の食事を供給する施設を「特定給食施設」と定めている[2]。

> 2 20頁参照

　給食施設には、病院、社会福祉施設、学校、事業所などがある。その給食施設の種類によって入院患者、入所者、児童生徒、従業員など利用者は異なるが、どの給食施設も利用者の栄養アセスメントの結果に応じた適正なエネルギー量や栄養素量を摂取できるようにした食事を提供している。これに対して不特定の人を対象とし、一般の飲食店で非継続的に提供される食事は、給食とはいわない。

　また、特定多数人を対象とした給食を実施する際には、個々人の適正な「栄養・食事管理」を行い、「経営管理」の手法を取り入れて、効率的に運営することが求められる。つまり、特定多数人の利用者個々人の健康の保持・増進、あるいは疾病の治療・回復を目的に適正な食事を提供して栄養管理を行うためには、給食の運営の仕組みを機能させるために必要な手段を組織的にシステム化して動かし、事業として営むということが必要である。これが「給食経営管理」である。なお、システムを動かすための資源には、たとえば調理業務に従事する人、食材料、厨房設備・機器、食材料費、調理・配膳方法、利用者の情報といった「人」「物」「金」「方法」「情報」があり、それらの資源を調整・統合し、有効活用して最大限の効果が出せるように管理することも求められている。

　施設の種類別にみた給食施設数の年次推移は、図表1－2のとおりである。そのうち、特定給食施設・その他の給食施設別構成割合・施設数を図表1－3に、特定給食施設の種類別構成割合を図表1－4に示した。2024（令和5）年度末の給食施設の総数は95,236施設で、増加傾向にあり、そのうち1回100食以上または1日250食以上の「特定給食施設」が51,159施設、また1回100食未満、1日250食未満の「その他の給食施設」は44,077施設であった。特定給食施設の種類別構成割合は、「学校」が30.2％で最も多く、次いで「児童福祉施設」（28.4％）、「病院」（10.7％）の順であった。

2．給食の歴史

　わが国の給食は、1722（享保7）年、江戸幕府により貧困者の治療を目的に小石川養生所が開設され、病弱者に食事を提供した記録があることから、これが始まりとされている[3]。また、学童に対しては、1889（明治22）年、山形県鶴岡町（現：鶴岡市）の私立忠愛小学校で、貧困児童に僧侶の托鉢により無料で提供された食事が始まりといわれている。また、工場給食は、明治維新以後、紡績工場などが設立されてから行われるようになったが、いずれも貧困救済的要素が強かった。なお、この頃の軍隊の兵食は、わが国の組織的な給食の始まりといえる。

> 3 資料1（262頁）参照

図表1-2　給食施設数の年次推移

		令和元年度 (2019)	2年度 ('20)	3年度 ('21)	4年度 ('22)	5年度 ('23)
給食施設		93,118	94,012	94,656	95,153	95,236
	特定給食施設	51,110	51,005	51,087	51,214	51,159
	学校	15,523	15,392	15,369	15,611	15,434
	病院	5,639	5,547	5,535	5,481	5,475
	介護老人保健施設	2,860	2,877	2,858	2,813	2,803
	介護医療院[1]	…	82	92	112	125
	老人福祉施設	4,946	4,984	4,991	5,109	5,127
	児童福祉施設	14,035	14,235	14,500	14,409	14,525
	社会福祉施設	758	778	790	778	768
	事業所	5,433	5,212	5,051	4,958	4,930
	寄宿舎	528	519	526	521	524
	矯正施設	107	109	105	108	102
	自衛隊	193	195	200	201	202
	一般給食センター	354	344	330	326	314
	その他	734	731	740	787	830
	その他の給食施設	42,008	43,007	43,569	43,939	44,077

注1）「介護医療院」は令和2年度より調査を開始した。
出所）厚生労働省『令和5年度衛生行政報告例の概況』

図表1-3　特定給食施設・その他の給食施設別構成割合・施設数（令和5年度末現在）

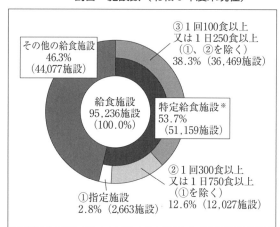

注）「特定給食施設※」の3分類
　①指定施設
　　・医学的な管理を必要とする者に食事を提供する特定給食施設であって、継続的に1回300食以上又は1日750食以上の食事を供給するもの
　　・上記以外の管理栄養士による特別な栄養管理を必要とする特定給食施設であって、継続的に1回500食以上又は1日1,500食以上の食事を供給するもの
　②1回300食以上又は1日750食以上（①を除く）
　③1回100食以上又は1日250食以上（①、②を除く）
出所）図表1-2に同じ

図表1-4　特定給食施設の種類別構成割合（令和5年度末現在）

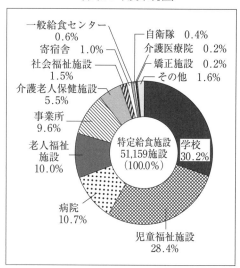

出所）図表1-2に同じ

大正、昭和の初期は、低栄養を克服する時代であった。第二次世界大戦後は深刻な食糧不足に悩み、貧しさに喘ぐ子どもたちの救済のため、アメリカのGHQ（連合国軍総司令部）から提供されたララ物資[4]による給食は、低栄養状態にある学童の栄養補給を目的に実施され、これを契機に、全国に学校給食が普及した。

昭和20年代には、栄養士法、食品衛生法、栄養改善法、学校給食法などによって給食運営の法的根拠が整備され、現在の給食の基礎ができあがった。その後、昭和30年代の高度経済成長期、1973（昭和48）年のオイルショックを経て、飽食の時代に至っている。

国の経済水準や食糧政策、それに伴う食生活の変化や疾病の問題との関わりの中で、給食の役割も時代とともに大きく変遷してきた。今後の給食は、食事そのものを通じて、また、栄養や健康情報の提供を通じて、さらに食事を選択し、食べるという食行動を繰り返すことで、人々が主体的に健康的な食事をするための教育的、環境的アプローチができる場としての役割が重視されていくといえる。

一方、不特定多数人に提供される外食、中食[5]の利用が増加している中で、食事の品質、価格、サービスの満足度を向上させることは外食の大きな経営戦略であるが、給食においてもフードサービスの観点に立った展開がより一層求められている。

3．給食の意義と目的・目標

近年の生活習慣病の増加は、食習慣の乱れが背景にあり、国民の健康寿命[6]が延伸する社会の実現を推進するために給食の果たす役割は大きい。2013（平成25）年度から施行されている「二十一世紀における第二次国民健康づくり運動（健康日本21（第二次））」では、栄養・食生活に関しての生活習慣及び社会環境の改善目標が設定され、その1つとして「利用者に応じた食事の計画、調理及び栄養の評価、改善を実施している特定給食施設の割合の増加」が取り上げられた。

給食の目的は、利用者が給食施設に継続して長期にわたり食事の一部または全部を委ね、食事を起因とする栄養量の過不足及び栄養素の偏りを防ぐことで、利用者の健康の保持・増進、疾病の治療・回復、QOLの向上を図ること、また、健康行動の変容を促し、利用者とその家庭、地域住民の正しい食習慣を形成することである。さらに、給食の目的は、病院、社会福祉施設、学校、事業所などの給食施設の種類や対象となる集団の特性に応じて、それぞれ異なる。

給食の目標は、食事内容の適否が利用者の健康に大きく影響することから、

---

[4] ララ物資
公認アジア救済機関（LARA:Licensed Agency for Relief in Asia）が提供していた日本向けの援助物資のこと。

[5] 中食
家庭で素材から調理する料理は家庭内食を意味する「内食」と呼ばれ、また、外出先で食事をする意味の「外食」との中間にあたる食事形態として、コンビニやスーパーなどで売っているような弁当、惣菜などの調理済み食品を「中食」という。中食市場は拡大しており、若い世代、単身者のほか主婦、高齢者の利用も増加している。

[6] 健康寿命
厚生労働省は、病気を未然に防ぐ一次予防を重視して、生活習慣病の発症をできるだけ遅らせることを趣旨に、国民の自発的な意識向上や取り組みを促すための国民運動である「健康日本21」を進めているが、その基本理念として「健康寿命」の延伸が掲げられている。健康寿命は、ある一定レベル以上の健康状態で暮らせる（認知症がない、日常生活に介護が不要な）期間と定義されている。ただ長命なだけでなく、健康を保ち、生活の質においても満足のできる人生を送ることを意味する。

適切な栄養・食事管理を行うために利用者の身体状況、食習慣、嗜好などを十分に把握し、栄養アセスメントを行った結果、利用者がどのような状態になればよいのかを判定して個々に設定される。つまり、集団としての特性をとらえ、さらにその中の個人をとらえて設定されることになる。一般に目標は、目的にしたがってより具体的な数値や数量に重点をおいて表される。

4．特定多数人への対応と個人対応

　給食施設では、集団を多数の「個人」の集合と考え、構成するすべての「個人」に対応して栄養的に望ましい食事を提供することが基本である。しかし、多人数すべてに対して完全に「個人対応」を行うことは困難である場合が多い。そこで、求められる食事の種類を、個々が許容できる範囲（幅）を考慮して可能な限り集約し、すべての利用者に対して「適切な許容範囲での食事」を提供することが必要である。このように、同じ個人対応をパターン化させて対応することを「集約対応」と表現することが望ましい（図表1－5）。

　もちろん、特に医学的管理が必要な場合などにおいては、個人でしか対応できない食事を提供することとなり、個人ごとの栄養アセスメントを実施することが求められる。利用者一人ひとりの健康状態・栄養状態などによって求められる個人対応の精度管理は異なるが、基本的な対応は、健康増進法施行規則第9条「栄養管理の基準」に定められているように栄養アセスメントを行い、個々人に合った栄養量の食事を提供するように努めることが求められている。

図表1－5　特定給食施設等における望ましい対応の例

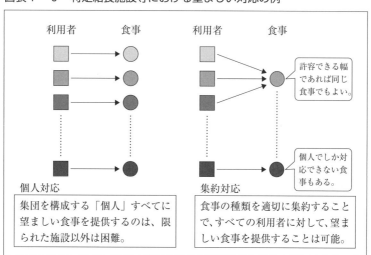

出所）国立健康・栄養研究所監修、山本茂・由田克士編『日本人の食事摂取基準（2005年版）の活用 ―特定給食施設等における食事計画編―』第一出版　2005年　28頁を一部改変

5. 給食における管理栄養士・栄養士の役割

　2000（平成12）年に改正された栄養士法（1947（昭和22）年制定）によれば、管理栄養士の業務について「①傷病者に対する療養のため必要な栄養の指導」「②個人の身体の状況、栄養状態等に応じた高度の専門的知識及び技術を要する健康の保持増進のための栄養の指導」「③特定多数人に対して継続的に食事を供給する施設における利用者の身体の状況、栄養状態、利用の状況等に応じた特別の配慮を必要とする給食管理及びこれらの施設に対する栄養改善上必要な指導」と定められている（第1条第2項）。

　管理栄養士の配置が義務づけられている給食施設とは、健康増進法第21条及び健康増進法施行規則第7条によれば、医学的な管理の必要性がある場合と供給する食数規模が大きい場合となっている[7]。つまり、多くの傷病者に対して身体状況、栄養状態、喫食状況などを把握して栄養・食事管理、品質管理などを行い、そのための遂行体制（システム）を構築し、それを機能させるには、より高い専門的知識と技術をもち、栄養管理部門を総合的に管理運営する能力が求められており、管理栄養士はそのための役割を果たさなければならない。

[7] 22頁参照

図表1-6　給食施設の種類別管理栄養士・栄養士配置数（令和5年度末現在）

	総数		管理栄養士のいる施設※		栄養士のみいる施設		管理栄養士・栄養士どちらともいない施設	
	特定給食施設	その他の施設	特定給食施設	その他の施設	特定給食施設	その他の施設	特定給食施設	その他の施設
総　数	51,159	44,077	27,237	14,712	11,726	11,399	12,196	17,966
学　校	15,434	1,959	7,530	384	3,515	371	4,389	1,204
病　院	5,475	2,556	5,462	2,455	12	45	1	56
介護老人保健施設	2,803	971	2,749	864	39	53	15	54
介護医療院	125	295	116	239	-	13	9	43
老人福祉施設	5,127	9,005	4,704	4,500	350	1,942	73	2,563
児童福祉施設	14,525	15,990	3,970	3,608	6,189	6,263	4,366	6,119
社会福祉施設	768	3,477	484	1,306	221	1,043	63	1,128
事業所	4,930	2,898	1,438	191	891	278	2,601	2,429
寄宿舎	524	1,093	141	115	155	144	228	834
矯正施設	102	36	48	1	3	2	51	33
自衛隊	202	47	172	15	22	15	8	17
一般給食センター	314	23	167	6	83	4	64	13
その他	830	5,727	256	1,028	246	1,226	328	3,473

注）※は栄養士のいる施設も含む。
出所）厚生労働省「令和5年度衛生行政報告例」より作成

栄養士は、給食運営の基本となる献立作成をはじめ、食材管理、衛生管理などを主に担うことになるが、両者の役割は、専門的な知識と技術をもって給食を計画、実施、評価することによって各施設の給食の目的を実現することに違いはない。

図表1−6は、給食施設数と管理栄養士と栄養士の配置状況を示している。2023（令和5）年度末現在、給食施設の総数95,236施設（特定給食施設とその他の給食施設との合計）に占める「管理栄養士のいる施設」（総数41,949施設）の割合（配置率）は44.0％であり、その中でも病院・介護老人保健施設に占める割合が高くなっている。なお、「管理栄養士・栄養士どちらともいない施設」（総数30,162施設）の割合が31.7％となっている。配置基準には努力義務規定と必置義務規定があるが、各施設の給食の目的を果たし、利用者の健康の保持・増進などに寄与するためにも管理栄養士・栄養士を配置することが望まれる。

2 給食システム

1. システムの概念

「システム」とは、相互に影響を及ぼし合う要素から構成された全体の仕組みのことで、体系、制度、組織、方法などと訳すことができる。給食施設においても、給食の目的を達成するためには、さまざまな管理業務を効率的に機能させるシステムを構築する必要がある。

2. トータルシステムとサブシステム

システムには、「トータルシステム」と「サブシステム」がある。トータルシステムはサブシステムによって構成されており、サブシステムを機能させ、サブシステム間のつながりを含めて全体を網羅し機能させるシステムである。サブシステムは、それ自体がシステムとしての構造をもちながら他のシステムの一部でもあるシステムである。トータルシステムの一部として調整する役割をもつ。

図表1−7は、給食の経営及び運営に関わるすべての管理活動を統合した給食経営管理のトータルシステムであり、「給食システム」という。また、給食システムにおける主なサブシステムは、以下の❶から❿の各管理活動である。

図表1-7　給食システム（給食経営管理のトータルシステム）

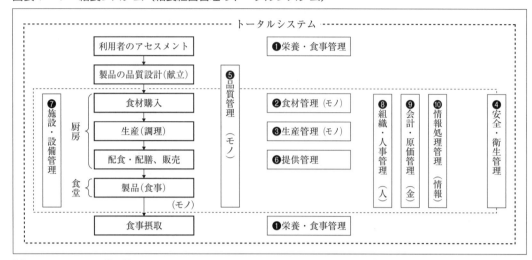

注）サブシステムは、❶～❿で示した。サブシステムには、アセスメントから実際に食事をつくってサービスを行う「実働作業システム」（❶～❻）と実働作業システムが円滑に行われるようにするための「支援システム」（❼～❿）がある。
出所）鈴木久乃・太田和枝・定司哲夫編『給食経営マネジメント論』第一出版　2004年　28頁をもとに作成

〈実働作業システム〉

❶栄養・食事管理システム（アセスメント、献立管理、栄養出納表）
　栄養管理とは、利用者の栄養状態を的確に評価し、個々の栄養管理計画を立案し、実施、評価する管理活動である。さらに、栄養素レベルだけではなく、食事の品質管理も含めた管理活動が栄養・食事管理である。

❷食材管理システム（食材の選定・購入・管理・検収簿）
　献立に基づいた食材の購入計画から、発注、検収、保管、調理にいたる過程の管理活動である。

❸生産管理（調理工程・作業工程管理）システム（生産、洗浄）
　製品（食事）の生産を効率的に行うために、原材料や労働力を投入し、製品として産出するために加工・変換する過程全体の管理活動で、調理工程及び作業工程の管理を行うことである。

❹安全・衛生管理システム（事故・災害対策、衛生管理）
　給食による事故や危害を未然に防ぐために、食材、給食業務従事者、施設・設備などの安全・衛生面を管理する活動である。

❺品質管理システム（品質目標、品質保証）
　顧客の要求を満たす品質の商品やサービスを一定の水準で経済的につくり、顧客満足度を高めるために行うすべての管理活動である。

❻提供管理システム（食数管理、配膳、食事環境整備）
　利用者に、できあがった食事を適正な量と状態で配膳❄8するための管理活動である。

◯8　配膳
料理を食器に盛りつけ、膳を整えて届けることであり、できあがった料理を利用者に提供するための最終工程のこと。なお、「配食」は、食事を配る意味で広く用いられることから、配膳は配食の工程の最終部分と重なっており、配膳と配食は同義に用いられることもある。
（日本給食経営管理学会監修『給食経営管理用語辞典　第3版』第一出版　2020年　90頁）

〈支援システム〉

❼施設・設備管理システム（設計、機器選定、保守点検）

　食材の搬入から保管、下処理、調理、盛りつけ、配膳、下膳、食器・調理器具類の洗浄・消毒、清掃、廃棄物処理といった一連の作業を安全で、衛生的、効率的に行うように施設・設備を整備する管理活動である。食材管理、生産管理、品質管理、安全・衛生管理の面からも重要である。

❽組織・人事管理システム（採用、配置、教育、人事考課）

　給食業務従事者の採用、配置、異動、退職、人事考課、昇進、教育訓練など、人材の有効活用を図るための管理活動である。

❾会計・原価管理システム（予算・原価・収支管理）

　食材料費、人件費、光熱水費などの費用と収益のバランスを図りながら業務を改善し、効率的に給食運営を行うための管理活動である。

❿情報処理管理システム（栄養情報、帳票作成）

　給食運営の各業務の目的を達成し、安定的に遂行されるために必要となる情報を必要なときに取り出し、組織内のさまざまな情報が適切に処理されるように管理する活動である。

3　給食を提供する施設と関係法規

1．健康増進法における特定給食施設の位置づけ

(1)　法令等の分類

　一般的に法令等は図表1－8のように分類され、体系化されている。これらは相互に関連しており、また、逐次改正されるため、各施設で関係する法令等について普段から関心をもって情報を集めておくことが重要である。

(2)　健康増進法

　健康増進法は、急速な高齢化の進展、疾病構造の変化に伴って国民の健康増進の重要性が非常に増してきたことから、栄養改善等を通じて国民の保健の向上を図ることを目的とし、1952（昭和27）年に制定された栄養改善法を改正・改称して、2002（平成14）年に公布された。健康増進法には、特定給食施設の栄養管理及びその指導などに関して規定されている。

　なお、第23条第2項の規定に基づく命令に違反した場合、また、第24条第1項の報告を行わなかったり、検査を拒んだり、質問に答弁しないなどの場

図表1-8　法令等の分類

名称	解説	例
法律	国会が所定の手続きで制定する法のことである。	健康増進法（平成14年8月2日　法律第103号）
政令	内閣が制定する命令のことで、施行令ともいう。	健康増進法施行令（平成14年12月4日　政令第361号）
省令	法律や政令を施行するため、またはその委任に基づき、各省大臣が発する命令のことで、施行規則ともいう。	健康増進法施行規則（平成15年4月30日　厚生労働省令第86号）
規則	地方公共団体が、法律、政令などを施行するにあたり、具体的な事務手続きを規定するものである。	大阪府健康増進法施行細則（平成15年4月30日　大阪府規則第79号）
条例	地方公共団体が、地方議会の議決によって制定する法で、都道府県条例と市町村条例がある。	大阪府食の安全安心推進条例（平成19年3月16日　大阪府条例第7号）
告示	省令に準ずるもので、関係省庁の大臣が規定するもので、実施基準などである。	入院時食事療養及び入院時生活療養の食事の提供たる基準等（平成6年8月5日　厚労省告示第238号）
通知	法令の解釈や運用に関する事項等を、各府省から地方公共団体や関係団体等に対して出す助言的文書である。	特定給食施設における栄養管理に関する指導・支援等について（令和2年3月31日　健健発0331第2号）

合には、図表1-9のとおり罰則がある（第37条第1号、第38条第1号）。

都道府県による専門的な栄養指導その他の保健指導の実施

> 第18条　都道府県、保健所を設置する市及び特別区は、次に掲げる業務を行うものとする。
> 一　住民の健康の増進を図るために必要な栄養指導その他の保健指導のうち、特に専門的な知識及び技術を必要とするものを行うこと。
> 二　特定かつ多数の者に対して継続的に食事を供給する施設に対し、栄養管理の実施について必要な指導及び助言を行うこと。
> 三　前二号の業務に付随する業務を行うこと。
> （第2項略）

特定給食施設の届出（Ⓐ）

> 第20条　特定給食施設（特定かつ多数の者に対して継続的に食事を供給する施設のうち栄養管理が必要なものとして厚生労働省令[9]で定めるものをいう。以下同じ。）を設置した者は、その事業の開始の日から1月以内に、その施設の所在地の都道府県知事に、厚生労働省令[10]で定める事項を届け出なければならない。
> （第2項略）

特定給食施設における栄養管理（Ⓑ）

> 第21条　特定給食施設であって特別の栄養管理が必要なものとして厚生労働省令[11]で定めるところにより都道府県知事が指定するものの設置者は、当該特定給食施設に管理栄養士を置かなければならない。
> 2　前項に規定する特定給食施設以外の特定給食施設の設置者は、厚生労働省令[12]で定めるところにより、当該特定給食施設に栄養士又は管理栄養士を置くように努めなければならない。
> 3　特定給食施設の設置者は、前2項に定めるもののほか、厚生労働省令[13]で定める基準に従って、適切な栄養管理を行わなければならない。

[9] 健康増進法施行規則第5条

[10] 同規則第6条

[11] 健康増進法施行規則第7条

[12] 同規則第8条

[13] 同規則第9条

指導及び助言（❸）

第22条　都道府県知事は、特定給食施設の設置者に対し、前条第１項又は第３項の規定による栄養管理の実施を確保するため必要があると認めるときは、当該栄養管理の実施に関し必要な指導及び助言をすることができる。

勧告及び命令（❹）

第23条　都道府県知事は、第21条第１項の規定に違反して管理栄養士を置かず、若しくは同条第３項の規定に違反して適切な栄養管理を行わず、又は正当な理由がなくて前条の栄養管理をしない特定給食施設の設置者があるときは、当該特定給食施設の設置者に対し、管理栄養士を置き、又は適切な栄養管理を行うよう勧告をすることができる。

２　都道府県知事は、前項に規定する勧告を受けた特定給食施設の設置者が、正当な理由がなくてその勧告に係る措置をとらなかったときは、当該特定給食施設の設置者に対し、その勧告に係る措置をとるべきことを命ずることができる。

立入検査等（❺）

第24条　都道府県知事は、第21条第１項又は第３項の規定による栄養管理の実施を確保するため必要があると認めるときは、特定給食施設の設置者若しくは管理者に対し、その業務に関し報告をさせ、又は栄養指導員[14]に、当該施設に立ち入り、業務の状況若しくは帳簿、書類その他の物件を検査させ、若しくは関係者に質問させることができる。

（第２項、第３項略）

○14　栄養指導員
栄養指導員とは、医師または管理栄養士の資格を有する都道府県、保健所を設置する市または特別区の職員である。特に、専門的な知識及び技術を必要とする栄養指導・保健指導、栄養管理の実施について必要な指導及び助言を行う。

図表１－９　健康増進法における特定給食施設に関する行政指導

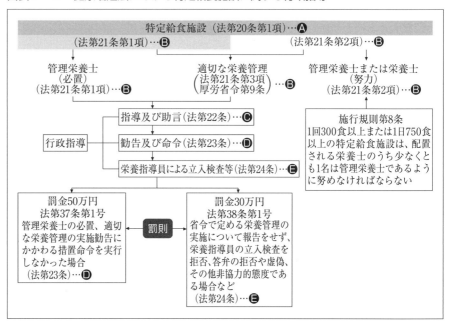

注）20～21頁の❶～❺を参照。
出所）富岡和夫編『エッセンシャル給食経営管理論　第2版』医歯薬出版　2007年　26頁　図Ⅰ－4を改変

(3) 健康増進法施行規則

健康増進法施行規則には、特定給食施設に関する定義、管理栄養士・栄養士の配置、栄養管理基準などが定められている。

特定給食施設

> 第5条　法第20条第1項の厚生労働省令で定める施設は、継続的に1回100食以上又は1日250食以上の食事を供給する施設とする。

特定給食施設の届出事項

> 第6条　法第20条第1項の厚生労働省令で定める事項は、次のとおりとする。
> 一　給食施設の名称及び所在地
> 二　給食施設の設置者の氏名及び住所（法人にあっては、給食施設の設置者の名称、主たる事務所の所在地及び代表者の氏名）
> 三　給食施設の種類
> 四　給食の開始日又は開始予定日
> 五　1日の予定給食数及び各食ごとの予定給食数
> 六　管理栄養士及び栄養士の員数

特別の栄養管理が必要な給食施設の指定

> 第7条　法第21条第1項の規定により都道府県知事が指定する施設は、次のとおりとする。
> 一　医学的な管理を必要とする者に食事を供給する特定給食施設であって、継続的に1回300食以上又は1日750食以上の食事を供給するもの
> 二　前号に掲げる特定給食施設以外の管理栄養士による特別な栄養管理を必要とする特定給食施設であって、継続的に1回500食以上又は1日1500食以上の食事を供給するもの

特定給食施設における栄養士等

> 第8条　法第21条第2項の規定により栄養士又は管理栄養士を置くように努めなければならない特定給食施設のうち、1回300食又は1日750食以上の食事を供給するものの設置者は、当該施設に置かれる栄養士のうち少なくとも1人は管理栄養士であるように努めなければならない。

栄養管理の基準

> 第9条　法第21条第3項の厚生労働省令で定める基準は、次のとおりとする。
> 一　当該特定給食施設を利用して食事の供給を受ける者（以下「利用者」という。）の身体の状況、栄養状態、生活習慣等（以下「身体の状況等」という。）を定期的に把握し、これらに基づき、適当な熱量及び栄養素の量を満たす食事の提供及びその品質管理を行うとともに、これらの評価を行うよう努めること。
> 二　食事の献立は、身体の状況等のほか、利用者の日常の食事の摂取量、嗜好等に配慮して作成するよう努めること。
> 三　献立表の掲示並びに熱量及びたんぱく質、脂質、食塩等の主な栄養成分の表示等により、利用者に対して、栄養に関する情報の提供を行うこと。
> 四　献立表その他必要な帳簿等を適正に作成し、当該施設に備え付けること。
> 五　衛生の管理については、食品衛生法（昭和22年法律第233号）その他関係法令の定めるところによること。

2. 各給食施設に関する主な法令

給食施設は、健康増進法関係の法令等に基づくとともに、給食施設の種類ごとで給食の目的を達成するための法令等がそれぞれ整備されている。主な給食施設の種類と関係法令を図表1-10に示す[15]。

○15 各種施設における給食の意義や特徴については、10章で述べる。

(1) 医療施設

「医療法」（1948（昭和23）年制定）は、医療を提供する体制の確保を図ることを目的として、医療施設の管理、施設整備に関する必要事項を定めた

図表1-10 主な給食施設の種類と関係法令

施設分類	主な施設の種類	施設の種類を定めた法律	栄養士配置基準に関わる法令
医療施設	病院、保険医療機関	医療法、健康保険法、高齢者医療確保法	医療法施行規則、入院時食事療養費及び入院時生活療養費の食事の提供たる基準等
高齢者・介護福祉施設	特別養護老人ホーム（指定介護老人福祉施設）、養護老人ホーム、軽費老人ホーム	老人福祉法、介護保険法（指定介護老人福祉施設）	特別養護老人ホームの設備及び運営に関する基準 養護老人ホームの設備及び運営に関する基準 軽費老人ホームの設備及び運営に関する基準 指定居宅サービス等の事業の人員、設備及び運営に関する基準 指定介護老人福祉施設の人員、設備及び運営に関する基準 介護老人保健施設の人員、施設及び設備並びに運営に関する基準 介護医療院の人員、施設及び設備並びに運営に関する基準 医療法施行規則
	介護老人保健施設、介護医療院	介護保険法、医療法	
児童福祉施設	第二種助産施設、乳児院、母子生活支援施設、保育所、幼保連携型認定こども園、児童養護施設、福祉型障害児入所施設、福祉型児童発達支援センター、児童心理治療施設、児童自立支援施設	児童福祉法	児童福祉施設の設備及び運営に関する基準 児童福祉法に基づく指定通所支援の事業等の人員、設備及び運営に関する基準※ 児童福祉法に基づく指定障害児入所施設等の人員、設備及び運営に関する基準※ 医療法施行規則
	第一種助産施設、医療型障害児入所施設、医療型児童発達支援センター	児童福祉法、医療法	
障害者福祉施設	障害者支援施設、障害福祉サービス事業所	障害者の日常生活及び社会生活を総合的に支援するための法律（通称：障害者総合支援法）	—
学校	小学校、中学校、特別支援学校	学校給食法	公立義務教育諸学校の学級編制及び教職員定数の標準に関する法律
事業所(事業場)	事務所（オフィス）、工場、事業附属寄宿舎	労働基準法、労働安全衛生法	労働安全衛生規則 事業附属寄宿舎規程
保護施設	救護施設、更生施設、婦人保護施設	生活保護法、売春防止法	救護施設、更生施設、授産施設及び宿所提供施設の設備及び運営に関する基準

注）※障害児施設には「児童福祉施設の設備及び運営に関する基準」とは別に「指定基準」が定められている。障害児施設は、利用者がサービスを選択し、契約により提供されたサービスについて都道府県等が給付を行う仕組み（給付費制度）であり、その給付対象施設となるためには、この指定基準に基づいて都道府県等の指定を受ける必要がある。人員基準については「児童福祉施設の設備及び運営に関する基準」に定められている職員配置と同様の内容である。

法律である。同法によれば、医療施設には病院と診療所があり、さらに病院のうち一定の機能を有し、一般の病院とは異なる要件を満たした病院については特定機能病院、地域医療支援病院として名称独占が認められている。病床数100床以上の病院での栄養士又は管理栄養士の必置については、同法の規定によって省令である「医療法施行規則」に委任されている。

日本の医療保険制度は、75歳未満の人について大きく分けると「職域保険」と「地域保険」がある。そのうち、職域保険の1つであり、常時5人以上の従業員を使用する事業所または法人の事業所に適用される被用者医療保険について定めた法律が「健康保険法」（1922（大正11）年制定）である。保険の運営は全国健康保険協会が管掌する保険（社会保険）と健康保険組合が管掌する保険があり、保険料は被保険者と事業主で折半して負担する。本法によって被保険者は、病気やけがで保険医療機関に入院した時に療養の給付とあわせて食事の費用（入院時食事療養費）の給付が受けられる。また、地域保険とは、健康保険法などによる職域保険の適用を受けない農業者・自営業者などが医療保険の適用を受けられるように「国民健康保険法」（1938（昭和13）年制定）によって定められた保険で、市町村及び特別区が運営する国民健康保険のことである。同法は1958（昭和33）年に改正され、これにより国民皆保険が実現した。なお、高齢化が進み、医療費が増えていく中でも国民皆保険を持続するために、2008（平成20）年4月から75歳以上の後期高齢者と65歳から74歳で一定の障害があると認定を受けた前期高齢者については、それまで加入していた国民健康保険や健康保険などの被保険者から長寿医療制度（後期高齢者医療制度）の被保険者として加入することとなった（「高齢者の医療の確保に関する法律」）。運営は都道府県単位で全市町村が加入する後期高齢者医療広域連合が行う。両法の被保険者についても健康保険法と同様に、保険医療機関に入院した時には療養の給付とあわせて入院時食事療養費が支給される。

(2) 高齢者・介護福祉施設

高齢者・介護福祉施設には、「老人福祉法」（1963（昭和38）年制定）に定められた「老人福祉施設」と「介護保険法」（1997（平成9）年制定）に定められた「介護保険施設」などがある。老人福祉施設とは「老人デイサービスセンター」「老人短期入所施設」「養護老人ホーム」「特別養護老人ホーム」「軽費老人ホーム」「老人福祉センター」「老人介護支援センター」をいい、介護保険施設とは「指定介護老人福祉施設（老人福祉法上の特別養護老人ホーム）」「介護老人保健施設」「介護医療院」[16]がある。栄養士の配置、食事の提供などを行う施設については、施設ごとに定められた人員、設備及び運営

[16] 介護療養型医療施設は、2023年度末までに廃止され、転換先として2018（平成30）年4月に介護医療院が新たに創設された。

に関する基準（老人福祉法、介護保険法などの省令）に委任されている。なお、介護老人保健施設については、医療法やこれに基づく命令以外の法令の規定に病院や診療所とある場合、介護老人保健施設も含まれる（介護保険法施行令で定める一部の規定を除く）。

(3) 児童福祉施設

「児童福祉法」（1947（昭和22）年制定）によれば、児童福祉施設には目的に応じて「助産施設」「乳児院」「母子生活支援施設」「保育所」「幼保連携型認定こども園」「児童厚生施設」「児童養護施設」「障害児入所施設」「児童発達支援センター」「児童心理治療施設」「児童自立支援施設」「児童家庭支援センター」がある。また、このうち栄養士の配置、入所施設における食事の提供など児童福祉施設の最低基準については、同法の規定によって省令である「児童福祉施設の設備及び運営に関する基準」に委任されている。

(4) 障害者福祉施設

「障害者の日常生活及び社会生活を総合的に支援するための法律」（通称「障害者総合支援法」、2012（平成24）年制定）によれば、障害者に入浴、排せつ、食事の介護を行うほか、創作活動や生産活動の機会の提供、あるいは、身体機能や生活能力、就労に必要な知識及び能力などを向上させるために必要な訓練を行う入所施設を「障害者支援施設」という。食事の提供に関する基準については、同法の規定によって省令である「障害者の日常生活及び社会生活を総合的に支援するための法律に基づく障害者支援施設の設備及び運営に関する基準」に委任されている。

(5) 学　校

「学校給食法」（1954（昭和29）年制定）は、学校給食の目標、実施に関する基本的な事項を定め、学校給食の普及充実と学校における食育の推進を図ることを目的に定められている。同法による学校給食とは義務教育諸学校である小学校、中学校、中等教育学校の前期課程、特別支援学校の小学部もしくは中学部の児童生徒に対して実施される給食である。学校給食の種類などについては、同法の規定によって省令である「学校給食法施行規則」に定められており、学校給食の具体的な内容や衛生管理など学校給食の実施に関する具体的な事項については、同法の規定によって告示である「学校給食実施基準」「学校給食衛生管理基準」に委任されている。

なお、特別支援学校の幼稚部及び高等部で学ぶ幼児と生徒、夜間課程を置く高等学校（中等教育学校の後期課程を含む）で学ぶ生徒については、「特

別支援学校の幼稚部及び高等部における学校給食に関する法律」と「夜間課程を置く高等学校における学校給食に関する法律」において、教育の特性をふまえて給食を実施するために必要な事項を定めている。

(6) 事業所

「労働安全衛生法」(1972 (昭和47) 年制定) は、労働災害を防止するために「労働基準法」(1947 (昭和22) 年制定) の安全衛生に関する規定を拡充させた法律であり、職場における労働者の安全と健康を確保し、快適な職場環境をつくることを事業者に義務づけている。事業所で給食を行う場合の栄養士の配置などの基準については、労働安全衛生法の規定によって省令である「労働安全衛生規則」に委任されている。また、寄宿舎における栄養士の配置などについては、労働基準法の規定によって省令である「事業附属寄宿舎規程」に委任されている。

3. 特定給食施設に対する行政指導

(1) 行政指導とは

行政による特定給食施設への指導には、健康増進法に基づく指導と食品衛生法に基づく指導があり、また、特定給食施設の種類によって行政の管轄が異なる（図表1-11）。

適切な栄養管理のために行われる行政指導には、広義には「栄養指導員」が個別指導や巡回指導として支援的に行う指導と、都道府県知事が行政措置

図表1-11 特定給食施設と行政指導の組織

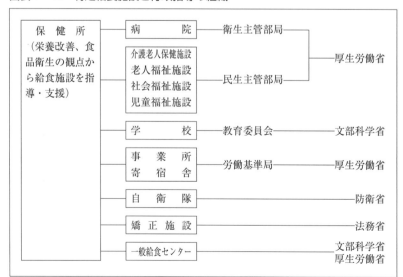

として行う指導の両方がある。したがって、実際には、栄養指導員が施設の設置者、管理者、給食業務従事者に対して個別指導や巡回指導を行い、その結果さらに遵守すべき栄養管理に問題があった場合には、都道府県知事が行政措置の一環として、栄養指導員に立入検査を実施させることになる。

(2) 健康増進法に基づく指導

前述のとおり、健康増進法では、第21条の特定給食施設における適切な栄養管理が実施されるために、第18条の都道府県による専門的な栄養指導その他の保健指導の実施、第22条の指導及び助言が定められており、それを栄養指導員が実施する。また、適切な栄養管理が行われていない場合には、第23条の勧告及び命令、第24条の立入検査等があり、さらに、それにしたがわない場合には第37、38条などの罰則がある。これらの一連の流れは図表1-9に示したとおりである。

(3) 食品衛生法に基づく指導

1947（昭和22）年に制定された食品衛生法は、食品の安全性を確保するために、公衆衛生の見地から必要な規制その他の措置を講ずることにより、飲食によって起こる衛生上の危害の発生を防止し、国民の健康の保護を図ることを目的とする法律である。食品及び添加物、器具及び容器包装、表示及び広告、検査、営業などについて規定している。

本法では、給食施設は、飲食店営業に準じており、各都道府県の条例で定める施設の基準にしたがうなど（第51条）、以下のように規定されている。

①営業の許可（第52条）

給食施設は、飲食店営業に準じて、所在地を管轄する保健所長に申請し、都道府県知事の営業の許可を受けなければならないことになっている。

②食品衛生監視員[17]（第30条）

給食施設は、飲食店営業に準じて食品衛生監視員が監視指導し、食品、添加物、器具、容器包装、施設、帳票書類などの検査や収去を受ける。指導内容は、原本[18]を保健所に保管することが基本となっている。

③中毒に関する届出、調査及び報告（第58条）

中毒した患者もしくはその疑いのある者を診断した医師は、直ちに最寄りの保健所長に届け出なければならない。また、保健所長は、その届出を受けて食中毒患者等を認めたときには都道府県知事に報告し、給食施設を調査する。給食施設の管理者は、保健所の指示にしたがい、食材の入手経路、購入先の状況、調理作業の内容、食事提供の過程、保存食の状況など詳細な報告が求められることがある。

[17] 食品衛生監視員
食品衛生法の規定に基づき、食品に起因する衛生上の危害を防止するために営業施設などへの立入検査や食品衛生に関する指導の職務等を行う官吏または吏員のことをいい、厚生労働大臣の指定した養成施設で所定の課程を修了すること、または薬剤師・獣医師であることなど一定の資格要件が定められている。国の食品衛生監視員は、検疫所における輸入食品の監視指導や地方厚生局における総合衛生管理製造過程の承認などを主として行っている。一方、地方公共団体の食品衛生監視員は、保健所などにおいて各地方公共団体の所管地域の営業施設などへの監視指導を行っている。

[18] 原本には、食品衛生監視票（159頁参照）や衛生指導注意票などがある。

(4) 特定給食施設への行政指導の実際

1 特定給食施設に対する行政指導の目的

　特定給食施設に対して実施する行政指導の目的は、適切な栄養管理ができるように支援することによって、利用者、地域住民の健康づくり、生活の質（QOL：Quality Of Life）の向上を進めることである。したがって、栄養指導員は、施設側が主体的に問題点を改善できるように、この目的を共有しながら指導及び助言することを重要としている。施設の課題によってはすぐに解決できないため、各施設の改善目標を設定し、それに向かって施設自らがステップごとに進めることになる。

①改善目標の設定には、栄養・食事管理、衛生管理などの面から検討する。
②改善計画などを策定した後、巡回指導の中で、計画の進捗状況の把握と支援を行う。
③他の施設にも同様の課題がある場合には、施設ごとの自主研修の場を設けることもある。

　巡回指導、個別指導の内容は、それぞれの特定給食施設の目的や管理栄養士・栄養士の配置状況などによって異なるため、各施設のニーズや課題を把握して個別の対応をとることになる。しかし、保健所や自治体単位で、各施設の状況を集計し、課題を分析した結果、同じ課題を抱える特定給食施設に対しては集団指導を行ったり、栄養改善事業計画に反映させる。

　また、行政が施設の栄養管理の実態を把握するために、「栄養管理報告書」が活用される。特定給食施設が栄養管理報告書を作成して所管の保健所に提出することによって、行政側が施設側の状況を把握できるとともに施設側は自己点検できること、また、行政側と施設側のコミュニケーションとして活用される。なお、栄養管理報告書の様式は、各施設の種類によって異なる（図表1-12）。

　施設側は、指導を受けた内容を記録し、次期の巡回指導時までにはその対応を実施しておく必要がある。また、栄養指導員による巡回指導に食品衛生監視員が同伴し、衛生管理上の指導もあわせて実施する場合もあるので、こうした機会に、日常から施設運営について改善を要望していることなどについて、その際に適宜相談することも効果的である。さらに、給食運営形態を変更する場合や施設の新改築を行う場合、その他には日常の給食経営管理上に必要な情報を収集するためにも、積極的に保健所へ出向くことも大切である。

図表１－12　栄養管理報告書様式例（病院用・大阪府）

病院栄養管理報告書　（　　年　　月分）

施設名 郵便番号 所 在 地 電話番号 FAX番号 e-mail	施 設 者（職・氏名） 給食責任者（職・氏名） 作 成 者（職・氏名） 連絡先　電話番号：

許可病床数	一 般	療養 医療	療養 介護	結核	感染症	精神	合 計	

一回当たりの食数	一般食	常 食		特別食 加 算	
		軟 食		特別食 非加算	
		その他			
	職員食等			その他（　　）	

【入院時食事療養】 Ⅰ・Ⅱ	【入院時生活療養】 Ⅰ・Ⅱ
【特別加算食】 有・無	【特別メニューの提供】 有・無
【食堂加算】 有・無	【栄養サポートチーム加算】 有・無
【栄養マネジメント強化加算】 有・無	【療養食加算】 有・無
【経口移行加算】 有・無	【経口維持加算】 Ⅰ・Ⅱ・無

【配膳時間】	朝 食	昼 食	間 食	夕 食
	：	：	：	：

【適温給食の実施方法】 保温保冷配膳車・保冷配膳車・保温トレイ・保温食器・その他（　　　　）

給食従事者数（人）	施設 常 勤	施設 常勤以外	委託業者 常 勤	委託業者 常勤以外
管理栄養士				
栄 養 士				
調 理 師				
調 理 員				
事 務 職 員				
合 計				

委託業者	
名 称	
所 在 地	
電 話 番 号	
代 表 者	
施設の責任者	

【委託内容】 献立作成・食材調達・下処理・調理・盛付・配膳・下膳・食器洗浄・その他（　　　　）
院外調理 → クックチル・クックフリーズ・クックサーブ・真空調理

【食事せん規約】 有（　　年　　月作成）［病態別・栄養成分別・その他（　　　　）］・無
【給食利用者の身体活動レベルの把握】 有・無　【身長の把握】 有・無　【体重の把握】 有・無
【体格指数（BMI）の把握】 有・無　【喫食調査】 有（　　　　）・無

栄養食事指導状況

個別	入 院	外 来	在 宅
総指導件数			
指導料算定件数（再掲）			

集団 教室名（または内容）	所要時間	回 数	人 数	指導料
				有・無
				有・無
				有・無

【チーム医療】 有（　　　　）・無
構成職種　管理栄養士・栄養士・医師・薬剤師・看護師・臨床検査技師・その他（　　　）

【非常時危機管理対策】（食関連）
食中毒発生時マニュアルの整備　有・無　　災害時等マニュアルの整備　有・無
食品等の備蓄　有（　　日分）・無　　災害時の具体的な献立　有・無
施設関連携　有・無

(R3.3)

【食種】（　　　　）
【基準設定】（　　年　　月）

栄養素等名	(単位)	給与栄養目標量	給与栄養量
エネルギー	(kcal)		
タンパク質	(g)		
脂 質	(g)		
カルシウム	(mg)		
鉄	(mg)		
ビタミンA（レチノール活性当量）	(μgRAE)		
ビタミンB_1	(mg)		
ビタミンB_2	(mg)		
ビタミンC	(mg)		
食物繊維	(g)		
食塩相当量	(g)		
エネルギー産生栄養素バランス（%エネルギー） たんぱく質			
脂 質			
炭水化物			

【上記の食種における栄養補助食品等の使用状況】	有・無
栄養補助食品等の名称 （主な補給目的の栄養素等名）	1日当たりの使用量 ［1日当たりの給与栄養量（単位）/日］
	g・mg/日
（　　　）	［（　　）/日］
	g・mg/日
（　　　）	［（　　）/日］
	g・mg/日
（　　　）	［（　　）/日］

【栄養管理における課題】

【課題に対する改善策、工夫事項】

【1人1日当たりの食材料費】　　　円

【栄養価計算の基準】 食品群名		八訂 目標量(g)	七訂 給与量(g)
穀 類	米		
	パン類		
	めん類		
	その他の穀類		
いも及びでん粉類	いも		
	いも加工品		
砂糖類及び甘味類			
豆 類	大豆製品		
	大豆、その他の豆類		
種実類			
野菜類	緑黄色野菜		
	その他の野菜		
	野菜漬物		
果実類	果実		
	果実加工品		
きのこ類			
藻類			
魚介類	魚介類（生）		
	干物、塩蔵、缶詰		
	練製品		
肉 類	肉類（生）		
	肉加工品		
卵類			
乳 類	牛乳		
	乳製品		
油脂類	植物性		
	動物性		
調味料及び香辛料類	食塩		
	しょうゆ		
	みそ		
	その他の調味料		
調理済み流通食品類			
合計			

出所）大阪府ホームページ「栄養管理報告」https://www.pref.osaka.lg.jp/menkyo/o100070/0001393/0006453.html

2 特定給食施設間の自主活動による栄養管理の向上

　栄養管理を向上させるためには、行政指導のほかに、施設同士の相互協力による自主活動が特定給食研究会などの名称で行われている。関係者自らが、施設間の情報交換や必要な研修を自主的に運営し、その組織の育成や運営、ネットワーク化を保健所栄養士が支援している。地域によっては、数か所の保健所管轄にまたがって広域的に活動している場合もある。

　自主的な活動は、最新の情報から給食運営に関するさまざまな対応方法について、多くの関係者から直接聴取できるため、自分たちの施設運営に対する評価・改善に自主的に取り組みやすくなる。図表1-13は、ある特定給食研究会の活動例である。これらの活動は、同じ課題をもつ施設間が集まることにより、効率的な解決策を講じている。

図表1-13　地域で組織化された施設間の自主活動の例

・最新給食施設見学会	・摂食嚥下障害者用献立の開発
・給食献立交換会	・非常災害時における対応マニュアルの作成と緊急協力体制の構築
・施設間相互の衛生管理自主点検	
・食材料、物価調査	・食育に関する栄養教育媒体の作成紹介
・最新調理機器活用法の学習会	・医師会との連携による在宅療養者（糖尿病患者など）への栄養指導
・衛生管理マニュアルの作成	
・NST活動の事例紹介	・自治体主催の健康づくりイベントへの参加

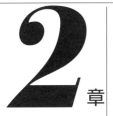

2章 経営管理

本章のねらい

管理栄養士は、栄養に関する専門的な知識と技術だけではなく、栄養・食事管理を効率的、安全・衛生的に運営するシステムづくりと経営資源（人、物、金、情報など）を有効活用して計画的・継続的に事業を行い、経営理念・目標を達成する経営管理の能力が求められる。そこには、顧客である利用者のニーズや市場環境の変化、さらには環境問題などの幅広い知見と配慮が必要である。

本章では、経営管理の考え方や手法を日常のあらゆる給食業務に応用展開するための基本について学ぶ。

1 経営管理の概要

1. 経営管理の意義

経営（administration）とは、事業目的（経営理念・経営戦略）を達成するために、経営環境の変化（政治・経済等の動向、直営または委託など）に対応しつつ、経営計画（3年程度先までの目標と中期事業戦略や年度実行計画）に基づき、経営資源（人材、原材料、資金、情報など）を活用して、事業を遂行することである。

管理（management）とは、事業の成果（合理的な組織の構築、人材の育成、収益の確保など）の向上、拡大のための活動であり、事業方針や政策に向かって円滑に処理、対応することである。

給食の経営管理においては、顧客（利用者）ニーズを把握し、その運営に経営感覚を取り入れ、経営方針を確立し、その施設における給食の目的に向かって事業を遂行することになる。しかし、実際の給食の運営は、経営環境が直営・委託・派遣など多様であり、その方針・目的を的確に把握することは複雑困難を極める。そのため給食現場では、顧客のニーズに即対応することの困難さに苦慮する。給食における経営管理では、食事（製品）の質の担保（品質管理や衛生管理）と収益の確保が必要である。この厳しい条件のもと、それぞれの給食の目標にそった安全でおいしい食事を提供するためには、目的に合わせて訓練された給食業務従事者と給食設備を効果的に活用し、作

業のシステム化を図り、同時に経営体としての理念、経営的手法をふまえた運営が必要である。

栄養・食事管理部門の責任者（中間管理者）に求められることは、調理作業効率の良否（生産管理）、作業人員の増減（人件費）、光熱水費の増減（経費）、食材料費の増減（材料費）など広範囲な情報を把握し、全体を見据え、既成概念にとらわれず、適切な指導ができる指導者であることであり、それが経営の良否を左右することにつながる。

このように経営管理に携わる者は、社会的責任の重大性を認識し、よりよい管理者たるべき向上心をもち、謙虚で幅広い自己研鑽が必要である。

2．経営学の歴史と経営戦略

(1) 経営学の創世記

経営学は、「経営管理」として1900年頃に誕生したといわれる。アメリカのフレデリック・ウィンズロー・テイラー（Frederick Winslow Taylor, 1856〜1915）は勤め先の鋳物工場で、一つひとつの作業をストップウォッチで計測し、データをもとにした工程分析を行った。その科学的管理法によって製品の製作コストを10分の1以下に改善したという。フランスのジュール・アンリ・ファヨール（Jule Henri Fayol, 1841〜1925）は、「権限と責任」「命令の一元化」など14のマネジメントの基本原則を開発した。アメリカのチェスター・アーヴィング・バーナード（Chester Irving Barnard, 1886〜1961）は組織が有効に機能するための条件として、「共通の目的」「コミュニケーション」「貢献意欲」の3つをまとめた。

(2) 経営戦略論の誕生

第二次世界大戦後、世界経済の主導権はアメリカが握り、黄金時代を迎える。当初はつくればつくるだけ売れるという状況であったが、モノが行き渡ると売れなくなってきた。そこで、新しい事業に目を向ける必要が出てきたが、そうすると新しい分野の競合が課題となる。敵と戦うための方策や計画、組織のあり方が経営課題となり、「経営戦略」という言葉が生まれた。アメリカのアルフレッド・デュポン・チャンドラー（Alfred DuPont Chandler, 1918〜2007）は、「組織は戦略に従う（Structure follows Strategy）」を命題として、単一事業を企業が営んでいるときは集権的組織である職能部門組織が採用され、複数事業展開がなされると、分権的組織である事業部組織が採用されるようになることを明らかにした。アメリカのイゴール・アンゾフ（H. Igor Ansoff, 1918〜2002）は、「成長マトリクス」と呼ばれるフレーム

図表2－1　成長マトリクス

		製品・サービス	
		既存	新規
市場	既存	市場浸透	商品開発
	新規	市場開拓	多角化

ワークを開発した（図表2－1）。今いる分野でさらに多くの売り上げを図る戦略を「市場浸透」と呼び、同じ製品を新しい市場にもっていく戦略を「市場開拓」と呼ぶ。同じ市場で新しい製品を売る戦略を「商品開発」と呼び、新しい市場で新製品を売る戦略を「多角化」と呼ぶ。

なお、この時期には、後述するPPM（プロダクト・ポートフォリオ・マネジメント）やSWOT分析などさまざまな分析ツールが開発されている。

(3) 競争と戦略

アメリカのマイケル・ポーター（Michael Porter, 1947〜）は、産業構造論を研究する経済学者である。ポーターはこの産業構造論を応用して、経営分野にあてはめた3つの戦略を提起した（図表2－2）。1つ目は業界ナンバーワン企業がとるべき戦略として「コストリーダーシップ戦略」というものである。シェアが最大のトップ企業であれば、競合企業が攻めたてたとしても、スケールメリットを効かせてより安いコストで競争相手と同等のものを提供することができる。それによって、競争相手の侵入を防ぐ戦略である。2つ目は「差別化戦略」である。2番手以降の企業がトップ企業と同等のことを行っても売り上げは望めないことから差別化を図る。斬新な製品の開発や、全く新しいプロモーションを仕掛けるなどの戦略である。3つ目は狭い地域や特定の購買層をターゲットとするなど、経営資源を集中的に投入する「集中戦略」である。大手の企業が狙ってこないニッチな分野に特化することで、独自性を築く戦略である。

現代マーケティングの第一人者と称されるアメリカのフィリップ・コトラー（Philip Kotler, 1931〜）は、マーケティングをベースにして、市場での地位をもとにした戦略パターンの類型化を行った（図表2－3）。これは先のポーターと似ている。市場での地位が1番手の「マーケットリーダー」は、競合相手が何かしかけてきたときに、そのつど同じことを行い、総合的な経営資源量の格差を利用して生き残る戦略である。2番手の「マーケットチャレンジャー」は、シェアがトップの企業との差別化を図るため、明らかに違う商品を市場に投入する。さらにその商品が主流になり、トップと地位が逆転するのを狙う。3番手の「マーケットフォロワー」は開発費や大規

図表2-2 ポーターの競争戦略

		競争優位性	
		低コスト	独自性
ターゲットの幅	業界全体	コストリーダーシップ戦略	差別化戦略
	特定分野	集中戦略 （コスト集中）	（差別化集中）

図表2-3 コトラーの競争地位戦略

市場地位	基本戦略方針
マーケットリーダー	同質化、全方位、フルライン
マーケットチャレンジャー	大胆な差別化
マーケットフォロワー	徹底的な低コストによる模倣追従
マーケットニッチャー	ニッチ（市場・製品）への集中化

模なプロモーションなどの支出をなるべく抑えて、効率性を最重要視する。トップ企業とほぼ同等の製品を、より安い価格で提供するという戦略である。4番手の「マーケットニッチャー」は、ニッチ分野に特化して、高付加価値商品を売るなどの戦略である。

(4) 競争戦略からリソースへ

　リソース・ベースド・ビュー（Resource-Based View）は、アメリカのジェイ・B・バーニー（Jay B. Barney）により注目を集めた経営戦略の方法論である。バーニーは、社内の強みとなっている「経営資源」（「リソース」）に注目した。自社の資源を価値、希少、模倣困難性、組織のカテゴリーで評価する。当初リソースとして注目されたのは資金であったが、競争力を生み出すのは人材であるとされ、次第に人材や組織に注目が集まるようになっていった。組織を動かすためにはリーダーが必要である。そして、その後はリーダーシップ研究が盛んに行われるようになっていった。

3．経営管理の機能と展開

　経営活動を効率的に遂行するためには、経営環境の変化に対応した経営計画を作成し、管理の機能とその展開が重要である。
　栄養・食事管理部門における管理には、栄養管理をはじめ、原価管理、食材管理、生産管理（調理工程・作業工程管理）、安全・衛生管理、品質管理、施設・設備管理、人事管理などとそれらを総合した経営管理とがある。

(1) 管理の対象

効果的な管理を行うには、あらゆる計画の対象に数値目標を設定し、実行後の結果（実績）と計画との偏差を客観的に評価し、改善すべき点は改善する仕組みの構築が重要である。

管理の目標を設定する際に重視すべき点は、計画目標の達成に必要な人材（man）、原材料（material）、機械（machine）、資金（money）、方法（method）、時間（minute）などであり、これらの管理の対象を効果的に組み合わせることが重要である。管理の対象と栄養・食事管理部門における管理別の関係を図表2－4に示す。

対象は相互に関連するため、1つの管理の対象に変更が生ずれば、全体に影響を与えることになる。その他、顧客管理や環境要因（生ゴミ、残菜・残食対策）も管理の対象である。

図表2－4　管理の対象と栄養・食事管理部門における管理別の関係

管理の対象	管理別
人　材（man）	人事管理
原材料（material）	食材管理
機　械（machine）	施設・設備管理
資　金（money）	経営管理、原価管理
方　法（method）	調理工程・作業工程管理
時　間（minute）	時間管理

(2) 管理の機能

前述のフランスのファヨールは、企業を成功させるための経営管理は、「計画、組織、指揮、調整、統制」の5つの要素により構成され、この実践によって目的が達成されると提唱した。この実践で倒産寸前の企業を見事再建したという。

まず業務の実行に際しては、計画が必要である。そして計画を実行するためには人の働きが重要で、それには人を組織化しなければならない。さらに効率的に業務を遂行するには、関係者を指揮し、計画と実践行動との間に違いが発生した場合は、その差を調整する。こういった全体業務を「トータルシステム」として統制して、はじめて給食経営管理が成立する。経営体（企業）が管理活動を行う際、図表2－5の5つの機能が必要である。

(3) 管理のサイクル

円滑な経営活動を行うには、目的を達成するための計画を立て、それにしたがって実行し、その結果から計画通りに実行されたかを定期的に確認・評価して次の活動を展開することが重要である。これを一般に「管理サイクル」または「マネジメントサイクル」といい、給食の経営管理を行う際にも重要である。

経営管理のマネジメントサイクルには、「計画（plan）、実施（do）、確認・

図表2-5　経営体が管理活動を行う際の5つの機能

①計画 (planning)	達成すべき目標、方針を設定するために資料（情報）を収集し、分析し、いくつもの代替案を検討し、予測を立てる。
②組織化 (organizing)	職務分担、権限、責任を明確にし、職務相互の関係を合理的に編成する。従業員が役割を分担することで専門性が高まり効率が上がる。
③指揮 (directing)	適切な指揮・指導をし、実際に行動させる強制指示だけでなく、動機づけを行い、自主的な行動力を高めることも含まれる。
④調整 (coordinating)	計画と実際とのズレが生じた場合に、その差を調整する。
⑤統制 (controlling)	実施活動の実績について、計画に適合しているかをチェックし、差異を明らかにして分析評価し、必要な是正を行う。

図表2-6　経営管理のマネジメントサイクル（PDCAサイクル）

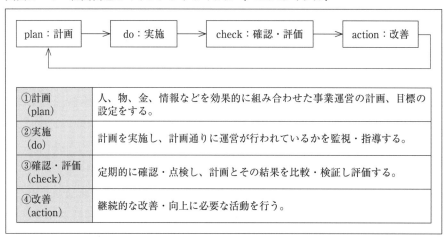

①計画 (plan)	人、物、金、情報などを効果的に組み合わせた事業運営の計画、目標の設定をする。
②実施 (do)	計画を実施し、計画通りに運営が行われているかを監視・指導する。
③確認・評価 (check)	定期的に確認・点検し、計画とその結果を比較・検証し評価する。
④改善 (action)	継続的な改善・向上に必要な活動を行う。

評価（check）、改善（action）」の「PDCAサイクル」がある（図表2-6）。

(4) 経営計画

　経営戦略を実行するためには、経営計画が必要である。経営計画には、企業・団体の計画、栄養・食事管理部門の計画、担当部門の計画があり、さらに長期、中期、短期（単年度、半年、月別）といった期間で総合的に計画する（図表2-7）。具体的には、経営方針の設定、予算の編成、生産計画、販売計画などである。また、計画は、法的、社会的、科学的にチェックし、安全性、品質保証を確保し、独自の理想や倫理感、社会的使命を明確化する必要がある。

　理念は、組織を動かす出発点である。たとえば、病院の経営理念としては、「担うべき医療をチーム一体となってより安全に」、その栄養・食事管理部門の基本理念としては、「①患者様に喜ばれる献立作成、②的確な栄養管理、③病院の経営に寄与する」などであり、給食施設や部署の入り口付近などの

図表2-7　給食の総合計画と管理の手順

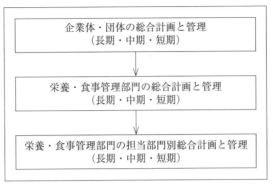

注）長期計画：5年、中期計画：3年、短期計画：1年。

人目につく場所に掲げることで、業務に対する責任感や共通の価値観が生まれ、経営計画の確実な遂行につながる。

(5) 経営管理の具体例

日常の給食業務における経営管理の実施例は、次のとおりである。
① 退職者の欠員補充や職員の増員が困難な場合、パートの管理栄養士・栄養士を採用し、その労務費・経費を上回る収益を上げる工夫をする。
② 諸経費の節約は、職員各自の心がけで大きな違いが生じる。無駄をなくすように職員教育を徹底する。
③ 調理作業については、常に業務の見直しを図り、無駄な作業をしないように、機械化など効率的な方法の検討が常に必要である。
④ 食器洗浄時の食器破損数などを調査し、破損率低下などの意識の向上を図る。また、厨房機器を適切に管理していくために、保守管理マニュアルを作成し、経費節減に努める。
⑤ 器具、機器を購入するときは十分検討する。購入したら有効利用する。
⑥ 事務的な業務は合理化を図る。サイクルメニュー方式の導入などにより、作業の効率化を図ることができる。また、OA化により業務の処理時間が短縮され帳票等の作成の省力化につながる。

医療機関における栄養・食事管理部門の支出について例を示すと、一般的に図表2-8のような項目が考えられる。まず食材料費と管理費に大別し、管理費については労務費と経費とに分ける。また、経費は、さらに保健衛生費、現場経費、その他の経費とに分類して計上するとよい。

なお、効率のよい経営には、「3S」の重要性についても認識しておく必要がある。3Sとは、標準化(standardization)、単純化(simplification)、専門

● 1 製造原価（給食の原価）
給食を製造するために要する費用を製造原価といい、食材料費、労務費、経費の和であらわす。

図表2-8　医療機関における栄養・食事管理部門の支出例[1]

食材料費			・年度の消費額（即日消費額＋在庫消費額）
管理費	労務費		・職員における雇用体系別給与支給額の総額
	経費	保健衛生費	・衛生管理費（健康診断費、検便検査費、ペーパータオル、マスク、手袋、施設内消毒費等） ・被服費及びクリーニング費 ・常備医薬品費 ・その他、上記以外に衛生管理費に該当する経費
		現場経費	・通信費（電話、FAX、郵便物経費等） ・事務消耗品費（ボールペン、コピー用紙等） ・光熱水費 ・その他、上記以外に現場経費に該当する経費
		その他の経費	・コンピュータリース費 ・コピーリース費（メンテナンス契約費用を含む） ・食器及び器具類購入費 ・減価償却費 ・機器修理費（メンテナンス契約費用を含む） ・その他、上記以外にその他の経費に該当する経費

● 2　44頁参照

化（specialization）をいい、これらを活用して合理化する。栄養・食事管理部門においても、時代や社会情勢などをふまえた顧客のニーズやウォンツ[2]に対してリアルタイムに応えるシステムの構築と戦略が重要になっている。

4．給食経営の資源

　企業を経営する目的は、投資した資金を最大限に活用し、その収穫として利益を得ることであり、その利益を上げるために必要なものが「経営資源」である。この経営資源は、一般的には、人材（man）、原材料（material）、資金（money）、情報（information）の4つから成り立っているといわれている。このほかにナレッジ（knowledge）（「知識」：経験をもとに得られた知恵）[3]、時間、信用を含める場合もある。特に、人材、原材料、資金のそれぞれの頭文字をとり「3M」と呼んでいる。企業経営における資源を給食経営における資源にあてはめると図表2-9のように考えられる。

　さらに、経営資源は、経営目標を達成するために企業がもつ人材、原材料、設備、資金などの有形資源と、情報、経験、ノウハウなどの無形資源とに分けられる。

● 3　ナレッジマネジメント
ナレッジマネジメントとは、組織内の人々が有する知識を組織で共有して活用すること、または、それを促進するためのマネジメントのことである。たとえば、病院や介護保険施設における電子カルテを利用した栄養管理・NST活動、病院における医療事故対策委員会、院内で起きたインシデントやアクシデントについて報告、集計、分析、対応、予防へとつなげる活動である。

5．給食経営の形態

　給食経営の形態には大きく分けて、「直営方式」と「委託方式」とがある。本来、給食は、利用者の栄養管理、健康づくりを目的としたものであり、特定給食施設においては「利用者の身体状況、栄養の状態等の把握、食事の提

図表2−9　給食経営における資源

人材	優れた能力や専門分野をもつ人材が豊富であることが、強い企業の条件である。管理栄養士、栄養士、調理師、調理助手、事務員など。
物 （原材料、機械・設備）	原材料、生産設備、土地・建物など企業は物を使って製品やサービスを生み出している。食材、調理室、調理設備、小型調理用具（什器）、食堂、事務室など。
資金	先立つものはお金である。お金がなければ新規事業や商品開発など先行投資が思うようにできない。予算、給食費など。
情報	顧客や技術のデータベース、情報システムなどは、企業の神経細胞に匹敵する。給食管理コンピュータシステム、医療情報システム、専門誌など。
ナレッジ	新製品や新技術の開発には、ナレッジが不可欠である。低たんぱく質食品のような治療用特殊食品の開発など。
時間	限られた時間を最大限に活用できる企業が勝てる時代であり、スピードがますます重要である。効率のよい調理作業、効率のよい栄養食事指導法など。
信用	伝統、ブランド、暖簾など。

供、品質の管理及び評価」が重要視されている。しかし、近年、利用者のニーズやウォンツが多様化、高度化してきたため、時として嗜好性が優先される場合がある。したがって、嗜好を満足させるサービスを実施するために、新たな調理システムと給食サービスの構築を積極的に行っている。しかし、委託化については多くの議論があり、効率性を最優先してきた委託給食も曲がり角にきているといえる。今後、適正な委託を含めて、利用者の権利を考えた給食運営のあり方が大きな課題である。

❶直営方式

　事業母体である組織が、栄養・食事管理を1つの部門として直接運営する方式である。しかし、収益性を重視する傾向があることから委託化が考慮されることが多くなっている。

❷委託方式

　特定の業務（ここでは給食業務）の一部または全部を外部に委託することをアウトソーシング（outsourcing）という。特に、①レベルの高いサービス（選択メニューの導入や食事の質の向上など）が期待できる、②コストダウンが図れる（主に食材料費、人件費）、③人事管理が簡素化できると判断された場合には、委託化の傾向が強まる。しかし、ビジネスである以上、受託する給食会社としては効率性や収益性が優先されることから、委託契約にあたっては、利用者の利益を最優先した契約内容にしなければならない❹。

　なお、後述するように、病院給食の委託にあたっては、病院が自ら実施すべき業務と委託できる業務が医療法施行規則に明記されている❺。その他にも、学校給食で実施されているように、数か所の学校をとりまとめて1か所の調理場で調理して各校に搬送するセンター方式の給食システムもある。

❹　主な委託契約方式
　主な委託契約方式には、「食単価契約」と「管理費契約」がある。食単価契約とは、食材費、人件費、経費などすべてを含めた1食当たりの食事単価を決定して契約する方式である。管理費契約とは、食事単価を食材料費とそれ以外の管理費（人件費など）に区分して契約する方式で、管理費を委託側が受託側に支払う。

❺　図表10−8（224頁）参照

6. 給食業務の外部委託

(1) アウトソーシングとは

　前述のとおり、アウトソーシング（outsourcing）とは、企業や行政の業務過程のうち、専門的な部分についてそれを専門とする外部の業者に委託することである。アウトソーシングの活用は、外部資源の有効活用ということから、コスト削減、より高い専門性による製品（食事など）の品質向上などが期待される一方で、適切な受託業者を選択しなかった場合には、コストの増大、製品の品質低下、個人情報の漏洩といった事態が生じることになる。この問題を防止するには、委託する側の委託業務に関する専門知識をもち、受託業者に対して適切に管理・監督することが大切となる。

　委託契約という契約は、民法に規定されている13種類の契約（典型契約●6）の中にはないが、給食業務での委託契約の法的性質は、民法の典型契約のうちの「請負契約」に属するとみられる。請負とは、民法第632条によれば、「当事者の一方がある仕事を完成することを約し、相手方がその仕事の結果に対してその報酬を支払うことを約することによって、その効力を生ずる」ものであるとされている。

　なお、アウトソーシングと労働者派遣については、8章で詳述する。

(2) 病院給食におけるアウトソーシング

1 病院給食業務の委託基準

　病院の患者などの食事提供の業務委託は、「病院における給食業務の一部委託について」（1986（昭和61）年厚生省通知）によって「病院における給食業務は、病院自ら行うことが望ましいが、…（中略）…病院の最終的責任の下で当該業務の一部を第三者に委託することは差し支えないものであること」と定められたことにより、それまで原則として直営であった病院の給食業務が、委託しても差し支えないものとなった。

　しかしながら、医療法第15条の2に「…（前略）…当該業務を適正に行う能力のある者として厚生労働省令で定める基準に適合するものに委託しなければならない」と記されており、その基準は、医療法施行規則第9条の10に定められている。

　これらの基準を適正に守ることが、この業務の受託にとって最も大切である。第3号以降には、調理業務を受託する場合にあっては栄養士が受託業務を行う場所に置かれていること、標準作業書、業務案内書に関すること、病院の外部での調理委託・食器の洗浄委託に関すること、給食業務従事者の健

●6　典型契約
民法では、よくある類型として、13種類の契約を規定している。これらを「典型契約」あるいは民法に名称があることから「有名契約」と呼ぶ。すなわち、贈与、売買、交換、消費貸借、使用貸借、賃貸借、雇傭（＝雇用）、請負、委任、寄託、組合、終身定期金、和解である。

病院における患者等給食の業務を適正に行う能力のある者の基準

> 第9条の10　法第15条の3第2項の規定による病院における患者、妊婦、産婦又はじょく婦の食事の提供（以下「患者等給食」という。）の業務を適正に行う能力のある者の基準は、次のとおりとする。
> 　一　調理業務を受託する場合にあつては、受託業務の責任者として、患者等給食の業務に関し、相当の知識及び経験を有する者が受託業務を行う場所に置かれていること。
> 　二　調理業務を受託する場合にあつては、受託業務の指導及び助言を行う者として、次のいずれかの者を有すること。
> 　　イ　病院の管理者の経験を有する医師
> 　　ロ　病院の給食部門の責任者の経験を有する医師
> 　　ハ　臨床栄養に関する学識経験を有する医師
> 　　ニ　病院における患者等給食の業務に5年以上の経験を有する管理栄養士
> （第三〜一三号略）

康管理や研修に関することなどの基準が定められている。

　また、「医療法の一部を改正する法律の一部の施行について」（1993（平成5）年厚生省通知）には、上記の医療法施行規則第9条の10の基準に関連して、患者給食業務の委託の範囲について、患者給食業務のうち病院が自ら行わなければならない業務、すなわち委託できない業務が定められている[7]。患者給食業務の委託は、これらの法令を熟知し、食事療養の質を確保することを前提に取り組み、専門性を活かしたアウトソーシングの利点を活用しなければならない。

○7　図表10-8（224頁）参照

２　院外調理

　前述のとおり、病院給食は、1986（昭和61）年4月から病院内の給食施設を使用して調理を行う委託のみが認められていたが、1996（平成8）年4月に医療法施行規則の一部が改正され、病院外の調理加工施設を使用して調理を行う、いわゆる「院外調理」も認められた。しかし、院外調理であっても再加熱などの病院内での調理作業は残ると考えられ、病院内の給食施設のすべてが不要になることはないとされている。また、院外調理の衛生管理については、特に充実を図るために「院外調理における衛生管理ガイドラインについて」（1996（平成8）年厚生省通知）によって、HACCPの具体的な実施方法などが示されている。

7．経営管理の評価　〜バランスト・スコアカード(BSC)に基づく評価〜

　企業は、自社のミッション（使命・存在意義）の実現を目指し、目標を設定し、目標を達成するための行動主体と必要な期間を定め、測定可能な数量で表現することによって業績評価基準を設定する。この基準を設定するとき

には「指標」を採用することになる。

この指標には、自己資本利益率（ROE：Return On Equity）や年間総売上成長率などの財務的指標が取り上げられるが、近年は、非財務的指標である市場占有率、顧客満足、リサイクルのような環境問題などが重視されるようになってきた。食品・給食関連会社が、環境保全に関する国際基準であるISO14000シリーズの認証を取得するようになってきたのもその表れである。

たとえば、食品・給食関連会社の環境面の問題には、次のようなものがあげられる。
①食の安全について
②包装資材の簡素化とリユース（reuse：再利用）について
③缶、ビン、ペットボトルのリサイクルについて
④自然環境を悪化させない原材料の調達について
⑤産業廃棄物の減量化について
⑥省エネルギー機器の導入について

図表2-10　病院の戦略マップ及びBSC（平成15年度版）

ビジョンと戦略：地域の中核病院として優れた病院になる。

県立病院

	戦略マップ		戦略的目標	主な成果（重要成功要因）	業績評価指標	ターゲット（数値目標）
顧客の視点	患者（高齢者）満足度のアップ	患者様への充分な説明	患者様へのわかりやすく充分な説明（患者様へのコミュニケーションの向上）	インフォームドコンセントの充実　セカンドオピニオンの充実	「他に当院を紹介するか」の推薦率	H14　外来69.1%　入院71.1%　H15　外来75%　入院75%
財務の視点	医業収支の改善	医業収益率の向上	急性期加算の取得　外来・入院単価の向上	紹介率30%の維持向上　平均在院日数17への短縮維持　診療単価の向上	紹介率　平均在院日数　紹介外来加算→急性期入院加算　一般入院単価　一般外来単価	H14　30%　H15　35%　H14　18日　H15　17日　一般入院単価32,300　一般外来単価6,970　精神入院13,300
内部プロセスの視点	外入院単価の向上　医療品質の向上	病・病、病・診連携の推進　業務の改善	消化器疾患、脳・心臓疾患の治療の強化とブランド化クリパス適用による標準化推進*	クリパスの活用	内視鏡的治療件数　脳外科　手術数　PTCA／CAGの数　クリパス適用率＝適用患者数／年間患者数	H14　210件　H15　270件　脳外科　30例　30／200　適用率　H14　20%　→H15　30%
学習の視点	院内研修の充実	職員満足度向上	全員参加による経営と質的向上	医師・看護・コメディカル等のセクショナリズム排除職員改善提案数向上	TQMの推進**	TQM　サークル数　10チーム　発表会　年1回

注1）＊クリパス：クリティカルパスの略。医療の内容を評価・改善して質の高い医療を患者に提供することを目的に、入院から退院までの計画を立てたもの（診療計画表）。
　2）＊＊TQM：総合的品質管理（Total Quality Management）。全員・全体で医療サービスの質を継続的に向上させること。
出所）三重県病院事業庁経営チーム資料を一部改変

⑦低公害車の使用等による環境汚染物質の排出減について
⑧無公害工場について

　企業が、このような非財務的指標を使って管理を実践するうえで、最近、財務的指標と非財務的指標での評価のバランスを重視して、将来の事業方針を明らかにするためのツールである「バランスト・スコアカード（BSC：Balanced Scorecard）」が使われることがある。これは、「財務的視点」「顧客の視点」「内部プロセスの視点」「学習と成長の視点」の4つの視点から業績指標を設定するものである。

　病院は、従来、「いかに患者さんの立場で高度・良質な医療を提供するか」など非財務的な側面が重視されてきたが、最近では、経営管理における財務的な側面を強化するとともに、非財務的な側面とのバランスを図ることが望まれている。

　図表2-10は、病院のBSCの例である。

2　給食とマーケティング

1．マーケティング（Marketing）とは

　アメリカ・マーケティング協会によれば、マーケティングとは、顧客（customer）を創造するための実業活動と定義している。言い換えれば、組織が生き残るためには、顧客の求めているものを分析し、それを満たすための活動が必要となるが、顧客のニーズやウォンツを満足させるための組織による創造的適応活動で、市場調査を行い、モノ、サービス、アイデアを生み、価格をつけ、広告し、流通経路を使って販売促進させる一連の組織及び個人の活動の全過程（プロセス）をさす。なお、給食では利用者が顧客となる。

　マーケティングの活動は、「マーケティング・リサーチ（市場調査・市場分析）」と「マーケティング戦略（市場創造戦略）」とに大別できる。

2．マーケティング・コンセプト

　マーケティング・コンセプトとは、顧客を創造し維持することが企業の中心であると考え、マーケティングを企業活動の中心的な機能として位置づけ、あらゆる経営部門に利用するという考えである。

　企業、特に製造業は、消費者（生活者／使用者）志向に対して生産志向、消費者欲求（ニーズ）志向に対して技術（シーズ）志向になりやすく、また流通業も販売、利益志向になりやすい。マーケティング・コンセプトとは、

これらの傾向をある程度満たしつつ、消費者の視点で発想することである。マーケティング・コンセプトは、ライフスタイルや時代とともに以下のように変遷した。

❶生産志向

需要に比べて供給力が未熟な段階で、市場需要に見合う生産力をつけようとするコンセプト。

❷製品志向

顧客はよい製品を望んでいるという考えのもとに、高品質の製品を生産しようとするコンセプト。

❸販売志向

製品に対する消費者の興味を刺激しなければ、消費者はその製品を買わないとするコンセプト。

❹マーケティング志向

マーケティング活動を最も重視するコンセプトで、顧客志向ともいう。顧客のニーズやウォンツを的確に把握することを主眼とし、ニーズに合った製品をつくり、市場に提供する。

❺ソーシャル・マーケティング志向

対象の顧客だけではなく、社会全体の利益や福祉の向上に役立つことにより望まれている満足を供給しようとするコンセプトで、企業の社会的責任という観点から出発し、マーケティングと社会との関わりを考えるものである。自然環境の保全に貢献するマーケティングなど消費者の長期的利益を重視した考えで、「マーケティング倫理」ともいう。ソーシャル・マーケティングは、1960年代にアメリカで起こった「コンシューマリズム[8]」がきっかけとなって始まったものである。

3．ニーズ（Needs）とウォンツ（Wants）

「顧客満足（CS：Customer Satisfaction）」とは、顧客の欲望または欲求を満足させることである。顧客満足の中には「ニーズ」と「ウォンツ」がある。マーケティングの領域では、顧客が求める「もの」や「こと」を一括して「ニーズ」と表現されるが、心理学者マズローによると、人間の欲求は「①生理的欲求→②安全・安定の欲求→③社会的欲求→④自我・尊厳への欲求→⑤自己実現の欲求」へと順次高度化していくとされ、全体の欲求を「広義のニーズ」、生理的欲求を「狭義のニーズ」、また、自我・尊厳への欲求と自己実現の欲求を「ウォンツ」または「社会的欲求」という。

給食現場においても対象となる利用者を明確にし、どのようなニーズやウォンツをもっているかを調査することが重要であり、これがマーケティン

---

[8] コンシューマリズム
企業社会の高度化によって発生した食品の安全性、表示の偽装、欠陥商品、商品による環境破壊などの問題を是正するために、よりよく生きたいと願う消費者の立場から台頭した理念である。現在の製造物責任法（PL法）は、ここから誕生した。消費者（コンシューマ）の権利には、①安全である権利、②知らされる権利、③選択する権利、④意見を反映させる権利の4つがある。

グの出発点となる。たとえば、病院給食では、患者の必要とする栄養量を確保した献立がニーズであり、その献立に順次、摂食機能・消化機能に順じた調理法や食品が選択され、次いで温度管理・提供時間が加味され、最終的に「今、食べたい料理、食品」のサービスがウォンツとなる。

なお、顧客満足のためには「従業員満足（ES：Employee Satisfaction）」が欠かせないとされている。顧客満足に向けた職場内の改善には、まずは従業員からの積極的・肯定的な意見を取り入れることから始まる。

4．マーケティング・リサーチ

(1) マーケティング・リサーチとは

マーケティング・リサーチ●9とは、「市場調査」または「市場分析」のことであり、顧客が何を望んでいるかを明らかにする活動である。売れる商品市場の仕組みづくり、顧客ニーズ（満足）を高める市場づくり（栄養・食事管理分野では、嗜好の変化や健康指向への対応）のために、価格、品質、顧客の評価などを調査し、市場創造戦略の際の基礎的データとする。

マーケティング・リサーチのプロセスは、図表2－11のとおり、大きく4つのステップで構成される。

(2) データの収集方法

1 1次データと2次データ

図表2－12のように、データは大きく分けて、特定の目的のために収集されるものと他の目的のために収集されたものの2つがある。前者を「1次デー

> ●9 マーケティング・リサーチ
> マーケティング・リサーチは、広義な調査対象範囲で、顧客の調査、競争相手の調査、マーケティング手段の調査、環境の調査の各調査をさす。また、マーケット・リサーチは、狭義の市場調査、顧客の調査をさす。

図表2－11　マーケティング・リサーチのプロセス

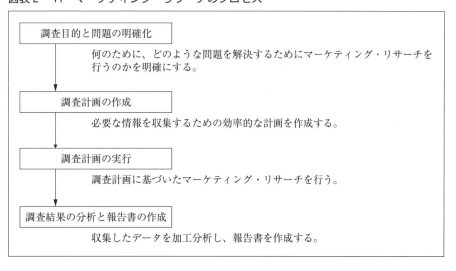

図表2-12　情報の入手先によるデータの分類法

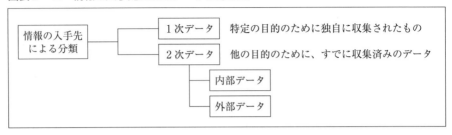

図表2-13　顧客満足度の質問回答形式

形式		特徴
自由回答形式	自由回答法	回答者に自由な意見を出してもらう方法である。回答理由や背景などより詳細な情報を得ることができるが、後の集計が面倒になる。
選択回答形式	二項選択法	「ある、ない」「はい、いいえ」のように2つの選択肢から回答を選んでもらう方法である。単純で回答も集計も楽だが、細かな意見の違いを把握できないというデメリットがある。
	多項選択法	多くの選択肢が用意され、そのうちから回答者の意見に合うものを選択してもらう方法である。回答を1つに限る「単一回答法」と複数選べる「複数回答法」がある。適切な選択肢の用意ができれば、ある程度細かな意見を把握でき、集計も容易である。
	順位質問法	「欲しい順に番号をつけてください」というような質問で、選択肢に順位をつけてもらう方法である。単なる選択肢よりも踏み込んだ評価を聞くことができる。
	評定尺度法	測定尺度を使って回答者から意識や評価の程度を尋ねる方法である。これによって回答者から細かな意見を聞けると同時に、それを統計的に処理して因果関係を導くこともできる。

出所）野口智雄『マーケティングの基本』日経文庫　2006年　60頁をもとに作成

タ」といい、後者を「2次データ」という。2次データは、さらに「内部データ」と「外部データ」に分けられる。内部データは組織内部の別の人が収集したデータで、外部データは組織外から集められたデータで有用なものが多くある。

[2]　1次データの収集法

　組織が抱える問題は、その内容や性格によってどうしても1次データを必要とする場合がある。それをマーケティング・リサーチといい、具体的には「質問法」「観察法」「実験法」の3つの方法になる。

　質問法は、質問の仕方やデータ回収の方法の違いによって、①郵送法、②面接法、③電話法、④留置法（事前に質問紙を配布しておき、決まった日時に回収する方法）、⑤インターネットサーベイ（Web上の回答欄に選択・記入してもらう方法）の5つに分けられる。

　また、観察法は、被験者の行動や状態の変化を実際にみることによってデータを収集する方法で、実験法は、製品、価格、チャネル経路、道筋、ルート、

プロモーションなどを変えることによって、被験者の反応がどのように変わるかを調べる方法である。

③ 顧客満足度の質問回答形式

調査によって入手したい情報が決まれば、的確に回答が得られる方法を考えなければならない。これが「質問回答形式」で、図表2-13のように5種類あり、嗜好調査を中心とした各種調査の設計にあたって参考にできる。

5．マーケティング戦略

(1) マーケティング戦略（市場創造戦略）とは

マーケティング戦略（市場創造戦略）は、顕在する需要を満足させ、潜在化した需要を掘り起こし、充足させる活動で、製品計画、価格設定、チャネル構築、プロモーション活動などがある。このマーケティングの基本的な機能については、アメリカの学者であるマッカーシーの4Pが有名である。4Pとは、図表2-14のとおりである。

4Pは提供側の視点であるが、顧客志向型の4C（Customer「顧客」、Cost「コスト」、Convenience「利便性」、Communication「コミュニケーション」）も対比させながら分析することが多くなってきている。なお、後述するSWOTなどとあわせて環境分析に用いる3C（Customer「顧客」、Competitor「競合」、Company「自社」）分析があるが、これに流通チャネル（Channel）もしくは提携パートナー（Co-operator）を加えた4C分析も

図表2-14 マッカーシーの4P（マーケティングの4P）

4P	概念	給食施設における具体例
商品戦略（製品計画） 【Product】	対象とする顧客を決めて、その要求に合う製品を開発し、市場化する活動 （どのような商品やサービスを提供するのか）	新メニューの開発、選択メニューの導入、特別食への対応など
価格戦略（価格決定） 【Price】	顧客にとってどの程度の価値があり、どの程度の価格なら買ってもらえるかを考え、価格を決める活動 （いくらで商品を提供するのか）	販売価格の設定など
流通戦略（チャネルの構築） 【Place】	顧客に効果的に製品を届けるための流通経路や販売領域を決める活動 （どのような流通経路によってどこで商品を提供するのか）	食堂レイアウト等の食環境の整備など
プロモーション戦略（活動） 【Promotion】	広告、人的販売及びセールス・プロモーション活動を通じて消費者の需要を喚起する活動 （どのように商品を知ってもらうのか）	社内報による告知、卓上メモ等による健康・栄養情報の提供、イベントメニューの提供、自治体広報誌への広告掲載など

あるので、先の4Cと混同しないように気をつける必要がある。

(2) マーケティング戦略の策定プロセスと概要

マーケティング戦略は、図表2－15のような策定プロセスを経る。また、各ステップの概要については、以下に述べる。

1 マーケティング機会の分析（環境分析）

マーケティングを行う際には、まず、企業内外の環境を分析する必要がある。その際には、SWOT分析などのフレームワークを使用すると企業内外の環境を大雑把に把握することができる。また、自社の分析には、PPM分析を使うと各事業の市場での位置づけを確認することができ、大きな事業戦略の方向性を見出すことができる。この環境分析によって市場機会の発見と企業（あるいは部門）として目指すべき戦略目標、マーケティング目標を決定する。

❶SWOT分析

「SWOT」とは、「Strength」「Weakness」「Opportunity」「Threat」の4つの単語の頭文字をとったもので、「Strength（強み）」と「Weakness（弱み）」は企業の内部的な問題であり、「Opportunity（機会）」と「Threat（脅威）」は企業の外部的な問題を意味する（図表2－16）。

❷PPM分析

PPM（プロダクト・ポートフォリオ・マネジメント）分析とは、ボストン・コンサルティング・グループが考案した経営分析法で、事業ポートフォリオを考えるフレームワークである。市場成長率と自社商品の市場シェアからなるマトリックスをつくり、事業を4つの象限に分類する。ポートフォリオとは、安全性や収益性を考えた、有利な分散投資の組み合わせ、資産構成のことである。

このモデルでは、「金のなる木」は大きな追加投資なしにキャッシュフローを生み出す事業、「花形製品」は市場の成長に合わせた投資を続けていくことが必要な事業、「問題児」は市場の成長に対して投資が不足している事業で、積極的な追加投資もしくは撤退が必要な事業、「負け犬」は将来性が低く基本的に撤退すべき事業と考える。「金のなる木」から得た収益を「問題児」に投入し、「花形製品」に育てるといった投資戦略が原則となる（図表2－17）。

2 マーケティング目標の設定

マーケティング機会を分析した後は、マーケティング目標を決定する。①売上高目標、②利益目標、③市場占有率目標などを複数組み合わせて設定する。

図表2-15 マーケティング戦略の策定プロセス

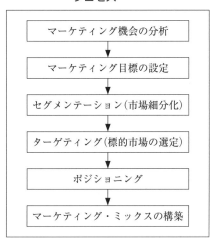

図表2-16 SWOT分析に用いる表

	好影響	悪影響
内部環境	S（強み）	W（弱み）
外部環境	O（機会）	T（脅威）

図表2-17 プロダクト・ポートフォリオ・マネジメント分析

市場成長率	相対的マーケット・シェア	
高	①絶頂（花形製品）	③検討対象（問題児）
低	②稼ぎ頭（金のなる木）	④お荷物（負け犬）
	高	低

3 セグメンテーション（市場細分化）

企業は、あらゆる顧客を満足させることはできないので、自社の製品やサービスで満足させたい顧客をまず特定することが重要である。そのために一定の基準に基づいて市場を区分（セグメント）して細分化し、対象を絞り込み、効率的・効果的に市場へアプローチする。これをセグメンテーションという[10]。

4 ターゲティング（標的市場の選定）

市場のセグメンテーションを行った後、企業は、自社の事業及び製品が対象にする標的市場を選ぶ必要がある。これをターゲティングという。ターゲティングによって標的市場が選択されていなければ、企業は、何を行い、何を行わないかという、自社の事業及び製品の展開のための戦略を策定することはできない。事業や製品もすべての顧客のニーズを満たすことは、事実上不可能であるため、ターゲティングが必要になる。

5 ポジショニング

組織は、まず対象とする市場を細分化し、セグメントを決める。そのセグメント内ですでに活動している競争相手の戦略を検討した後で、組織の市場内での戦略的位置づけを決定する。つまり、ある特定の市場において、自社あるいは自社製品の置かれた状況や位置を客観化したものであり、これを「市場ポジショニング」という。また、自社商品内の商品バリエーションの差を明確にし、ターゲットに合わせた商品特性を明確にすることにも役に立つ。

---

[10] ニッチ・マーケティング
市場セグメントの中で、サブグループをさらに狭めた小さなグループのことを「ニッチ」という。隙間市場のため市場規模は小さいが、特定のニーズにマッチしたマーケティング・ミックスを展開することによって、中小企業が競争できる市場として認識されている。このように、小回りのよさと専門性を発揮して効率的に収益を上げていく市場活動を「ニッチ・マーケティング」という。

[6] マーケティング・ミックス

　マーケティング・ミックスとは、マーケティングの4つの要素（4P）の組み合わせのことで、標的市場の顧客ニーズを満たしてマーケティング目標を達成するために、どのような要素を組み合わせて製品を市場に投入するかを検討し、実践することである。

6．マーチャンダイジング（商品政策）

　マーチャンダイジングとは、商品政策、商品化計画と訳され、新商品・製品・サービスの開発、調達を行うことによって、戦略的に品揃えを行うマーケティング活動の1つである。

　商品やサービスを販売したい適切なターゲットに対して、逆からいえば、販売したいターゲットに対して適切な商品やサービスを、適切な場所、タイミング、価格、量などのマーケティング・ミックスで供給する。

7．PR活動

(1) PRとパブリシティ

　PR（Public Relations）とは、対象が顧客という狭い範囲だけでなく、組織が社会の諸団体や個人との良好な関係を築くために行うコミュニケーション活動をさす。公のメディアに掲載させ、スポンサーが費用を負担することなく、メディアに好意的に取り上げてもらえるようにする行為である。

　また、パブリシティとは、企業がマーケティング目標の達成に有益と思われることを、メディア企業に情報を提供し、報道として取り上げてもらう活動でPRの1つの手段である。

(2) PRの特性

　PRは、第三者の媒体側が内容を決定し作成するため、信頼性は高くなる。また、広告と比較するとコストが少なくて済み、また、口コミを誘発することが多いため、一時的ではなく時間をかけてイメージを構築することができる。なお、人心掌握や口コミの際には、オピニオン・リーダーを把握し、適切なアプローチを取ることが重要となる。

　オピニオン・リーダーとは、組織やコミュニティなどの集団において、情報収集活動が活発で、信頼があり、常に的確な意見を積極的に述べ、説得力のある人のことである。役職など公的なポジションがないか、もしくはまったく無関係にもかかわらず、集団の意見、行動、判断に強い影響力を与える。PRを進めるにあたっては、オピニオン・リーダーとの定期的なコミュニケー

ションなどにより信頼関係を結ぶことが大切である。

8．給食におけるマーケティングの活用

　給食におけるマーケティングを考えた場合においても、顧客（利用者）を的確に把握することは重要である。従前の給食は、栄養価計算や経費から出発した製品志向の発想で、ややもすると提供側（企業側）からの一方的なサービスともいえなくはない。顧客のことを考えない一方的に提供する給食は、管理栄養士・栄養士、調理師、調理作業員自らの立場を不利にすることになる。まずは、病院給食や高齢者・介護福祉施設給食ではベッドサイド訪問、事業所給食では食堂訪問、学校給食では教室訪問を行い、利用者との直接的な対話、つまり、顧客志向を最優先したマーケティング・リサーチを積極的、継続的に実施することが必要である。

　特に近年においては、顧客のニーズやウォンツが多様になり、加えて安全・安心を加味したおいしさ、楽しさが要求されるようになっており、それらに対して的確に応える必要があるといえる。

3　給食経営と組織

1．組織の構築

(1)　経営体の構造

　企業や団体の目的は、市場調査によって顧客のニーズを把握し、顧客を創造すること、すなわち、マーケティングをすることであり、また、企業や組織の方針と目的を達成するための経営管理が、より効率的・効果的に運営される必要がある。効率的・効果的な経営管理には、その経営体の組織構造と職務権限を明確にしなければならない。

　組織は、おおよそ「経営者層」「管理者層」「監督者層」「作業者層」と分化され、図表2-18のような階層ピラミッドで表される。「経営者層」は、組織の最高の意思決定をすることが多く、会社組織では、会長、社長、取締役などで構成する取締役会を意味する。最高の意思決定とは、経営方針、経営計画の策定、予算・決算の承認、また、人事などの責任ある事項がある。「管理者層」は、部長、次長、課長クラスをいい、企業の経営管理は、このミドル・マネジメント・クラスの活躍が重要であり、組織運営の良悪を左右するといえる。「監督者層」は、係長、主任などのクラスをいい、第一線の係員、一般作業員などを直接指揮監督する。また、このクラスは、管理者層が策定

図表 2-18　組織の階層ピラミッド

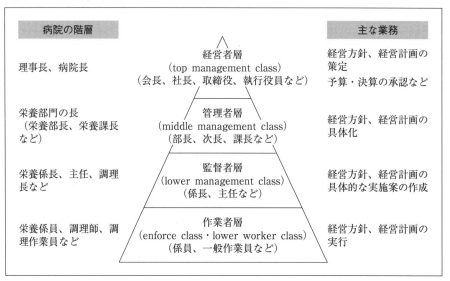

した経営方針、経営計画を具体化し、実践に移す役割がある。

以上のことを、栄養・食事管理の現場にあてはめると、管理者層とは栄養部長、課長、監督者層とは栄養係長、主任、作業者層とは栄養係員、調理師、調理作業員といえる。したがって、栄養・食事管理の現場においては、栄養管理委員会や給食運営委員会などで決定された経営方針・計画・予算にそって顧客のニーズやウォンツを加味し、実施に向けての素案を管理者層である栄養部長、課長が作成し、監督者層の栄養係長、主任が具体的な実施案を作成して実行に移される。管理栄養士は、今後、栄養・食事管理の管理者層、監督者層として重要な役割を担うこととなる。

(2) 職務権限

業務を円滑に遂行し、目標を達成するためには、その目標を達成する「職責（義務）」がある。同時に、その職責（義務）を果たすための「権限」も必要となる。そして、その職責（義務）が果たせたか否かの結果について、「結果責任」が生じることとなる。しかし、目標達成のための職責、権限及び結果責任という3つのバランスがとれていなければ、業務の円滑な運営は望めない。すなわち、職責（義務）と権限と結果責任は、等価の関係になければならない。これを「三面等価の原則」といい、図表2-19のようになる。

なお、「権限」とは、分担された職務を公に遂行することができる権利、または力のことをいい、「責任」とは、職務とその職務を遂行する義務のことをいう。また、権限と責任は、図表2-20のようにも分けることができる。

図表2-19 三面等価の原則

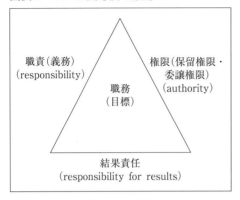

図表2-20 権限と責任

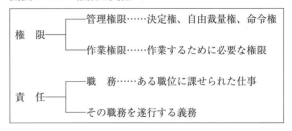

(3) 経営組織の編成

1 組織とは

　企業や団体の目的・目標は、顧客の創造にあることは既に述べたとおりであるが、それらの目的・目標を達成するためには、複数の人（通常は2人以上）が集まり、力を合わせてお互いの技術・能力を提供し、仕事を分担したほうが効率がよくなる。このように仕事を分担し、効率的に目的・目標を達成するために人間によってつくられた運営形態を「組織」という。

　給食経営管理の分野においても、特定多数人に継続してニーズやウォンツに応じた食事を提供するという共通目的をもち、管理栄養士・栄養士、調理師などが栄養・食事管理部門という組織を構成している。組織を構成する要件は、図表2-21のとおりである。

2 組織編成の原則

　また、組織編成にあたっては、以下の原則を考慮する必要がある。

①責任と権限の原則

　業務を円滑に遂行し、目的を達成するためには、責任と同時に権限も必要となる。

②専門化の原則

　担当メンバーが十分に専門性を発揮できる組織とする。

③命令一元化の原則

　ワンマン・ワンボスによる指示・命令・報告の系統を一元化する。

④管理範囲の原則

　1人の管理者が直接統制する部下の人数には限界がある（一般的には10人程度）。

図表2-21　給食経営管理における組織の要件

要件	内容	給食経営管理
共通の目的・目標がある。	組織の構成員は、すべて経営の理念を把握・理解し、その目的・目標を共有している。	例：「顧客のニーズ・ウォンツに応え、おいしく、楽しく、安全で、安心して食べていただける食事を提供し、健康の保持・増進、疾病予防に寄与する」
仕事が分業化、専門化されている。	構成員それぞれが専門的または専任的役割をもち、仕事が分業・専門化されている（職責、権限、結果責任が明確化）。	例：「管理栄養士が顧客の栄養評価・栄養管理を行い、それにそって栄養士が献立を立案し、調理担当者がそれにしたがって調理を行う」ように、それぞれが専門的な仕事をしている。
構成員相互の関連性と協調性がある。	構成員同士が関連性をもち、協調する意思と意欲をもつ。	例：「管理栄養士・栄養士と調理作業員は、栄養管理票に基づいて作成された献立表という調理指示書を介して関連性をもっている。また、顧客への食事が円滑に提供され、喫食され、初期の目的が達成される」ように協調する意思、意欲をもたなければならない。
共通の規則、規定がある。	組織の経営管理のためには、構成員が遵守すべき規則、規定、マニュアルの策定が必要である。	栄養・給食業務に関するさまざまな規定やマニュアルが策定される（約束食事せん規約、衛生管理マニュアル、調理マニュアルなど）。ただし、これらは給食業務従事者の行動を監視したり、規制するものではなく、目的を効率よく達成するための補助的な役割を担うことが基本である。
構成員間の意思疎通、融和を図る。	部門間、構成員間の意思疎通、すなわち常に円滑なコミュニケーションが行われていなければ、共通の目的・目標の意識がうすれる。	管理栄養士・栄養士と調理作業員との間で、円滑にコミュニケーションが行われないと、顧客のニーズ・ウォンツに応えられず、信用を失墜し、栄養・食事管理の運営のあり方が問われることになる。

出所）外山健二・幸林友男編『給食経営管理論』講談社サイエンティフィク　2003年　31頁を一部改変

図表2-22　栄養・食事管理の組織の例

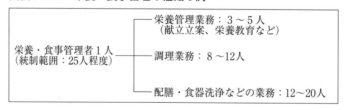

⑤権限移譲の原則

ルーチン（決まりきった仕事）作業は部下に委任して、管理者はルーチン業務以外について対策や管理を考察する。

栄養・食事管理の組織において、1人の管理者が統制できる範囲は、図表2-22のようにおおよそ25人程度が限度と考えられる。

2．組織の形態

通常、企業・団体の活動が発展し、組織が大きくなるほど構成する人数も

多くなる。しかし、企業・団体は、できるだけ少人数で最大の効果を上げる努力が必要となる。そのため、目的・目標を達成するための効率的な運営組織が構築される必要がある。基本的な経営組織は、以下のとおりである（図表2-23）。

(1) ライン組織（直系組織）

ライン組織（line organization）とは、スタッフ部門はなく、上位の指揮命令系統が一元化されており、下位の者は、1人の上司からのみ指揮命令を受ける組織形態で、「命令統一性の原則」が発揮される[11]。この組織は、軍隊の指揮命令系統に似ているので、軍隊組織（military organization）ともいわれる。

小規模の栄養・食事管理部門では、ライン組織である。

(2) ファンクショナル組織（機能組織・職能組織）

ファンクショナル組織（functional organization）とは、購買、製造、営業、経理、人事などの機能別（職能別）に分化させた組織形態である。各職能（機能）について専門家・管理者が担当し多数の下位者に命令するため、「専門化の原則」に立っている。メリットとしては、複数の商品を有していたと

[11] ラインとスタッフ
ラインとは、企業活動によって直接利益を生み出す部門であり、それ以外の総務、人事、会計など直接利益を生み出すことには関わりのない部門がスタッフである。

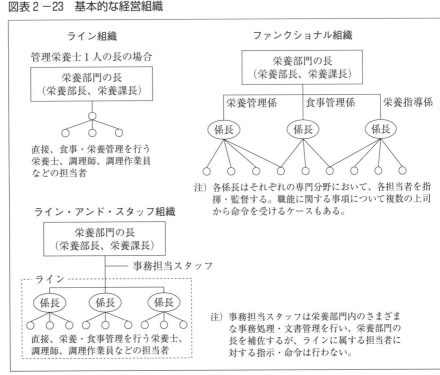

図表2-23　基本的な経営組織

しても、単一の営業部や製造部としてそれらを機能別に一括管理させることができ、取り扱う製品や商品が単一であったり相互に関連性の高い場合に管理運用がしやすいこと、また、各部門での競争や牽制ができること、さらに、それぞれの職能を活かした高度な内容の指揮命令が迅速にできることなどがあげられる。デメリットとしては、責任体制が希薄になることがある。

栄養・食事管理部門では、栄養管理係、給食管理係、栄養指導係などの機能で分化し、それぞれの専門性を活かした組織を形成することができる。

(3) ライン・アンド・スタッフ組織（直系参謀組織）

ライン・アンド・スタッフ組織（line and staff organization）とは、ライン組織とファンクショナル組織の長所を取り入れた組織形態で、ライン部門に支援を行うスタッフ部門との二重構造である。日本の多くの企業・団体にみられ、最もポピュラーである。ファンクショナル組織や事業部制組織の一形態ととらえることができ、組織図上、購買、製造、営業などの機能別組織や事業部別組織のうえに、経営企画や経理といった管理系組織が経営陣直轄の形態で配置された組織形態となる。実態としては、ファンクショナル組織や事業部制組織と変わりなく、経営陣を管理機能が補佐することを組織図上に強く表したものである。

栄養・食事管理部門では、組織を円滑に運営するために、ラインの中間のスタッフには、事務担当（経理・厚生などの担当）が入る場合が多くみられる。

(4) その他の組織形態

その他の組織形態としては、上位からの指揮命令を下位の組織に委任・分散して、迅速に物事を処理する機能をもたせた応用機能のある組織として、以下のような形態がある（図表2-24）。

1 事業部制組織

事業部制組織とは、企業が取り扱う製品や商品群ごと、また、地域別、顧客別、市場別、工程別（連続型、ユニットアセンブリー型）などによって、組織を分化させ、事業部ごとに一部または全部の間接部門を有した組織形態である。事業部門制組織と呼ばれることもあるが、ニュアンスとしては事業部門のほうが事業部よりくくりかたが大きく、会社によっては、事業部門の下に事業部が組織されていることもある。一方、間接部門が事業部、カンパニー間で重複するデメリットがある。

図表2-24　その他の組織形態

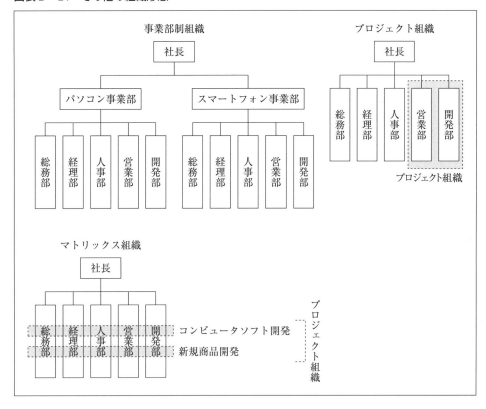

2　カンパニー制組織

　カンパニー制組織とは、事業部制組織がより発達した組織形態で、間接部門をほぼ部門別に揃えていたり、社内的に資金調達を行う仕組みが確立している組織形態である。社内分社制の一種で、事業単位に設定したカンパニーに、人、物、金を振り分け、1つの事業があたかも1つの会社のように大幅に権限と責任を委譲している。複数の事業を営み、事業ごとに独立採算を目指す企業では、管理運用が容易であるというメリットがあり、将来の持ち株会社化を前提としている場合もある。事業部門制組織と近い概念だが、事業部門制組織よりもさらに権限委譲を進めた組織体制とされる。

3　プロジェクト組織

　プロジェクト組織とは、特定のプロジェクトを遂行するために特別に編成されたチームのことで、ある特定の目的をもった大きな事業を完成させるために、限られた期間内で、必要となる専門的な知識や技術をもった者が各組織から集まって新しくつくる組織単位である。通常、組織横断的なチームが組まれる。たとえば、病院では、コンピュータシステム改編プロジェクト、院内感染防止対策プロジェクトなどがある。

4 マトリックス組織

マトリックス組織とは、機能別と地域別、機能別と製品別など2つの指揮命令系統からなる組織形態のことをいう。たとえば、営業推進統括部長と関西統括部長がおり、営業推進統括部長は全国の営業機能を統括する権限を負っているが、同時に関西統括部長が関西地域における開発、製造、購買、販売を統括する権限を負っているなどである。この場合、関西地域担当の営業推進部は、営業機能として営業推進統括部長の指揮命令を受けつつ、関西地域として関西統括部長の指揮命令を受けることとなる。

このように1人の人間が2つの内部組織に所属しているかのように、2種類の組織形態を格子状（井桁状）に組み合わせた組織形態である。特に、巨大企業やグローバル企業に多くみられる。なお、原則として一時的に設置され、プロジェクト完成後に解散する場合は「プロジェクト組織」、恒常的に置かれる場合は「マトリックス組織」と使い分ける場合がある。指揮命令が複線化することから、最近ではあまり採用されず、カンパニー制組織や持ち株会社形式にすることが多い。

3．給食組織と関連分野との連携

ここでは、入院時食事療養制度との関連で、食事療養部門と他部門との連携としての栄養管理委員会の設置についてふれる。

(1) 食事療養部門の組織

「入院時食事療養及び入院時生活療養の食事の提供たる療養の基準等に係る届出に関する手続きの取扱いについて（別添）」（2024（令和6）年厚生労働省通知）によれば、「入院時食事療養及び入院時生活療養の食事の提供たる療養を担当する部門が組織化されており、常勤の管理栄養士又は栄養士が食事の提供たる療養部門の責任者であること」と定められている[12]。したがって、病院の食事療養を担当する部門は独立して組織化され、その中で管理栄

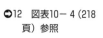

●12 図表10-4（218頁）参照

図表2-25 診療補助部門所属の組織図の例

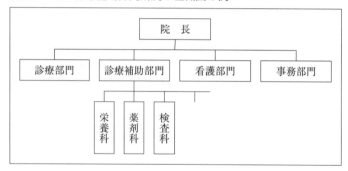

養士・栄養士が中心的な役割を果たすことが求められている。

図表2－25は、食事療養部門である栄養科が診療補助部門系統の組織の中に位置づけられた組織図の例である。

(2) 栄養管理委員会の設置

食事療養は食事療養部門のみならず、各部門の協力、理解のうえに成り立つ。そこで、食事療養の計画的、合理的な運営と、食事の質的向上、各部門との連絡調整などを目的として「栄養管理委員会（給食関係会議）」を設置する。

委員会は定期的に開催し、検討された内容について記録する。メンバーは、医師、看護師、管理栄養士・栄養士、調理師、事務担当者などから構成する。給食業務を委託している場合は、必要に応じて受託責任者の参加を求め、給食運営や栄養管理に関して検討を行い、給食内容の向上を図ることが大切である。また、運営規定を定めておくことも必要である。

(3) 栄養サポートチーム

栄養サポートチーム（NST：Nutrition Support Team）は、それぞれの病院の状況に応じて組織されており、形態も多様であるが、その多くは、医師、薬剤師、管理栄養士、看護師のチーム医療により、患者に対して栄養状態の評価、判定を行い、適正な栄養補給を計画、実施し、さらにモニタリングを行い、栄養状態を改善することである。NSTは、病院内の機構として位置づけられている場合や機能だけ存在している場合がある。また、構成メンバーについても病院内の各部門に所属していてNSTと兼務している場合やNST専属の場合がある。構成メンバーの主たる役割は、図表2－26のとおりである。

図表2－26　NSTにおける各職種の主たる役割

医師	・栄養状態と栄養補給法に関する最終的な決定 ・輸液、栄養剤の処方 ・カテーテルの挿入
薬剤師	・輸液の調整 ・服薬指導
看護師	・カテーテルの管理 ・患者教育
管理栄養士	・栄養スクリーニングとアセスメント ・栄養管理計画 ・経腸栄養剤の選定と調整 ・栄養食事指導 ・栄養モニタリング

出所）鈴木博・中村丁次編『臨床栄養学Ⅰ』建帛社　2003年　17頁

(4) 栄養ケア・マネジメント実施体制における専門職の連携

「リハビリテーション・個別機能訓練、栄養、口腔の実施及び一体的取組について」（2024（令和6）年厚生労働省通知）によれば、栄養ケア・マネジメントを実施する給食施設においては、「施設長は、管理栄養士と医師、歯科医師、看護師及び介護支援専門員その他の職種が共同して栄養ケア・マネジメントを行う体制を整備する」と定められている[13]。

> [13] 図表10-13(231頁)参照

構成メンバーとなる各職種としては、施設長、管理栄養士・栄養士、調理師、ケアワーカー、医師（常勤・非常勤）、看護師、理学療法士・作業療法士、歯科医師・歯科衛生士（非常勤・協力医・訪問歯科）、生活相談員・生活指導員・介護支援専門員（ケアマネジャー）などがある。

(5) 学校における個別指導のための校内組織

肥満傾向や偏食などを原因とする生活習慣病の若年化、食物アレルギーの児童生徒の増加に対して、家庭はもとより学校での対応が求められている。その際には、集団指導だけではなく、個別的な相談指導を行うことが大切である。学級担任、養護教諭、栄養教諭、他の教職員といった校内の教職員による指導体制を整えて、教育委員会、学校医・主治医、給食センター職員、保護者などと連携して対応することが重要となる（図表2-27、28）。

図表2-27 個別的な相談指導の体制（例）

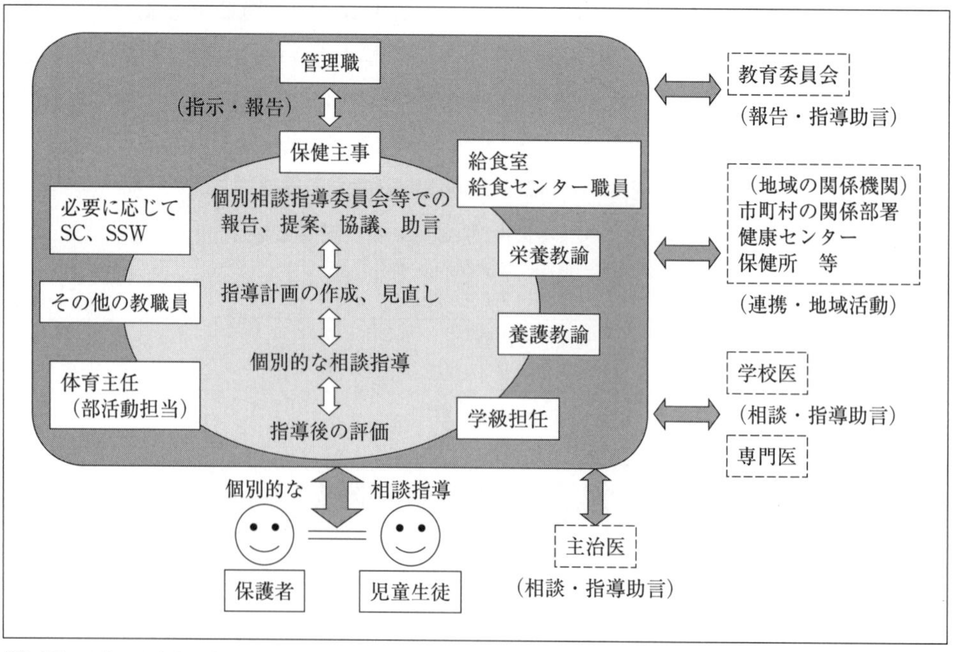

注）SC：スクールカウンセラー、SSW：スクールソーシャルワーカー
出所）文部科学省『食に関する指導の手引 ―第2次改訂版―』2019年 236頁

図表2−28 教職員の役割（例）

職　員	役　割
校長、教頭 （副校長）	・指導体制の整備と指導方針の決定、指導状況の把握 ・該当児童生徒及び保護者への対応
保健主事	・個別相談指導委員会等の企画・運営・総括
学級担任	・日々の学校生活における児童生徒の実態把握 ・給食の時間における児童生徒の実態把握と指導 ・個別的な相談指導が必要だと思われる児童生徒の抽出、選定 ・個別相談指導委員会等における報告、提案 ・保護者との連絡調整
栄養教諭	・給食の時間や授業等における児童生徒の観察、実態把握、変化の確認 ・学級担任や養護教諭と連携した食に関する課題を有する児童生徒の把握 ・個別的な相談指導が必要な児童生徒の抽出、選定 ・個別相談指導委員会等における報告、提案 ・計画に沿った個別的な相談指導の実施（必要に応じて保護者を含む） ・個別に応じた学校給食のマネジメント
養護教諭	・健康診断結果や健康カードから健康問題のある児童生徒の把握 ・成長曲線を活用し、栄養教諭と連携して児童生徒の発育を評価 ・保健室利用状況から児童生徒の生活習慣や運動状況を把握 ・児童生徒の健康問題について学級担任や栄養教諭と情報共有 ・個別相談指導委員会等における報告、提案 ・栄養教諭が行う個別的な相談指導への協力、助言
体育主任 （部活動担当）	・児童生徒への運動に関する指導 ・運動に関して健康問題のある児童生徒について、栄養教諭や養護教諭と情報共有
SC、SSW	・児童生徒に対する生活全般に関する相談や支援 ・保護者に対する生活全般に関する相談や支援
給食室、給食 センター職員	・個別に対応した学校給食の実施における協力

注）SC：スクールカウンセラー、SSW：スクールソーシャルワーカー
出所）図表2−27に同じ　237−238頁

4．リーダーシップとマネジメント

(1) リーダーに求められる能力と役割

　同職種や他職種との連携によってチームワークを可能にし、組織やチームが一定の成果を上げるには、適正なリーダーが必要となる。リーダーに期待される能力とは、①専門知識や専門技術などの職務遂行能力、②コミュニケーションなどの対人関係能力、③企業が抱える問題の解決能力である。

　また、多様化する顧客ニーズ、変化のスピード（意思決定のスピード）の速さ、急速なIT化、グローバル化への対応、雇用形態の変化などさまざまな変化とともに、組織の中でリーダーに求められる役割も多様化してきている（図表2−29）。

図表2−29　第一線の現場リーダーに求められる役割

「管理」する マネジャー	・決められたことを組織として効率的に機能させ運営する。 ・仕事を手順通りに、正確に、効率よく行う。 ・メンバーに役割を割り振り、指揮命令、管理する。
「牽引」する リーダー	・旧来のアイデア、やり方を変革し、推進する。 ・組織の将来のビジョンと方向性を明確に示す。 ・熱意あふれる行動をする。
「支援」する ファシリテーター	・組織が目指す方向に動機づけし、目標を達成する。 ・多様な人材と協力し、メンバー各々の力を最大限に引き出し、新しい仕組みやアイデアによって成果を出す。 ・方向性、課題へのメンバーの合意と達成へのコミットメントを引き出す。 ・相互に支援し、相乗効果を発揮するようにメンバーを支援する。 ・上下関係を意識させずにリードする。

出所）雇用・能力開発機構『AGネットテキスト　成果を出すためのリーダーシップ』2005年　vii頁

(2) リーダーシップとは

「リーダーシップ」とは、集団内の一部の人が、他の人たちに影響を与えつつ、集団や組織の活動を促進し、統一を維持しながら目標の達成を図っていく機能、またはその過程のことを意味している。リーダーは、個々の従業員の状況に応じたリーダーシップのスタイルを活用することが大切である（図表2−30、31）。

(3) リーダーシップとマネジメントの違い

『リーダーシップ論　いま何をすべきか』（ジョン・P・コッター著）によれば、マネジメントとリーダーシップの役割について、複雑な環境にうまく対処するのがマネジメントの役割であり、変革を成し遂げる力量がリーダーシップであると述べている。また、マネジャーとリーダーの違いについて、マネジャーとしての仕事は、計画と予算を策定し、階層を活用して職務遂行に必要な人脈を構築し、コントロールによって任務をまっとうすることであり、リーダーとしての仕事は、ビジョンと戦略をつくり上げ、複雑ではあるが同じベクトルをもつ人脈を背景に実行力を築き、社員のやる気を引き出すことでビジョンと戦略を遂行することであるとしている（図表2−32、33）。

図表2－30　リーダーシップスタイルの分類

スタイル	組織の状況とリーダーの行動
指示型	〈状況〉自律性の低い従業員を率いて、定型的な活動をするとき 〈行動〉決められたことについて、組織としていかに効率的に機能させるか、つまり、リーダーが仕事のプロセスとアウトプットのイメージをもち、「何を」「いつまでに」「どのように」行うかを決定し、メンバーに明確に指示し、統制する。
支援型	〈状況〉自律性の高い従業員を率いて、定型的な活動をするとき 〈行動〉組織の方向性に基づき、従業員の仕事の状況、遂行能力、コミットメントのレベルを把握し、従業員が必要なときに、方向づけ、助言、コーチングを行って支援する。
変革型	〈状況〉自律性の低い従業員を率いて、創造的な活動をするとき 〈行動〉・ビジョンを構築し、事業や組織の変革の方向性を示す。 ・ビジョンの実現に向けて勇気づけ、リードする。 ・力強いリーダーシップにより、組織や事業を創造し、変革を促進する。
ファシリテーター型	〈状況〉自律性の高い従業員を率いて、創造的な活動をするとき 〈行動〉・仕事や課題に対するメンバー個々の発想を活発にし、協働と相互支援により相乗効果を発揮し、創造的に問題を解決する。 ・的確な質問をタイムリーに投げかけ、「プロセス」をリードし、チームの能力や成果を最大限に引き出す。 ・コミュニケーションスキルを駆使してチームとしての合意を導く。 ・メンバーの参画によって当事者意識とモチベーションを高める。

出所）図表2－29に同じ　8頁

図表2－31　状況に適応するためのリーダーシップスタイルの分類

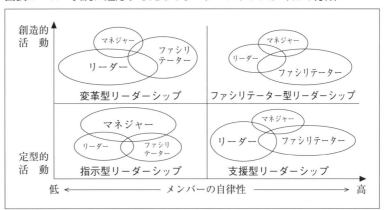

出所）図表2－29に同じ　8頁

図表2-32　リーダーシップ機能とマネジメント機能との具体的手法の比較

	リーダーシップ	マネジメント
課題の特定	まず針路を設定し、ビジョンと戦略を描く。	計画と予算の策定から着手する。
課題を達成するための人的ネットワークの構築方法	組織メンバーの人心を統合する。 ・ビジョンや戦略を受け入れられるようにメンバーとコミュニケーションを図る。伝えようとする内容を信じてもらえるか、リーダーの実績、誠実さ、信頼性が必要となる。 ・メンバーのエンパワメントにつなげる。	組織を編成し人材を配置する。 ・計画を忠実に効率的に進めるために、権限の移譲、指揮命令系統の決定、研修の実施などの仕組みづくりが必要となる。
実際に課題を達成するための手段	動機づけ、啓発をする。 ・達成感、自尊心、認められたいという気持ちなど人間の根元的で基本的な欲求に訴えながら組織のビジョンをはっきり伝える。 ・複雑で変化の波を乗り切るために多くのリーダーの輩出を促す企業文化を醸成する。たくさんのリーダーがうまく共存するためには、インフォーマルで緊密な人間関係が役立つ。	コントロールし、問題解決を図る。 ・現状と計画との乖離が見つかった場合には必要なアクションをとる。 ・フォーマルな組織構造がマネジャーの行動を調整する。

出所）ジョン・P・コッター『リーダーシップ論　いま何をすべきか』ダイヤモンド社　1999年をもとに作成

図表2-33　経営管理者に要求される能力

企業運営で必要とされる変革の量 （環境の不確定性、企業の成長速度などに影響を受ける） 高　↑ ↓　低	高度のリーダーシップが必要であるがマネジメント機能へのニーズは少ない。 （企業の創業期）	リーダーシップ、マネジメントの両機能が大いに要求されている。 （今日存在するほとんどの企業及びその他組織）
	リーダーシップ、マネジメント機能ともそれほど必要としない。 （19世紀におけるほとんどの企業組織）	高度のマネジメント機能が必要であるが、リーダーシップ機能へのニーズは少ない。 （高度成長期の大企業）

低 ←――――――――→ 高
企業運営の複雑性
（企業規模、技術、地域的拡散、製品、サービスの数によって影響を受ける）

出所）ジョン・P・コッター『変革するリーダーシップ』ダイヤモンド社　1991年　19頁

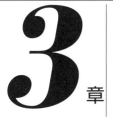

3章 栄養・食事管理

本章のねらい

1章では、健康増進法第21条に基づく健康増進法施行規則第9条「栄養管理の基準」について学んだが、本章ではそれをさらに具体的に理解することが目的である。つまり、栄養管理の対象は「人」であることから、その利用者の栄養状態の評価結果から、食事を用いて、どのように栄養補給と栄養教育を計画し、実施し、評価するのかを理解するとともに、そのプロセス全体の活動に管理栄養士・栄養士が関わることの意義について学ぶことである。

1 栄養・食事管理の概要

1. 栄養・食事管理の意義と目的

特定給食施設の栄養管理は、健康増進法第21条第3項に定められており、健康増進法施行規則第9条の「栄養管理の基準」に基づいて行う。また、栄養素レベルだけではなく、食物や料理のレベル、すなわち食事の品質管理も含めた管理活動が「栄養・食事管理」である。

栄養・食事管理の目的は、それぞれの給食施設の特性によって異なる場合もあるが、利用者が傷病者の場合は、疾病の治療・回復を促進し、健康者の場合は、疾病の予防と健康の保持・増進を図ることである。栄養・食事管理は、利用者の身体状況、栄養状態などの栄養アセスメントに基づいた栄養管理計画を立て、継続的に食事を提供し、栄養状態や食習慣・食行動などの評価、栄養教育を行うことである。なお、栄養管理計画の立案後、食事を提供するまでには、栄養面に基づいた食事管理計画を立案し、給与栄養目標量を満たすための食品構成を設定して、何をどれだけ摂取すればよいのかを知ったうえで献立作成が行われる。

栄養・食事管理は、給食経営管理の中枢を担う。したがって、食材管理、生産管理、安全・衛生管理、品質管理、提供管理、施設・設備管理、組織・人事管理、会計・原価管理、情報処理管理などのサブシステムと連動させながら、それらの各管理活動を適正に行うことができる栄養・食事管理システムを構築することが必要となる。

2. 栄養・食事管理システム

　栄養・食事管理は、栄養リスク者の抽出を行う栄養スクリーニングから始まり、栄養アセスメント、栄養管理計画・食事管理計画、実施、モニタリング・評価、改善へと続く。本章では、栄養管理基準の運営に基づき、PDCAサイクル[1]にそって述べる。なお、その実践例は図表3－1である。

◐1　PDCAサイクル
36、100頁を参照。

3. 給食と栄養教育

(1) 栄養教育の意義

　特定給食施設等で毎日提供される食事は、それ自体が媒体となって、食事の組み立て方、料理の方法、味つけ、料理の選択方法などを学ぶことができ、それによって食事や食生活を正しく理解し、よりよい食習慣を身につけるこ

図表3－1　栄養・食事管理の実践例（PDCAサイクル）

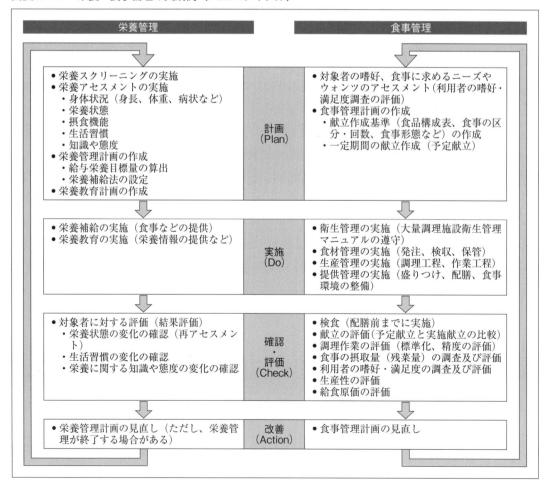

図表 3 − 2　栄養に関する情報の提供

①利用者に対し献立表の掲示や熱量、たんぱく質、脂質、食塩等の主要栄養成分の表示を行うなど、健康や栄養に関する情報の提供を行うこと。
②給食は、利用者が正しい食習慣を身に付け、より健康的な生活を送るために必要な知識を習得する良い機会であり、各々の施設の実情に応じ利用者等に各種の媒体を活用することなどにより知識の普及に努めること。

とができる。特定給食施設等における栄養教育の意義は、ここにある。

また、健康増進法施行規則第 9 条「栄養管理の基準」の第 3 号に定められている栄養に関する情報の提供の運用については、「特定給食施設における栄養管理に関する指導及び支援について」(2020(令和 2)年厚生労働省通知)によって図表 3 − 2 のように定められている。

(2) 栄養教育のポイント

①利用者が現在抱えている問題を把握し、それに対する正確な知識を系統立てて教え、理解させる。
②教育したことが実行できるように、しっかり動機づけを行う。
③セルフケアを確立するために、問題提起と解決方法を示し、本人が自立できるように支援する。
④正しい知識を身につけたうえで、自己管理のもとで自らの意思によって継続的に実践できるようにし、コンプライアンス[2]を高める。

(3) 栄養教育の教材(媒体)と教育方法

栄養教育の教材(媒体)は、利用者が興味をもつことができ、理解がしやすく、印象に残る内容が望まれる。
①栄養表示された料理の実物やフードモデルを展示する。
②献立内容やコメントを記載したカードを付ける。
③栄養教育用のポスター、パンフレット、卓上メモなどを利用する。
④料理教室、講演会などの開催、ビデオ試写、栄養相談を実施する。
⑤数日間の食事記録に基づき、問題点に気づかせる。

---

[2] コンプライアンス
栄養教育におけるコンプライアンス(compliance)とは、教育の対象者が、教育者の助言や指示を理解し、応じることである。

2 栄養スクリーニングと栄養アセスメント

1. 栄養スクリーニング

　栄養スクリーニングとは、利用者に対する問診、視診、触診、食事調査などにより低栄養のリスクがあるかどうかを判定し、ふるい分けをして、さらに詳細な栄養アセスメントが必要か否かを決めることである。栄養スクリーニングには、「MUST (Malnutrition Universal Screening Tool)」や「MNA®-SF (Mini Nutritional Assessment-Short Form)」などが利用される（図表3－3、4）。わが国では主観的包括的評価（SGA：Subjective Global Assessment）を用いることが多かったが、SGAはスクリーニングと栄養アセスメントの両方を行うツールであり、栄養アセスメントにGLIM基準を用いる場合には、栄養アセスメントが重複することになりスクリーニングツールとして推奨されていない（図表3－5、6）。

2. 栄養アセスメント

　栄養アセスメントは、栄養スクリーニングで低栄養のリスクがあると判断された利用者に対して、身体状況、栄養素の摂取状況、生活習慣、血液生化学検査や尿検査などのさらに詳細な情報を用いて、利用者の栄養状態に問題がないかを総合的に判断する。栄養管理計画を作成する際には欠かせない情報の収集と分析である。さらに、栄養アセスメントから得られた結果をもとに問題点リストを作成し、それぞれの問題点は、栄養管理の長期目標と短期目標の設定につなげる。なお、問題点リストは、臨床的に重要度の高い項目を優先し、栄養管理目標は具体的に記入することが大切である。

図表3－3　MUST

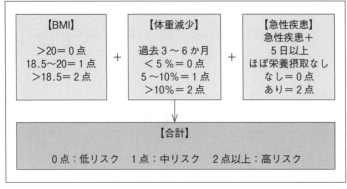

出所）Members of Malnutrition Action Group (MAG) (a standing committee of the British Association for Parenteral and Enteral Nutrition)：THE "MUST" EXPLANATORY BOOKLET. http://www.bapen.org.uk/pdfs/must/must_explan.pdf をもとに作成

3章 栄養・食事管理

図表3-4 MNA®-SF

MNA®
Mini Nutritional Assessment
簡易栄養状態評価表

Nestlé Nutrition Institute

姓：　　　　　　　　　　名：
性別：　　　年齢：　　　体重(kg)：　　　身長(cm)：　　　日付：

下の欄に適切な数値を入力すると、それらを加算したスクリーニング値が算出されます。

スクリーニング

A 過去3ヶ月間で食欲不振、消化器系の問題、そしゃく・嚥下困難で食事量が減少しましたか？
　0＝著しい食事量の減少
　1＝中等度の食事量の減少
　2＝食事量の減少なし

B 過去3ヶ月間で体重の減少がありましたか？
　0＝3kg以上の減少
　1＝わからない
　2＝1～3kgの減少
　3＝体重減少なし

C 移動についてお答えください。
　0＝寝たきりまたは椅子を常時使用
　1＝ベッドや椅子を離れられるが、歩いて外出はできない
　2＝歩いて外出できる

D 過去3ヶ月間で精神的ストレスや急性疾患を経験しましたか？
　0＝はい　　2＝いいえ

E 神経・精神的問題の有無
　0＝高度認知症またはうつ状態
　1＝軽度の認知症
　2＝精神的問題なし

F1 BMI [体重(kg)]÷[身長(m)]^2
　0＝BMIが19未満
　1＝BMIが19以上、21未満
　2＝BMIが21以上、23未満
　3＝BMIが23以上

BMIがわからない場合は、F1の代わりにF2に回答してください。
F1に回答されている場合は、F2には回答しないでください。

F2 ふくらはぎの周囲長(cm)：CC
　0＝31cm未満
　3＝31cm以上

スクリーニング値（最大：14ポイント）

12～14ポイント：栄養状態良好
8～11ポイント：低栄養のおそれあり
0～7ポイント：低栄養

保存
印刷
リセット

References
1. Vellas B, Villars H, Abellan G, et al. Overview of the MNA® - Its History and Challenges.J Nutr Health Aging.2006;**10**:456-465.
2. Rubenstein LZ, Harker JO, Salva A, Guigoz Y, Vellas B. Screening for Undernutrition in Geriatric Practice:Developing the Short-Form Mini Nutritional Assessment (MNA-SF).J. Geront.2001; **56A**:M366-377
3. Guigoz Y. The Mini-Nutritional Assessment (MNA®) Review of the Literature - What does it tell us?J Nutr Health Aging.2006; **10**:466-487.
4. Kaiser MJ, Bauer JM, Ramsch C, et al. Validation of the Mini Nutritional Assessment Short-Form (MNA®-SF):A practical tool for identification of nutritional status.J Nutr Health Aging.2009; **13**:782-788.

Registered trademark of Société des Produits Nestlé S.A. © Société des Produits Nestlé SA 1994, Revision 2009.
MNA - Japan/Japanese - Version of 5 Mar 2024 - ICON.
ID 0295-TR-245382 / MNA_AU2.0_jpn-JP_05MAR2024

図表3-5　SGA

```
A. 病歴・栄養歴                              B.身体所見
1. 体重変化                                   （それぞれ0＝正常、1＋＝軽度、2＋＝中等度　□高度）
   過去6か月間の体重減少＿＿＿kg、減少率＿＿＿%    皮下脂肪の減少（上腕三頭筋部、胸部）＿＿＿
   過去2週間の変化　□増加　□増加　□不変　□減少   骨格筋の減少（大腿四頭筋、三角筋）＿＿＿
2. 通常と比較した食事摂取量の変化               踝部浮腫＿＿＿
   □不変　□変化あり：期間＿＿＿週              仙骨部＿＿＿
3. 消化器症状（2週間以上持続）                  腹水＿＿＿
   □なし　□嘔気　□嘔吐　□下痢　□食欲不振       C.SGA評価
4. 機能制限                                   □A＝良好
   □なし　□あり：期間＿＿＿週                  □B＝中等度低栄養（または低栄養疑い）
   種類：□就労に制限あり　□歩行は可能　□寝たきり  □C＝重度低栄養
5. 栄養要求量に関係する疾患
   主病名＿＿＿＿＿＿＿＿＿＿＿＿
   代謝亢進（ストレス）：□なし　□軽度　□中等度
                       □高度
```

出所) Detsky AS, et al : What is subjective global assessment of nutritional status? JPEN J Parenter Enteral Nutr, 11 : 8-13, 1987をもとに作成

図表3-6　GLIM基準

表現型基準（フェノタイプ基準）			病因基準（エチオロジー基準）	
意図しない体重減少	低BMI	筋肉量減少	食事摂取量減少/消化吸収能低下	疾病負荷/炎症
□＞5%／6か月以内 □＞10%／6か月以上	□＜18.5、70歳未満 □＜20、70歳以上	□筋肉量の減少 ・CTなどの断層画像、バイオインピーダンス分析、DEXAなどによって評価、下腿周囲長などの身体計測値でも代用可 ・人種に適したサルコペニア診断に用いる筋肉量減少の基準値を使用	□1週間以上、必要栄養量の50％以下の食事摂取量 □2週間以上、様々な程度の食事摂取量減少 □消化吸収に悪影響を及ぼす慢性的な消化管の状態	□急性疾患や外傷による炎症 □慢性疾患による炎症
それぞれの項目で1つ以上に該当				

＋

表現型基準と病因基準の両者から1項目以上に該当

↓

低栄養と診断

↓

●重症度判定

	意図しない体重減少	低BMI	筋肉量減少
重度低栄養と診断される項目	□＞10%、過去6か月以内 □＞20%、過去6か月以上	□高度な減少	□高度な減少

表現型基準の3項目で、より高度な基準値を超えたものが一つでもある場合は重度低栄養と判定され、一つも該当しない場合は中等度低栄養と判定

出所) Cederholm T, et al : GLIM criteria for the diagnosis of malnutrition - A consensus report from the global clinical nutrition community. Clin Nutr 38 : 1-9, 2019をもとに作成

3 栄養・食事の計画

1. 栄養管理計画と食事管理計画

食事に関する計画は、大きく分けて「栄養管理計画」と「食事管理計画」がある。

(1) 栄養管理計画

栄養管理計画とは、栄養補給量と栄養補給方法、栄養教育についての計画で、個々人の性、年齢、栄養状態、病状などの栄養アセスメントに基づき、給与栄養量（利用者に与えることが適当なエネルギー量及び栄養素の量）の目標を設定するまでの過程をいう。

栄養管理計画を立案するということは、医療保険では「栄養管理計画書」（図表3-7）、介護保険では「栄養ケア計画書」（図表3-8）を作成することを意味する。なお、栄養ケア計画書では、上述の内容に加えて、多職種による課題の解決などについても計画し、関連職種が共同して栄養ケア・マネジメントを行う体制を整えることになっている。

栄養補給法の選択では、消化機能の状態により「経腸栄養補給法」と「静脈栄養補給法」に分けられる。栄養補給量の算定では、補給方法も考慮に入れて算定する。また、栄養教育の計画では、教育目標にあわせて集団教育や個人教育といった形態と効果的な方法を計画する。多領域からのケアが必要とされるため、情報収集と協力を求め、チーム医療の利点を活かせるように計画する。

> **○3 給与栄養量**
> 給与栄養量とは、提供する食事によって給与することが可能なエネルギー量及び栄養素量のことである。そのうち、給与可能なエネルギー量をさす場合には「給与エネルギー量」、給与可能な栄養素量をさす場合には「給与栄養素量」という。また、給与栄養量を計画する段階では「予定給与栄養量」と示すこともある。予定給与栄養量は、一般的には作成した献立（予定献立）のエネルギー量及び栄養素量をさす。さらに、予定献立を実施した実際の食事のエネルギー量及び栄養素量は「実施給与栄養量」と示すこともある。

(2) 食事管理計画

食事管理計画とは、栄養管理計画の中で設定された給与栄養目標量を達成するために、利用者にどのような食事をどのようにして提供するかを設計することであり、献立作成基準に関わることも含まれる。主に以下のような条件で具体的な食事への対応を立案する計画である。

①食品構成
②食事提供の回数、1回の食数
③食事形態（かたさ、きざみ、ムース、ペーストなど）
④献立形態（定食、カフェテリアなど）、主食・副食などの種類と組み合わせ
⑤食器の種類（メラミン、陶器、自助具など）
⑥食事環境（食事時間、食事の場所）
⑦食事の価格

図表3-7　栄養管理計画書の例（医療保険）

```
栄養管理計画書
                                            計画作成日　令和3.5.1
フリガナ　●●●　●●●
氏名　○○　○○　　　　　殿　（男）・女）　　病棟　1E
　　　昭和○○年8月9日生（　歳）　　　　　担当医師名　○村○郎
入院日：令和3.4.27　　　　　　　　　　　　　担当管理栄養士名　内○　雅○
入院時栄養状態に関するリスク
┌─────────────────────────────────────┐
│ 身長　165.0cm　体重　42.0kg　BMI　15.4kg/m²　Alb　2.5g/dl │
│ 投与エネルギー　1200kcal　（鼻腔栄養）　　脳内出血後遺症 │
└─────────────────────────────────────┘
栄養状態の評価と課題
┌─────────────────────────────────────┐
│ 栄養状態　高リスク                                          │
│ 経管栄養（鼻腔）での投与量を下痢に留意しながら上げる。       │
│ 【GLIM基準による評価（□非対応）※】判定：□低栄養非該当　□低栄養　□中等度低栄養、□重度低栄養 │
│ 該当項目：表現型（□体重減少、□低BMI、□筋肉量減少）病因（□食事摂取量減少/消化吸収能低下、□疾病負荷/炎症） │
└─────────────────────────────────────┘
※　GLIM基準による評価を行っている場合は、記載すること。行っていない場合は、非対応にチェックすること。
栄養管理計画
┌─────────────────────────────────────┐
│ 目標                                                        │
│ 低栄養改善　Alb　2.5g/dl → 3.0g/dl                          │
│ 投与量アップ　1200kcal → 1600kcal　変更　経腸栄養剤（○○○）1200kcal → 経腸栄養剤（●●●）1600kcal │
├─────────────────────────────────────┤
│ 栄養補給に関する事項                                        │
│ 栄養補給量（必要量）         │ 栄養補給方法　□経口　☑経腸栄養　□静脈栄養 │
│ ・エネルギー　1600kcal  ・たんぱく質　80g │ 嚥下調整食の必要性 │
│ ・水分　　　　2100ml　　・ │ ☑なし　□あり　（学会分類コード：　　） │
│                              │ 食事内容　経腸栄養剤（○○○）1600kcal │
│                              │ 留意事項　経過をみて1800kcalまで上げる。 │
├─────────────────────────────────────┤
│ 栄養食事相談に関する事項                                    │
│ 入院時栄養食事指導の必要性　☑なし□あり（内容　　　　実施予定日：　月　日） │
│ 栄養食事相談の必要性　　　　□なし☑あり（内容　　　　実施予定日：5月15日） │
│ 退院時の指導の必要性　　　　☑なし□あり（内容　　　　実施予定日：　月　日） │
│ 備考                                                        │
├─────────────────────────────────────┤
│ その他の栄養管理上解決すべき課題に関する事項                 │
│ 褥瘡回診を依頼する。                                        │
├─────────────────────────────────────┤
│ 栄養状態の再評価の時期　実施予定日：5月15日                 │
│ 退院時及び終了時の総合的評価                                │
└─────────────────────────────────────┘
```

出所）大阪府ほか監修『病院及び介護保険施設における栄養管理指針ガイドブック』大阪府栄養士会　2022年　131頁を一部改変

⑧食材の調達方法

⑨経費

⑩給食業務従事者の構成・技能

⑪施設・設備・機器の調理条件　など

　なお、食事管理計画の中には一定期間の予定献立表の作成が含まれ、料理の組み合わせ（調理法、食材、料理形態）、地域の特色、季節感、行事食などについて計画する。

図表３－８　栄養ケア計画書の例

栄養ケア・経口移行・経口維持計画書（施設）			
氏名：	大阪　栄子　　　殿	入所(院)日：	2022年2月15日
		初回作成日：	2022年2月15日
作成者：担当管理栄養士氏名		作成(変更)日：	年　月　日
利用者及び家族の意向	家人：誤嚥のないように食事をして欲しい。	説明日 年　月　日	
解決すべき課題（ニーズ）	低栄養状態のリスク　　　　□低　□中　□高 誤嚥性肺炎を繰り返している。食事は全量摂取できず、水分量が少ない。 入院前より体重減少　4.5kg/3ヶ月		
長期目標と期間	必要栄養量を確保して、体重を40kgまでもどす 【6ヶ月】		

分類	短気目標と期間	栄養ケアの具体的内容（頻度、期間）	担当者
①栄養補給・食事	食事と水分の適量を確保する	エネルギー1200kcal、たんぱく質50g、水分1100ml ①ハーフ食（食事600kcal＋濃厚流動食600kcal）の提供（毎食、3ヶ月） ②水分は1100mlを目安に提供する（毎食・7時・10時・15時・19時、3ヶ月）	管理栄養士 介護職員 看護職員
④経口維持の支援	口から食べることができる 【3ヶ月】	①ミキサー食（嚥下調整食コード：2-1）を提供する（毎食、3ヶ月） ②水分は濃いとろみをつける（毎食、3ヶ月） ③嚥下状態を視察し、食形態等の検討を行う（毎食、3ヶ月）	管理栄養士 介護職員 看護職員
⑤多職種による課題の解決など	嚥下しやすい姿勢で食事をする 【3ヶ月】	①食事前にポジショニングを行う（毎食前、3ヶ月） ②右側から介助する（毎食時、3ヶ月） ③食後30分は離床したままにする（毎食後、3ヶ月）	管理栄養士 介護職員 機能訓練士
特記事項	甘い飲み物は好まれ、良好摂取できる。		

※①栄養補給・食事、②栄養食事相談、③経口移行の支援、④経口維持の支援、⑤多職種による課題の解決など

算定加算：■栄養マネジメント強化加算　□経口移行加算　■経口維持加算（■Ⅰ　■Ⅱ）　□療養食加算

栄養ケア提供経過記録

月　日	サービス提供項目

出所）図表３－７に同じ　123頁を一部改変

2．給与エネルギー量と給与栄養素量の計画（給与栄養目標量の設定）

(1) 給与栄養目標量とは

　給与栄養目標量とは、特定給食施設において提供する食事の給与栄養量の目標であり、施設での基準値のことである。献立作成の際には、目標または目安となる量である。

　これまで特定給食施設では、原則的に集団を１つの単位としてとらえ、平均化によって、ほとんど同じ内容の食事を集団全体に等しく提供することが求められてきた。しかし、そのように計画し、提供された食事がすべての個人にとって必ずしも望ましい内容であったとは言い切れないことから、「日本人の食事摂取基準」では、利用者を「多数の個人」が集まったものとしてとらえ、その集団を構成するすべての「個人」に対して望ましい食事を提供することが求められている。したがって、今後、特定給食施設においては、「個人対応」もしくは、同じ個人対応をパターン化させた「集約対応」の栄養・食事管理が必要となる。その際には、利用者の年齢、性別、身体活動レベル、栄養素摂取状況、健康状態、食習慣、嗜好などを勘案し、食事摂取基準をもとに給与栄養目標量を設定する。給与栄養目標量を設定するには、以下のような方法がある。

①日本人の食事摂取基準をもとに、年齢、性別、身体活動レベルの人員構成から加重平均●4栄養成分表を決定する。対象となる給食施設は、高齢者・介護福祉施設、事業所、高等学校寄宿舎などである。

②特定給食施設を監督する関係省庁から示された基準または目標を参考に、各施設の特性を考慮して決定する。学校は文部科学省、児童福祉施設は厚生労働省、自衛隊は防衛省、病院の一般食は厚生労働省である。

③医師の食事指示書（食事せん）に基づいて、治療の一環として給与栄養目標量を決定する。対象となる給食施設は、病院、介護医療院、介護老人保健施設の特別食（療養食）である。

(2) 「日本人の食事摂取基準」の概要

①「日本人の食事摂取基準」とは

　「日本人の食事摂取基準」は、生活習慣病、エネルギー・栄養素欠乏症、過剰摂取による健康障害を予防し、国民の健康の保持・増進を図ることを目的として、１日当たりのエネルギー及び各栄養素の摂取量を数値で示している。

●4　加重平均
「荷重平均」と表記する場合も多いが、省令、告示などでは「加重平均」と表記されているため、本書ではそのように表記した。両者は同意である。

2 栄養所要量から食事摂取基準へ

栄養・食事管理の目的は、時代背景により大きく左右される。戦後は、生命維持のために栄養素が欠乏しないようにするための必要量（所要量）を満たすことを目的とした栄養・食事管理が中心であった。昭和40年代の高度経済成長期には国民の食生活は様変わりし、過剰栄養や塩分摂取と関係の深い成人病が増加した。栄養素の最低限の必要量を設定した「日本人の栄養所要量」は、1969（昭和44）年に策定されてから5年ごとに改定を重ね、1975（昭和50）年に第1次改定（使用期間：昭和50〜55年度）が行われ、1979（昭和54）年には塩分10 g以下の目標値が示された第2次改定（使用期間：昭和55〜60年度）が行われた。その後の改定においても、性・年齢別に栄養所要量が示され、栄養・食事管理は、利用者の嗜好を満たし、栄養の所要量を充足することが目標であった。

1999（平成11）年には、これまで栄養欠乏症の予防のための栄養所要量を主眼として設定されてきたが、それとともに過剰摂取による健康障害を防ぐ上限値（栄養素摂取量の最大限の量）を設定した「食事摂取基準」という概念を取り入れて、第6次改定（使用期間：平成12〜16年度）が行われた。これにより、ビタミン及び無機質（ミネラル）については、国際的により多くの項目の策定がなされている現状や最新の科学的知見をふまえて、ビタミン類7項目、無機質10項目を追加して栄養素の種類を拡大させるとともに、それぞれに上限値が設定された。

そして、2004（平成16）年には、生活習慣病予防に重点を置き、「栄養欠乏症」と「栄養過剰症」の両方を防ぐにはどうすればよいかを重視した「日本人の食事摂取基準（2005年版）」が策定され、その後、5年ごとに改定されている。食事摂取基準の活用にあたっては、集団であっても個人の状態に応じた適正な栄養管理を実施することが求められ、また、食事として実際に成り立つ現実的な値と範囲（幅）を用いることとされている。

3 日本人の食事摂取基準における栄養素の設定指標

日本人の食事摂取基準は、主に「健康な個人」及び「健康な個人を中心として構成する集団」を対象として、エネルギー及び各栄養素の摂取量の基準が示されている。エネルギーについては「推定エネルギー必要量（EER）」、栄養素については「推定平均必要量（EAR）」「推奨量（RDA）」「目安量（AI）」「耐容上限量（UL）」「目標量（DG）」の5つの指標が設定され[5]、栄養素摂取量の評価や栄養管理計画の策定を目的として個人及び集団に活用される（図表3−9）。

> [5] 「日本人の食事摂取基準（2025年版）」では、生活習慣病の重症化予防及びフレイル予防を目的とした量を設定できる場合には、発症予防を目的とした量（目標量）とは区分して示している。

図表3-9 「日本人の食事摂取基準」での栄養素の指標

推定平均必要量 （EAR）	(estimated average requirement：EAR) ある母集団における平均必要量の推定値。ある母集団に属する50％の人が必要量を満たすと推定される1日の摂取量。
推奨量 （RDA）	(recommended dietary allowance：RDA) ある母集団のほとんど（97～98％）の人において1日の必要量を満たすと推定される1日の摂取量。 ＊理論的には「推定平均必要量＋標準偏差の2倍（2SD）」で算出される。
目安量 （AI）	(adequate intake：AI) 推定平均必要量及び推奨量を算定するのに十分な科学的根拠が得られない場合に、特定の集団の人々がある一定の栄養状態を維持するのに十分な量。
耐容上限量 （UL）	(tolerable upper intake level：UL) ある母集団に属するほとんどすべての人々が、健康障害をもたらす危険がないとみなされる習慣的な摂取量の上限を与える量。
目標量 （DG）	(tentative dietary goal for preventing life-style related diseases：DG) 生活習慣病の予防を目的として、現在の日本人が当面の目標とすべき摂取量。

出所）厚生労働省「日本人の食事摂取基準（2025年版）策定検討会報告書」2024年　3-6頁を一部改変

4 範囲（幅）の考え方

　食事摂取基準は、前述のとおり、生活習慣病予防に重点を置き、「栄養欠乏症」と「栄養過剰症」の両方を防ぐにはどうすればよいかを重視している。両方を防ぐ摂取量は、ある1点ではなく、ある範囲（幅）があることから、食事摂取基準は望ましい摂取量を範囲（幅）として上下の値を設定している。

　下の値とは不足のリスクが少なくなる量を意味し、上の値は過剰のリスクがない量を意味する。食事摂取基準の各指標は、不足のリスクには、推定平均必要量（EAR）、推奨量（RDA）、目安量（AI）が準備され、過剰のリスクには耐容上限量（UL）が準備されている（図表3-10、11）。これらは、基本的には、「単一の栄養素の問題」として扱える対策で、「数か月以内」で行うための指標である。また、生活習慣病の発症予防として、目標量（DG）が準備されている。これは、「食事以外のさまざまな因子も含めた問題」として扱う対策で、「数年から数十年」かけて行うための指標である。

　これらの指標を特定給食施設における栄養・食事管理の目的にあわせて設定する。

5 確率的な考え方

　エネルギー及び栄養素の不足や過剰は個人によって異なり、さらに個人内においても変動する。また、一人ひとりに望ましい摂取量を測定することは非常に困難である。したがって、不足者と充足者の平均となる値を推定し、確率として予測するという考え方が必要になる。

図表3-10　食事摂取基準の各指標（推定平均必要量、推奨量、目安量、耐容上限量）を理解するための概念図

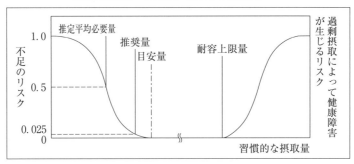

　縦軸は、個人の場合は不足または過剰によって健康障害が生じる確率を、集団の場合は不足状態にある者または過剰摂取によって健康障害を生じる者の割合を示す。

　不足の確率が推定平均必要量では0.5（50％）あり、推奨量では0.02〜0.03（中間値として0.025）（2〜3％または2.5％）あることを示す。耐容上限量以上の量を摂取した場合には過剰摂取による健康障害が生じる潜在的なリスクが存在することを示す。そして、推奨量と耐容上限量とのあいだの摂取量では、不足のリスク、過剰摂取による健康障害が生じるリスクともに0（ゼロ）に近いことを示す。

　目安量については、推定平均必要量及び推奨量と一定の関係をもたない。しかし、推奨量と目安量を同時に算定することが可能であれば、目安量は推奨量よりも大きい（図では右方）と考えられるため、参考として付記した。

　目標量は、ここに示す概念や方法とは異なる性質のものであることから、ここには図示できない。

出所）図表3-9に同じ　7頁

図表3-11　食事摂取基準の活用（食事管理計画等）に関する考え方の整理

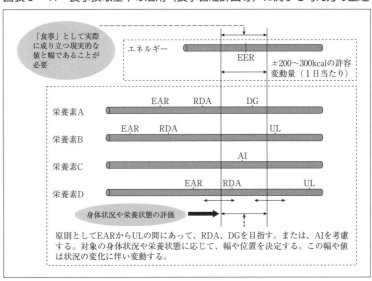

出所）国立健康・栄養研究所監修、山本茂・由田克士編『日本人の食事摂取基準（2005年版）の活用　―特定給食施設等における食事計画編―』第一出版　2005年　30頁

(3)　「日本人の食事摂取基準」に基づく給与栄養目標量の設定方法

1　給与エネルギー目標量を設定する

　加重平均エネルギー量をもとに、各施設にあてはまるように1日当たり±

図表3-12 給与エネルギー目標量の段階的設定の考え方

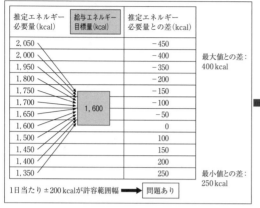
加重平均値のみで1段階の給与エネルギー目標量とする場合

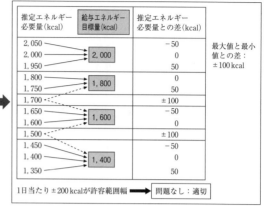
200kcal刻みで4段階の給与エネルギー目標量を設定する場合

注）2,000kcalの上に2,200kcal、1,400kcalの下に1,200kcalの給与エネルギー目標量をさらに加えて6段階とすれば、個人対応の幅が広がることになる。
出所）図表3-11に同じ　59、60頁を一部改変

図表3-13 給与栄養素目標量を設定する方法

栄養素	給与栄養目標量の設定方法
たんぱく質	推奨量付近を目安に、段階別に設定した給与エネルギー目標量の13～20％のエネルギー量をたんぱく質量として段階ごとに設定する。なお、設定数値は切りのよい丸め値とする。
脂質	段階別に設定した給与エネルギー目標量の20～30％のエネルギー量を脂質量として段階ごとに設定する。なお、設定数値は切りのよい丸め値とする。
炭水化物	エネルギー比率を50～65％とする。
その他の栄養素	ビタミン：推奨量付近とする。 ミネラル：推奨量付近とする。食塩については現状を把握し、成人男性は7.5g／日未満、成人女性は6.5g／日未満を目指す。 食物繊維：男性21g／日以上、女性18g／日以上を目指す。ただし、18歳未満、65歳以上は各年齢区分の目標量を参考にする。

●6　給与エネルギー目標量
給与エネルギー目標量とは、提供する食事によって給与するエネルギー量の目標値のことである。また、提供する食事によって給与する栄養素量の目標値のことを「給与栄養目標量」という。

200kcal刻みでの許容範囲幅に入るように、4～6段階の給与エネルギー目標量[6]を設定する（図表3-12）。推定エネルギー必要量と給与エネルギー目標量の差が±100kcal以内になれば、個人対応としては申し分ない。

[2] 給与栄養素目標量（エネルギー以外の栄養素の給与栄養目標量）を段階ごとに設定する

①たんぱく質、脂質、炭水化物は、給与エネルギー目標量の比率をもとに給与栄養目標量を算出する（図表3-13）。
②その他の栄養素は、食事摂取基準により算出する。
　なお、毎月1回（たとえば15日の夕食）、少なくとも6か月に1回、入院患者の年齢構成表を使用し、一般食（常食）の給与栄養目標量を算出する。

図表3−14 食品構成表（常食）の例

食品群	食品名	重量 (g)	エネルギー (kcal)	たんぱく質（アミノ酸組成によるたんぱく質）(g)	脂質（トリアシルグリセロール当量）(g)	カルシウム (mg)	鉄 (mg)	ビタミンA（レチノール活性当量）(μg)	ビタミンB₁ (mg)	ビタミンB₂ (mg)	ビタミンC (mg)	食物繊維総量 (g)	食塩相当量 (g)
穀類	米	180	616	9.5	1.4	9	1.4	0	0.14	0.04	0	0.9	0.0
	パン類	80	203	6.0	3.2	19	0.4	0	0.06	0.04	0	3.2	1.0
	めん類	50	174	6.0	0.8	9	0.7	1	0.10	0.03	0	2.7	0.0
	その他の穀物	25	87	2.3	0.7	5	0.2	1	0.04	0.01	0	1.2	0.1
いも類	いも	60	46	0.8	0.5	4	0.3	0	0.05	0.02	16	4.7	0.0
	いも類加工品	5	5	0.0	0.0	2	0.0	0	0.00	0.00	1	0.1	0.0
砂糖及び甘味類		15	39	0.0	0.0	2	0.0	0	0.00	0.00	0	0.1	0.0
豆類	大豆製品	80	94	7.4	6.6	132	1.6	0	0.06	0.02	0	0.9	0.0
	大豆・その他の豆類	5	10	0.4	0.2	2	0.1	0	0.00	0.00	0	0.3	0.0
種実類		1	5	0.2	0.4	8	0.1	0	0.01	0.00	0	0.1	0.0
野菜類	緑黄色野菜	130	33	1.3	0.1	72	1.3	406	0.09	0.12	36	3.5	0.0
	その他の野菜	220	51	1.8	0.0	57	0.7	13	0.09	0.07	33	4.0	0.0
	野菜漬物	5	2	0.0	0.0	2	0.0	1	0.00	0.00	0	0.2	0.4
果実類	果実	150	75	0.6	0.2	14	0.3	23	0.06	0.03	33	1.7	0.0
	果実加工品	10	8	0.0	0.0	1	0.0	1	0.00	0.00	1	0.1	0.0
きのこ類		10	3	0.2	0.0	0	0.1	0	0.01	0.02	0	0.4	0.0
藻類		5	8	0.4	0.0	11	0.1	6	0.00	0.01	0	0.6	0.4
魚介類	魚介類（生）	65	82	10.3	3.4	23	0.4	13	0.07	0.10	1	0.0	0.2
	干物・塩蔵・缶詰	5	8	0.6	0.2	8	0.1	4	0.01	0.01	0	0.0	0.1
	練製品	5	5	0.5	0.0	2	0.0	0	0.00	0.00	1	0.0	0.1
肉類	肉類（生）	65	96	11.4	4.7	3	0.9	10	0.25	0.12	1	0.0	0.1
	肉類加工品	5	9	0.7	0.5	1	0.1	1	0.02	0.01	2	0.0	0.2
卵類		40	56	4.5	3.7	18	0.6	85	0.02	0.15	0	0.0	0.1
乳類	牛乳	200	122	6.0	7.0	220	0.0	76	0.08	0.30	2	0.0	0.2
	乳製品	10	44	4.1	2.8	128	0.0	24	0.01	0.07	0	0.0	0.4
油脂類	植物性	10	83	0.0	9.1	1	0.0	1	0.00	0.00	0	0.0	0.1
	動物性	1	9	0.0	1.0	0	0.0	0	0.00	0.00	0	0.0	0.0
調味料類	食塩	0.5	0	0.0	0.0	0	0.0	0	0.00	0.00	0	0.0	0.5
	しょうゆ	15	11	0.9	0.0	4	0.2	0	0.01	0.02	0	0.0	2.3
	みそ	5	9	0.5	0.3	5	0.2	0	0.00	0.01	0	0.2	0.6
	その他の調味料	10	13	0.0	0.2	1	0.0	1	0.00	0.00	0	0.0	0.2
合計			2006	76.4	47.0	763	9.9	667	1.20	1.20	127	24.9	7.0
給与目標			2000	75.0	50.0	700	8.0	700	1.20	1.30	100	18.0	7.0

出所）図表3−7に同じ 49頁を一部改変

また、各病院では、あらかじめ必要となる食事の種類を想定し、事前に給与するエネルギーと栄養成分などを設定した「院内食事箋規約」がある[7]。したがって、入院患者個々人の推定エネルギー必要量を算出した時点で、院内食事せん規約から適合する食種を選ぶこともある。しかし、必ずしもすべての入院患者にあてはまるわけではないため、特定の入院患者個々人に対応できるような配慮が必要になる。

→7 215頁参照

3. 献立作成基準（食品構成表）の作成

(1) 食品構成表とは

栄養管理計画によって設定された給与栄養目標量を充足し、利用者に満足感を与える食事内容にするためには、使用する食品を栄養素の種類や含量が類似する食品群別にして摂取目標量（摂取すべき食品の目安量）を設定したほうがよい。食品構成とは、給与栄養目標量を栄養のバランスを配慮して食品群ごとの使用量に置き換えて示したものである。また、食品構成を一覧表にしてまとめたものが「食品構成表」である（図表3-14）。

食品構成表は、料理や食品の組み合わせを考える献立作成を、効率的にバランスよくするために活用する。また、摂取すべき食品の目安量を視覚的に表すことによって、利用者への栄養教育の媒体として活用できる。

(2) 食品の分類

食品の分類には、3群、4群、6群、13～18群などがあり、施設別の目的によって使用する分類表が異なる（図表3-15）。たとえば、「日本食品標準成分表」「日本人の食事摂取基準」は18群、中学校における食教育は6群、糖尿病食品交換表は4群、小学校の食教育は3群である。1章で述べたように、特定給食施設では栄養管理報告書の作成が義務づけられているが、その様式にそって分類したほうが効率的である。病院用の栄養管理報告書の様式例（大阪府）は、前掲した図表1-12である[8]。なお、この様式については都道府県ごとに定められている。

→8 29頁参照

図表3-15 食品の分類例（15群）

①穀類	⑥野菜類	⑪肉類
②いも類	⑦果実類	⑫卵類
③砂糖及び甘味類	⑧きのこ類	⑬乳類
④豆類	⑨海藻類	⑭油脂類
⑤種実類	⑩魚介類	⑮調味料類

(3) 食品群別加重平均栄養成分表の作成

1 食品群別加重平均栄養成分表とは

　食品構成表の摂取目標量を設定するには、食品群別に加重平均した栄養成分値を算定しなければならない。この栄養成分値を「加重平均栄養成分値」という。また、食品群ごとに100 g当たりの加重平均栄養成分値を算出し、一覧表として作成した栄養成分表が「食品群別加重平均栄養成分表」である。

2 加重平均栄養成分値の算出方法

①食品群別に食品を分類し、1年間（365日）の実施献立から、1人1日当たりの食品及び数量(可食量)を食品群別に集計する。各施設や季節によって献立に使用する食品の種類や数量が異なるため、算定に必要な日数は1年分が原則だが、少なくとも各月の1～10日分（合計120日）、または春夏秋冬の10日分（合計40日）が必要である。

②集計した食品ごとの使用量から使用比率を算出し、合計が100になるように調整する（図表3-16）。このときには、1%以下で全体に影響の少ない食品を除くこともできる。

③食品群別に食品の構成比率（%）を重量（g）に置き換える。

④日本食品標準成分表を利用して、食品群別に加重平均栄養成分値を算出する（図表3-17）。

図表3-16　食品群別使用量集計表の例

食品群別	食品名	重量（kg）	比率（%）	1%未満を四捨五入した比率(%)
魚介類（生）	ま　あ　じ	11.1	50.7	51
	ま　さ　ば	7.1	32.4	32
	けんさきいか	3.7	16.9	17
	計	21.9	100.0	100
卵　類	鶏　　　卵	13.6	100.0	100
	う ず ら 卵	0.01	0.0	－
	計			100
乳　類	牛　　　乳			

注）うずら卵は使用量が少なく0.01%となるため、比率は0%とする。
出所）図表3-7に同じ　52頁を一部改変

図表3-17 食品群別加重平均栄養成分表算出表

食品群100g当たり

食品群	食品名	構成比率(%)	重量(g)	エネルギー(kcal)	たんぱく質(アミノ酸組成によるたんぱく質)(g)	脂質(トリアシルグリセロール当量)(g)	カルシウム(mg)	鉄(mg)	ビタミンA(レチノール活性当量)(μg)	ビタミンB₁(mg)	ビタミンB₂(mg)	ビタミンC(mg)	食物繊維総量(g)	食塩相当量(g)
魚介類(生)	まあじ・皮つき・生	51	51	57	8.6	1.8	34	0.3	4	0.07	0.07	0	0.0	0.2
	まさば・生	32	32	68	5.7	4.1	2	0.4	12	0.07	0.10	0	0.0	0.1
	けんさきいか・生	17	17	13	2.2	0.1	2	0.0	1	0.00	0.00	0	0.0	0.1
	合計	100	100	138	16.5	6.0	38	0.7	17	0.14	0.17	0	0.0	0.4

出所)図表3-7に同じ 52頁を一部改変

④で算出した栄養成分値を一覧表にしたものが食品群別加重平均栄養成分表となる(図表3-18)。さらに、食種ごとに給与栄養目標量にあわせた各食品群の摂取目標量を設定し、食品構成表とする。なお、③で使用されている構成比率が変わったときに改定を行わなければならない。

給食施設で加重平均栄養成分表を作成することが困難な場合には、日本食品標準成分表を用いてすべての栄養価を算出するか、同種・同規模の施設の成分表を利用することも可能である。しかし、給食施設独自の食品群別加重平均栄養成分表を作成することが、適切な栄養管理につながる。

最近では、コンピュータによる献立作成が一般的となったが、栄養管理計画・食事管理計画の基本として加重平均栄養成分表の作成方法を知っておく必要がある。

(4) 食品構成表作成のためのエネルギー産生栄養素バランス等の決定

給食施設の給与栄養目標量を満たすために、設定した給与栄養目標量の総エネルギー量をエネルギー産生栄養素で構成する比率や穀類から摂取する比率、あるいは、設定したたんぱく質の給与栄養目標量を動物性たんぱく質から摂取する比率などを設定する。図表3-19は、エネルギー産生栄養素(飽和脂肪酸、アルコールを含む)が総エネルギー摂取量に占めるべき割合(構成比率)の範囲を目標量として示した「エネルギー産生栄養素バランス」である。

4. 献立の作成

(1) 献立とは

献立とは、食事の内容を構成する料理の種類、その組み合わせ、またはその順序を定めることである。また、1回の食事を単位として、場合によっては一定期間を一覧にして、献立を示したものを「献立表」という。献立表の

図表 3-18　食品群別加重平均栄養成分表（病床数300床程度の病院の例）

100 g 当たり

食品群		エネルギー(kcal)	たんぱく質(アミノ酸組成によるたんぱく質)(g)	脂質(トリアシルグリセロール当量)(g)	カルシウム(mg)	鉄(mg)	ビタミンA(レチノール活性当量)(μg)	ビタミンB_1(mg)	ビタミンB_2(mg)	ビタミンC(mg)	食物繊維総量(g)	食塩相当量(g)
穀類	米	342	5.3	0.8	5	0.8	0	0.08	0.02	0	0.5	0.0
	パン類	254	7.5	4.0	24	0.5	0	0.07	0.05	0	4.0	1.2
	めん類	347	12.0	1.5	18	1.4	1	0.19	0.06	0	5.4	0.0
	その他の穀物	348	9.3	2.6	19	0.9	2	0.15	0.05	0	4.7	0.5
いも類	いも	77	1.4	0.9	7	0.5	0	0.09	0.03	26	7.9	0.0
	いも類加工品	96	0.0	0.0	37	0.4	0	0.00	0.00	0	1.7	0.0
砂糖及び甘味類		262	0.2	0.1	10	0.1	1	0.01	0.01	6	0.9	0.0
豆類	大豆製品	117	9.3	8.2	165	2.0	0	0.08	0.03	6	1.1	0.0
	大豆・その他の豆類	206	7.9	3.2	49	1.9	0	0.07	0.03	0	6.4	0.2
種実類		541	17.4	43.6	794	7.9	4	0.63	0.19	3	11.4	0.0
野菜類	緑黄色野菜	25	1.0	0.1	55	1.0	312	0.07	0.09	28	2.7	0.0
	その他の野菜	23	0.8	0.0	26	0.3	6	0.04	0.03	15	1.8	0.0
	野菜漬物	40	0.4	0.1	38	1.5	28	0.02	0.03	2	3.0	7.8
果実類	果実	50	0.4	0.1	9	0.2	15	0.04	0.02	22	1.1	0.0
	果実加工品	75	0.2	0.1	6	0.3	7	0.04	0.02	6	0.8	0.0
きのこ類		26	1.8	0.1	3	0.8	0	0.13	0.21	0	4.0	0.3
藻類		153	7.1	0.9	218	2.5	118	0.08	0.19	7	11.1	7.5
魚介類	魚介類（生）	126	15.8	5.2	36	0.6	20	0.10	0.16	1	0.0	0.3
	干物・塩蔵・缶詰	164	11.6	3.8	164	1.7	74	0.20	0.20	2	0.0	1.3
	練製品	102	10.0	0.6	35	0.3	6	0.01	0.03	19	0.0	2.3
肉類	肉類（生）	147	17.5	7.3	5	1.4	16	0.39	0.19	2	0.0	0.1
	肉類加工品	181	13.1	10.6	10	1.4	14	0.35	0.16	31	0.0	2.3
卵類		141	11.3	9.3	46	1.5	213	0.06	0.37	0	0.0	0.4
乳類	牛乳	61	3.0	3.5	110	0.0	38	0.04	0.15	1	0.0	0.1
	乳製品	441	40.5	27.5	1280	0.4	240	0.05	0.67	0	0.0	3.8
油脂類	植物性	831	0.1	90.8	5	0.0	9	0.00	0.01	0	0.0	0.5
	動物性	885	0.0	97.0	0	0.0	0	0.00	0.00	0	0.0	0.0
	食塩	0	0.0	0.0	22	0.0	0	0.00	0.00	0	0.0	99.5
調味料類	しょうゆ	71	5.7	0.0	27	1.5	0	0.05	0.15	0	0.0	15.0
	みそ	185	10.8	5.4	101	4.0	0	0.03	0.10	0	4.9	11.6
	その他の調味料	128	0.4	1.7	10	0.3	7	0.02	0.01	1	0.4	1.5

出所）図表3-7に同じ　24頁を一部改変

図表3-19 エネルギー産生栄養素バランス（％エネルギー）

性別	男性				女性			
	目標量[1)2)]				目標量[1)2)]			
年齢等	たんぱく質[3)]	脂質[4)]	飽和脂肪酸	炭水化物[5)6)]	たんぱく質[3)]	脂質[4)]	飽和脂肪酸	炭水化物[5)6)]
0～11（月）	－	－	－	－	－	－	－	－
1～2（歳）	13～20	20～30	－	50～65	13～20	20～30	－	50～65
3～14（歳）	13～20	20～30	10以下	50～65	13～20	20～30	10以下	50～65
15～17（歳）	13～20	20～30	9以下	50～65	13～20	20～30	9以下	50～65
18～29（歳）	13～20	20～30	7以下	50～65	13～20	20～30	7以下	50～65
30～49（歳）	13～20	20～30	7以下	50～65	13～20	20～30	7以下	50～65
50～64（歳）	14～20	20～30	7以下	50～65	14～20	20～30	7以下	50～65
65～74（歳）	15～20	20～30	7以下	50～65	15～20	20～30	7以下	50～65
75以上（歳）	15～20	20～30	7以下	50～65	15～20	20～30	7以下	50～65
妊婦　初期					13～20	20～30	7以下	50～65
中期					13～20			
後期					15～20			
授乳期					15～20			

注1）必要なエネルギー量を確保した上でのバランスとすること。
2）範囲に関しては、おおむねの値を示したものであり、弾力的に運用すること。
3）65歳以上の高齢者について、フレイル予防を目的とした量を定めることは難しいが、身長・体重が参照体位に比べて小さい者や、特に、75歳以上であって加齢に伴い身体活動量が大きく低下した者など、必要エネルギー摂取量が低い者では、下限が推奨量を下回る場合があり得る。この場合でも、下限は推奨量以上とすることが望ましい。
4）脂質については、その構成成分である飽和脂肪酸など、質への配慮を十分に行う必要がある。
5）アルコールを含む。ただし、アルコールの摂取を勧めるものではない。
6）食物繊維の目標量を十分に注意すること。
出所）厚生労働省「日本人の食事摂取基準（2025年版）策定検討会報告書」2024年　161頁を一部改変

図表3-20 料理の形式・形態

形態	分類
供応食事：もてなす食事（料理様式別）	日本料理様式献立 　本膳料理、茶懐石料理、会席料理 中国料理様式献立 　筵席竿、家宴（ホームパーティー）、冷餐酒会（立食パーティー） 西洋料理様式献立 　正饗（ディナー）、ビュッフェパーティー、ティーパーティー、カクテルパーティー エスニック料理献立 　各民族特有の食文化を背景にした献立 折衷料理献立 　異なった料理様式が融合した新しいスタイルの料理
日常的食事（ライフステージ別）	妊娠期、授乳期、乳児期、幼児期、学童期、思春期、青年期、壮年期、老年期
特別な食事	形態別食、病態別食、労働栄養食、スポーツ栄養食

種類には、料理名だけが示されている「メニュー」(「お品書き」「菜単」)と、料理名、使用材料名、使用量、調理上の指示に関する事項などを記載して指示書として活用される「レシピ」がある。なお、料理の形式・形態は、図表3-20のように分類できる。

(2) 献立の種類

給食施設の献立の種類(食事の提供方式)は、それぞれの施設の食数や費用などによって異なるが、大きくは、図表3-21のように分類できる。

(3) 献立作成

給食施設における献立(献立表)は、栄養管理計画、食品構成をもとに作成する。「献立作成」とは、食事管理計画を決定する際に関係する事項(栄養量、嗜好、食材料費、予算、施設・設備の状態、給食業務従事者の技術水準)をもとにして総合的に判断し、数種類の料理から最も適切な組み合わせを考えて選び出し、栄養量などを計算することである。この献立作成をやりやすくするために、一定の様式に記入することが献立表の作成である。したがって、献立作成とは献立表(予定献立表)を作成することである。

予定献立表は、まず、年間計画で季節感、一般の行事(図表3-22)や施設の行事、誕生日会などを取り入れ、1週間、1か月、旬間といった一定期間を単位に作成する。期間は、その施設の給食の目的、規模、運営方法などによりさまざまであるが、通常2～4週間を1期とし、2～3週間前には作成する。予定献立表によって、季節料理、行事食、料理の使用頻度をあらかじめ決めておくことで、適正価格で食材を購入したり、給食業務従事者の勤務状況や供食数の変化に対応しやすくなる。なお、予定献立表(献立名、食品及び数量)に変更があった場合は、その部分を訂正して明示し、実施報告書(実施献立表)として保存しなければならない(図表3-23)。

図表3-21　献立の種類

定食方式	単一献立方式 (単一メニュー方式)	給与栄養目標量に基づいた1種類の定食献立で行われる。嗜好面に配慮し、変化に富んでいることが重要となる。
	複数献立方式 (複数メニュー方式)	2種類以上の献立が用意され、利用者が選ぶことができる。料理の組み合わせ、調理法などによって特徴をもたせた献立にすることで、利用者に選ぶ楽しみを与えることができる一方で、利用者の嗜好で偏りやすくなる。
カフェテリア方式 (選択食)		主食、主菜、副菜、汁、デザートなど多数の単品料理から自由に選択できる。利用者の嗜好で選んだ料理が栄養的にバランスがとれるようにするとともに、利用者への栄養教育が必要となる。カフェテリア方式には、各食器に盛りつけられた料理を希望により選べる「定量選択方式」と、自分の好きな料理を適量選べる「自由選択方式(バイキング方式)」がある。

図表3－22　主な行事食

月	行　　事	主な献立
1月	正月	・おせち料理　・雑煮（朝食）　・祝い菓子
	七草（人日の節句）	七草粥（せり、なずな、ごぎょう、はこべら、ほとけのざ、すずな、すずしろ）
	小正月	小豆粥
	鏡開き	お汁粉（ぜんざい）
2月	節分	・巻寿司　・節分まめ　・いわし
3月	雛祭り（上巳の節句）	・ひな寿司　・はまぐりすまし汁　・菜の花からし和え　・ひなあられ　・桃　・ひしもち
	春分の日	ぼたもち
4月	お花見	・花見弁当　・松花堂弁当　・花見団子　・桜餅　・草餅
	花祭り	甘茶
5月	端午の節句	・柏餅　・ちまき
7月	七夕の節句	・そうめん　・笹饅頭　・鮎の塩焼
8月	土用の丑の日	・うなぎ丼　・うなぎ蒲焼　・くず餅
9月	敬老の日	薯蕷饅頭（じょうよまんじゅう）
	重陽の節句	・菊花　・菊花酒
	秋分の日	おはぎ
10月	お月見	月見団子
	秋の行楽	・きのこ料理　・栗ご飯
11月	紅葉狩り	紅葉ねじきり饅頭
	七五三	千歳飴
12月	冬至	南瓜の小倉煮
	クリスマス	・ローストチキン　・ケーキ
	年越し	年越しそば

注）「行事食」とは、故郷の味として代々守り継がれ、郷土色豊かな料理として親しまれてきた特別な行事のときの華やいだ食事のことをいう。
　　宴の食事　→　はれ（晴れ）の日の食事（派手（にぎやか）でごちそうといわれる食事）
　　日常の食事　→　褻（ケ）の日の食事（バランスのよい日本食）

（4）献立作成にあたっての留意点

献立を作成する際には、以下のような点に留意して作成する。

❶給与栄養目標量

給与エネルギー目標量は、日差±200〜300 kcalまでを目安に、1週間から10日単位の平均値で給与栄養目標量を充足するように作成する。

❷1食分の栄養素量の目安

1食分の栄養素量の目安は、「朝食：昼食：夕食＝2：3：3」の配分が多く用いられ、ボリューム感（重量、嵩（かさ））を調整する。

❸料理の組み合わせ

朝食、昼食、夕食の料理の組み合わせには調和（バランス）を図り、変化をつけて、分量はできるだけ均等にする。

❹旬の食材

季節感のある食材を利用する。食品流通、食品構成、出回り期などを考慮して、決められた予算内で対応する。

❺バランスとおいしさ（図表3－24〜27）

図表3-23　予定及び実施献立表の例

予定及び実施献立表

令和　年　月　日（　曜）　管理者／作成者

		常食2		粥食		嚥下食（完了期）		心臓病食	
	献立名	食品名	数量(g)	献立名／食品名	数量(g)	献立名／食品名	数量(g)	献立名／食品名	数量(g)
朝	パン	メロンパン	80	鮭雑炊　米	70	鮭雑炊　米	70	パン　メロンパン	80
	ソテー	キャベツ	40	鮭フレーク	20	鮭フレーク	20	ソテー　キャベツ	30
		さやいんげん	10	うすロしょうゆ	5	うすロしょうゆ	5	さやいんげん	20
		ロースハム	10	塩	0.2	塩	0.2	ロースハム	10
		コーン缶	5	青ねぎ	2			コーン缶	5
		塩	1	辛し和え　茄子（皮なし）	60	煮物　茄子（皮なし）	60	塩	0.5
		こしょう	0.1	人参	10	人参	10	こしょう	0.1
				濃ロしょうゆ	4	トロミを　濃ロしょうゆ	3		
				練りからし	1	つける　さとう	1		
				本みりん	2	みりん	1		
				絹さや	5	片栗粉	1		
						ゼリー　オレンジゼリー	50		
	フルーツ	バナナ	100	フルーツ　バナナ	100			フルーツ　バナナ	100
	牛乳	乳脂肪3.5%牛乳	200	牛乳　乳脂肪3.5%牛乳	200	牛乳　乳脂肪3.5%牛乳	200	牛乳　乳脂肪3.5%牛乳	200
昼	カレーライス	米	70	白粥　米	70	白粥　米	70	カレーライス　米	70
		牛肉	50	肉じゃが　牛肉	50	肉じゃが　牛肉	50	牛肉	50
		じゃが芋	60	じゃが芋	60	じゃが芋	60	じゃが芋	60
		玉葱	40	玉葱	40	玉葱	10	玉葱	40
		人参	10	人参	10	人参	3	人参	10
		グリンピース	3	グリンピース	3	濃ロしょうゆ	7	グリンピース	3
		カレールウ	15	濃ロしょうゆ	7	本みりん	2	カレールウ	15
		塩	0.2	本みりん	2	上白	3		
		こしょう	0.1	上白	3				
	グリーンサラダ	レタス	20					グリーンサラダ　レタス	20
		胡瓜	20	グリーンサラダ　胡瓜	20	和え物　胡瓜	20	胡瓜	20
		ブロッコリー	20	ブロッコリー	20	人参	20	ブロッコリー	20
		アスパラガス	10	アスパラガス	10	濃ロしょうゆ	3	アスパラガス	10
		ドレッシング	10	ノンオイルドレッシング	10			ノンオイルドレッシング	10

注）予定献立（献立名、食品及び数量）に変更があった場合は、その部分を訂正して実施献立とする。
出所）図表3-7に同じ　69頁を一部改変

　五味（塩、酢、甘、苦、辛）、色彩、香り、テクスチャー（口当たり、舌ざわり、歯ごたえ）など五感（味覚、視覚、嗅覚、触覚、聴覚）に訴えるように調理法（煮、焼、揚、炒、和、生、汁など）を工夫し、おいしさ、楽しさ、食べやすさなどに配慮する。

❻調理条件

　施設・設備の状況や給食業務従事者の人数、技術水準、作業時間に合っているかなど調理条件を十分に考慮する。

❼安全・衛生

　人、食品、施設・設備の衛生、また、食物の適温による安全性など利用者が安心して食事をとることができるように安全面、衛生面に十分配慮する。

図表3-24　おいしさを構成する要因

食べ物の状態	化学的要因	味覚	呈味物質による舌表面への刺激（甘味、酸味、塩味、苦味、うま味、辛味、渋味など）
		嗅覚	香り
	物理的要因	触覚	口腔内に与えられる物理的刺激（温度、触感、粘弾性、テクスチャーなど）
		視覚	外観、形状、色彩
		聴覚	音
食べる側の状態	生理的要因	生理的条件による刺激の感じ方	空腹感、渇感、疲労感、健康状態など（性別、年齢）
	心理的要因	心理的条件による味覚への影響	喜怒哀楽の感情、精神の緊張感、連想
	環境的要因	食環境	食文化、食経験、食習慣、宗教、情報
		外部環境	喫食環境（天候、温度、湿度、明暗、室内装飾）
			食卓構成（清潔感、雰囲気）

図表3-25　味の混合効果

対比効果	2種類以上の異なる味を混合したとき、一方または両方の味が強められる現象。 ・甘味に塩味が少し加わると、甘味が強まる。
抑制効果 （マスキング効果）	2種類以上の異なる味を混合したとき、一方または両方の味が弱められる現象。 ・苦味や酸味に甘味が加わったとき、相互に味が和らぐ。 ・強い酸に塩を加えると相互に味が和らぐ。 ・防臭剤
相乗効果	同じ味をもつ2種類以上の呈味物質を混合したとき、相互に味を強め合う現象。 ・こんぶとかつお節の混合だし。 ・うま味調味料、甘味料など。
変調現象	先に食べたものの味により、後に食べるものの味が異なって感じる現象。 ・塩からいものや苦味のあるものを食べた後、水を飲むと甘く感じる。 ・するめを食べた後、みかんを食べると苦味を感じる。

図表3-26　呈味物質の混合効果

対比効果	甘味と塩味 うま味と塩味 苦味と酸味	すいかに塩（ぜんざいに塩） だし汁に塩 清酒と酸
抑制効果 （マスキング効果）	苦味と甘味 酸味と甘味 酸味と塩味	コーヒーと砂糖 果汁と砂糖 梅酢と塩
相乗効果	うま味とうま味 甘味と甘味	グルタミン酸とイノシン酸 砂糖と他の甘味料

図表3-27 味の標準化のための留意事項

①計量を行う
　食材、調味料、だし汁、水　など
②調理時間を計算する
　加熱時間、調味時間、喫食時間　など
③調理技術を磨く
　食材の切り方、混合方法、調味の順序・タイミング　など
④味をみる

(5) 献立作成の手順

献立作成には、栄養量の指示、年齢と性別、疾病の有無、咀嚼機能や嚥下機能などの障害の有無、嗜好、経済的な背景、季節などの情報をもとに、次の①から④のように料理の形式、料理の構成、料理の種類、味つけなどから考える。

①料理の形式から立案する

　日本料理、中華料理、西洋料理（フランス料理、イタリア料理など）、東南アジア・エスニック料理、創作・無国籍料理など。

②料理の構成から立案する

　主食、副食（主菜、副菜、副々菜）、汁、デザート・間食。

③料理の種類（調理法）から立案する

　焼き物、煮物、揚げ物、炒め物、和え物など。

④味つけ（食味）から立案する

　塩味、酸味、甘味、辛味、苦味、油味、アルコール味、香味など。

(6) 料理の組み合わせ

料理は、図表3-28の6種類の構成要素で組み合わせることを基本型と考える。また、献立を作成する際には、表の上から順に決めていく。なお、基本型と応用したパターンは図表3-29のとおりである。

4 栄養・食事の計画の実施、評価、改善

1. 実施

計画の実施とは、栄養管理計画で立案された「栄養療法の実施」及び品質管理、安全・衛生管理された調理（生産）、盛りつけ、配膳にあたる。予定献立に変更が生じたときには、それを明示して実施献立を作成する。また、献立表の掲示、主要栄養成分の表示、健康や栄養に関する情報の提供、各種

図表3-28 料理の構成要素

構成要素		役割
主食		主にエネルギー源（米飯、パン、麺類、粥など）となる。
副食	主菜	主にたんぱく源（魚介類、肉類、卵類、大豆及び大豆製品）を使用した料理で、主食以外の中心的な位置を占める。
	副菜（副菜1）	主にビタミン、ミネラル源となる根菜、野菜を多く使用した料理で、主菜の付け合わせともなる。料理の種類では煮物が多くなる。
	副々菜（副菜2）	副菜1と同様、野菜を使用した料理である。食品構成や季節感を考慮する。料理の種類では和え物が多くなる。
汁		主食、主菜、副菜に変化を与え、豊かなものにする。副菜で使用していない食品を使用し、味つけでは塩分に注意する。
デザート		献立を豊かなものにし、満足感につながる。

図表3-29 献立の基本構成

献立形態	主食	主菜	副菜	副々菜	汁物	デザート	配膳図
基本型	ご飯	焼き魚	野菜の煮物	お浸し	味噌汁	果物	
応用型1	ご飯	肉じゃが	酢の物	すまし汁	ゼリー		
応用型2	親子丼	和え物	漬物	味噌汁	果物		
応用型3	カレーライス	野菜サラダ	コンソメスープ	牛乳寒天			

出所）君羅満・岩井達・松崎政三編『給食経営管理論　第2版』建帛社　2007年　75頁を一部改変

媒体による知識の普及・啓発や選択食のモデル的な料理の組み合わせの提示を行う。その際、病院においてはチーム医療を十分に活用して、目標とする成果（アウトカム）が達成できるように最大限の努力をする。

2. 評価と改善

　評価とは、目標の達成度を確認することである。健康増進法施行規則第9条の栄養管理の基準が栄養・食事管理の評価の基準となり、食事提供者側と

利用者側の双方の立場から計画にそって実施されたかについて検討する。具体的には、栄養アセスメントした項目を再度確認して利用者の栄養状態や食習慣・食行動の変化を確認する（再アセスメント）。また、提供した食事とその喫食状況について、食事量（盛りつけ量）、残食量、喫食量、嗜好や顧客満足度などを調べて把握したり、栄養アセスメントから実施にいたるまでのサブシステムにおける各管理活動についても、主に帳票を適宜作成して確認するなど総合的に評価する。

評価の結果、食事の摂取量の不足などが生じて目標が達成できなかった場合には、計画の問題点をチェックして改善し、次の計画につなげる。その場合には、栄養・食事管理だけではなく、他の管理活動とも連動させて改善していくことが必要である。

(1) 提供者側の評価

まずは、利用者の特性に応じた献立であったかどうかが重要である。ライフステージ別、あるいは職業、病態などによって献立内容は異なってくることから、栄養面、調理法、衛生面、嗜好面、栄養教育面などから評価する。

1 予定献立と実施献立との比較による評価の観点

①利用者に合った給与栄養目標量を充足しているか、予定給与栄養量と実施給与栄養量に誤差はなかったか（発注量（発注上の都合）、検収（納品された食品の品質・量）、廃棄量の変動、調理中の重量変化、盛りつけ量など）。
②朝食、昼食、夕食の質的、量的、嵩的なバランスはとれているか。家庭料理との関係に配慮されているか。
③晴れ（ハレ）の食事と褻（ケ）の食事、季節感などのメリハリはあるか。
④食器と盛りつけはイメージ通りであったか。
⑤利用者に合った食品や調理形態であったか。また、その食品は一般市場で手軽に入手でき、調理法は家庭でもできるものであったか。
⑥経済的であったか。予算は適正であったか。
⑦予定食数と実施食数との誤差はなかったか。
⑧調理時間は適切で、給食業務従事者の配置に無理がなく、効率的であったか。
⑨衛生的な作業ができたか。
⑩新しい献立は、一度、試作して評価したか。

2 実施給与栄養量に対する評価について

実施献立は、おおむね2〜4週間ごとに実施給与栄養量、食品群別給与量◐9 を確認する。その際には、平均値だけではなく、1食もしくは1日の献立ご

◐9 食品群別給与量
食品群別給与量とは、一定期間の食事提供で使用した食品の1日または1回当たり使用重量を食品群ごとに示したものをさす。

とに計画された給与栄養目標量の範囲（幅）に収まっていたかを検討する。

③ 栄養出納表（食品量表、給与食品検討表）

実際に適正な栄養量が給与されているかどうかを評価するには、本来であれば、実施献立から個々に栄養量を算出して給与栄養目標量と比較、検討することが望ましいが、実際は、この方法を簡略化して1週間もしくは10日間といった単位で検討する。そのための表が、栄養出納表である（図表3-30）。

簡略化する理由は、実際に献立表の食品群別給与量を食品構成の食品群別目標量に毎日一致させることは難しく、また、献立の内容も変化のないものになってしまうからであり、そのため、毎日の食品群別給与量は多少の増減があっても幅をもたせ、一定期間内においての平均給与量が食品構成の食品群別目標量に近づくように調整する。したがって、個別に栄養管理が行われていなければならないが、事前に予定献立のバランスを評価する際に有効である。なお、栄養出納表は、「食品量表」「給与食品検討表」とも呼ばれる。

④ 検 食

検食とは、責任者が調理後、栄養、衛生、嗜好的な観点から点検することで、その結果は、「検食簿」に記載して、改善の資料とする[10]。検食は、食事を提供する前に実施するのが原則である。

○10　156頁参照

⑤ 利用者の栄養状態の評価（再アセスメント）

身体計測、血液検査、検尿の結果などから健康状態を把握し、栄養との関連について検討したり、疾病の回復状況を把握するなどの評価に活用する。場合によっては、治療や指導につなげる。

(2) 利用者側の評価

利用者側の評価としては、嗜好やおいしさに関するアンケート調査による評価、残菜調査（喫食状況調査）による喫食率からの評価などを多角的に行う。

① 嗜好調査

嗜好調査は、性、年齢、食事別、また、病院においては病棟別に実施することが望ましく、無記名が原則である（図表3-31）。実施回数は、年4回以上で毎年同時期に実施することが望ましい。調査項目は、主食と副食の分量、味つけ、適温、盛りつけ、食事に対する意見や感想などである。調査結果は必ず食堂や掲示板などに公表し、改善事項などを周知する。なお、アンケート調査ではなく、食事の時間帯に食堂や病室を訪問して、利用者や入院

図表3－30　給与食品検討表と検討例

食品群名		1	2	…	10	計	平均	…	月平均	目標値
穀類	米	180	180		160	1780	178			180
	パン類	100	100		100	1000	100			100
	めん類	0	0		140	140	14			5
	その他の穀物	15	0		0	43	4			5
いも類	いも	50	25		30	410	41			40
	いも加工品	0	3		40	63	6			5
砂糖及び甘味類		15	20		30	215	22			20
豆類	大豆製品	70	47		50	510	51			50
	大豆・その他の豆類	0	10		0	40	4			5
種実類		0	3		0	9	1			1
野菜類	緑黄色野菜	140	125		113	1193	119			120
	その他の野菜	210	200		215	2037	204			230
	野菜漬物	10	15		10	195	20			20
果実類	果実	100	100		110	1210	121			100
	果実加工品	0	20		0	190	19			5
きのこ類		10	15		7	168	17			10
藻類		4	4		8	71	7			5
魚介類	魚介類（生）	60	20		70	520	52			40
	干物・塩蔵・缶詰	0	10		0	50	5			5
	練製品	0	0		10	90	9			5
肉類	肉類（生）	40	65		40	610	61			40
	肉加工品	0	20		0	60	6			5
卵類		50	0		20	320	32			40
乳類	牛乳	200	200		200	2000	200			200
	乳製品	10	0		60	280	28			10
油脂類	植物性	15	2		17	113	11			10
	動物性	0	5		0	8	1			1
調味料類	食塩	0.5	0.2		0.4	3.4	0.3			0.5
	しょうゆ	15	12		10	124	12			15
	みそ	9	8		9	84	8			12
	その他の調味料	7	0		19	159	16			10
調理加工食品		0	0		50	50	5			
計		1293.5	1209.2		1518.4	13745.4	1374.3			1294.5

検討例

10日間の平均で目標値と差があるときは、献立内容を調整する。

- 緑黄色野菜・その他の野菜の使用量が目標値を下回っている。ビタミン類や食物繊維が不足するため、目標値に近づけるように調整する。
- 魚介類の練製品が倍近く上回っている。ナトリウムの使用量が多くなるため、目標値に近づけるように調整する。
- 肉類（生）の使用量が目標値を上回っている。動物性脂質が高くなるため、目標値に近づけるように調整する。
- きのこ類・藻類の使用量が目標値を上回っているが、あえて下げることはしない。
- 調理加工食品は、原材料名やその量が明確な場合には、食品分類ごとに入れる。

出所）図表3－7に同じ　75、76頁を一部改変

図表3−31　嗜好調査の調査票の例

```
                                              実施日　令和　　年　　月　　日
病棟名（　　　　）　　食種（　　　　）　年齢（　　歳）　性別（男・女）

　当院の食事について皆様のご意見をお聞きし、今後の参考にさせて頂きたいと思っておりますので、ご協力お願い致します。
　当てはまる所に○印でお答え下さい。

1　食事の量は、いかがですか。
　　　朝　食・・・・・・・・（多い・ちょうど良い・少ない）
　　　昼　食・・・・・・・・（多い・ちょうど良い・少ない）
　　　夕　食・・・・・・・・（多い・ちょうど良い・少ない）
2　食事の温度は、いかがですか。
　　　ご飯やお粥・・・・・・（あつい・ちょうど良い・さめている）
　　　汁　物・・・・・・・・（あつい・ちょうど良い・さめている）
　　　おかず・・・・・・・・（あつい・ちょうど良い・さめている）
　　　サラダ、酢の物等・・・・（ぬるい・ちょうど良い・冷えている）
3　おかずの味つけは、いかがですか。
　　　汁　物・・・・・・・・（濃い・ちょうど良い・うすい）
　　　焼き物、炒め物・・・・・（濃い・ちょうど良い・うすい）
　　　煮　物・・・・・・・・（濃い・ちょうど良い・うすい）
　　　サラダ、酢の物等・・・・（濃い・ちょうど良い・うすい）
4　食事のかたさは、いかがですか。
　　　ご飯やお粥・・・・・・（かたい・ちょうど良い・やわらかすぎる）
　　　野　菜・・・・・・・・（かたい・ちょうど良い・やわらかすぎる）
　　　いも類・・・・・・・・（かたい・ちょうど良い・やわらかすぎる）
　　　肉、魚・・・・・・・・（かたい・ちょうど良い・やわらかすぎる）
5　朝食の内容については、いかがですか。（満足・ふつう・不満足）
　　　　　理由（　　　　　　　　　　　　　　　　　　　　　　　）
6　食事を残すのは、主にどのような場合ですか。
　　　（食欲がない時・きらいなおかずの時・量が多すぎる時・味つけが悪い時）
　　　　　その他の理由（　　　　　　　　　　　　　　　　　　　）
7　好きな料理、嫌いな料理について
　　①当院で好きな料理があればお書き下さい。（　　　　　　　　　）
　　②当院で嫌いな料理があればお書き下さい。（　　　　　　　　　）
8　食事の時にデイルーム（患者食堂）を利用したことがありますか。（はい・いいえ）
　　「はい」と答えた方は、利用してみていかがでしたか。
　　（　　　　　　　　　　　　　　　　　　　　　　　　　　　　）
　　「いいえ」と答えた方は、その理由はなぜですか。
　　（　　　　　　　　　　　　　　　　　　　　　　　　　　　　）
9　その他、当院の食事について、ご意見・ご希望等がございましたら、お書き下さい。


ご協力ありがとうございました。
                                              ○○病院　栄養係
```

出所）大阪府ほか監修『病院及び介護保険施設における栄養管理指針ガイドブック』大阪府栄養士会　2007年　113頁を一部改変

患者からの生の声を聞くことも大いに参考となる。

② 残菜調査（喫食状況調査）

　残菜調査とは、食べ残し量の調査のことで、栄養管理や原価管理において重要となる（図表3−32）。残菜の状況から原因が判明すれば、その結果を献立や調理の面に迅速に反映させ、改善を図る。また、残菜量によって処理

図表3-32 残菜調査の方法

種類	方法
秤量法	残菜の処理容器による計量方法で、朝食、昼食、夕食の下膳時に主食、主菜、副菜に分けたバケツなどの容器に残菜を入れて計量する。それを記録して、あらかじめ1人分の概算の給与量を算出しておき、喫食率を把握する。
観察法（目測法）	定期的に個人ごとに目測で喫食量を調べ、喫食傾向を把握する。
質問紙法	利用者に特定日の献立名を記入した用紙を配布し、記入方式で喫食量を調査する。

経費が変化するため、喫食率の向上は経費削減にもつながる。

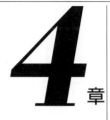

給食の品質

本章のねらい

給食施設での品質管理とは、食事を提供する立場から品質を統制することである。したがって、管理栄養士・栄養士は、給食施設で調理し、提供する食事（商品）の品質とはどうあるべきなのかについて考えることができなければならない。

本章では、製品やサービスの品質管理の基本について理解し、その応用として、給食の品質保証と標準化の手法について学ぶ。

1 品質の概念

1．品質と品質管理

(1) 品質の定義

品質とは、生産する製品やサービスの性質、特性のことである。
給食施設では、提供する食事（商品）の内容や安全性、サービス内容（適時適温）などをいう

(2) 品質管理の定義

品質管理は、"Quality Control"と英訳され、この頭文字をとって、QCと省略して呼ばれている。

品質管理とは、顧客の要求を満たす品質の製品やサービスを経済的につくり出すための管理技法のすべてを意味し、給食施設の品質管理とは、利用者（喫食者）のニーズに合わせた食事やサービスを経済的に安全、衛生に生産することをいう。

2．品質管理の目的・目標

(1) 品質管理の目的

品質管理の最も大きな目的は「製品やサービスの品質」、つまり、給食施

設では、栄養価、おいしさ、形状、安全性、適時適温などを一定以上の水準に確保して、顧客に提供することである。このための活動を「品質保証」と呼ぶ。品質保証は、幅広い品質管理活動の中核をなす活動である。

品質管理のもう1つの重要な目的として「改善」がある。改善には、「製品やサービスの品質に関する改善（品質改善）」と「業務の改善」がある。

(2) 品質管理の目標（ねらい）

企業が、収益を拡大（利潤追求）するためには、商品を多くの人に買ってもらい、売上を拡大すること、不良品を出したり、つくったりしないようにして、損失を減少させることが重要課題となる。これが品質管理の本来のねらいである。給食施設においては、提供する食事が完食され、利用者を満足させることがねらいである。

3．品質保証システム

品質保証活動は、製品やサービスのライフサイクルを通じて実施される。製品のライフサイクルは、次の7段階に整理できる。

①調査・企画
②試作・設計
③生産準備（工程の計画・開発）
④生産
⑤販売・サービス
⑥販売後の活動
⑦廃棄・リサイクル

品質保証システムとは、これらの各段階で行われる品質保証活動を組織的に、効果的に実行できるように、各部門の果たす役割を明確に規定したプログラムである。

一方、品質に対する要求や意識は、国によって大きく異なる。品質に関するトラブルを極力おさえるためには、世界共通の品質管理に関する規格が必要となる。それが、「国際標準化機構（ISO：International Organization for Standardization）」の品質マネジメントシステムに関する国際規格、「ISO 9000シリーズ」である。また、環境マネジメントシステムに関する国際規格を制定したものが「ISO14000シリーズ」で、環境にやさしい経営を実現するためのシステムを示したものである。詳細については、4節で述べる。

[1] 148頁参照

食品製造については、HACCPシステム[1]が「食品の品質管理と安全・衛生管理」を保証しているといえる。また、品質保証システムの1つに、1994（平成6）年に成立した製造物責任法がある。PL法といわれるもので、「製

造物の欠陥により人の生命、身体又は財産に係る被害が生じた場合における製造業者等の損害賠償の責任について定めることにより、被害者の保護を図り、もって国民生活の安定向上と国民経済の健全な発展に寄与することを目的とする（第1条）」法律である。

給食施設で調理される料理も製造物に該当するので、食材の購入にあたっても品質検査（「検収」という）を十分行い、調理工程もHACCPシステムで作業を進め、品質管理を完璧なものとする努力が求められる。

2 給食の品質の標準化

1. 栄養・食事管理における品質保証

栄養・食事管理における品質管理は、給食施設の利用者の特性にあわせて決定された給与栄養目標量、安全性、適時適温などのサービス内容など、社会的水準を保証した効率的で質の高い食事（商品）の提供が求められる。給食施設の利用者に提供する食事については、管理栄養士・栄養士が、調理後配膳前までに、献立計画にそって実施されているか否かについて、味つけ、盛りつけ、衛生面などからチェックすること（「検食」という）が義務づけられている。このことが品質保証につながる。

栄養量については、目標とする栄養量が習慣的な摂取量[2]として確保でき、また、調理における栄養素の精度管理（エネルギー量、たんぱく質量、脂質量、食塩量などの確保）が保証されるように献立計画を作成する必要がある。安全性の保証に関しては、HACCPの考えを採用した食材管理、生産管理（調理工程・作業工程管理）、安全・衛生管理、提供管理などが整備されていなければならない。また、サービス面の品質保証としては、食環境の整備、選択メニューの実施、適時適温など、サービスの品質を一定の水準に保つことが重要となる。

2. 献立の標準化

習慣的に摂取する給与栄養目標量及び一定の品質の食事の提供を考える場合、献立を標準化することが重要な要因となる。

献立を標準化するには、次のようなことが考えられる。

①利用者の嗜好調査、残食調査などの資料から過去の献立を整理し、できるだけ内容の重複しない献立を6〜8週間分のサイクルメニューとして基本献立にまとめる。

②基本献立に対応した調理作業を標準化するためには、毎食ごとの調理マ

> ●2 習慣的な摂取量
> 習慣的な摂取量とは、日々の習慣的な摂取量を1日当たりに換算した値（平均値）のことで、日本人の食事摂取基準（2020年版）で示された食事摂取の概念である。

ニュアル（レシピ、調理時間、所要人員など）を作成する。
③これらの基本献立を繰り返し実施して、より喫食率の高い内容の献立を検討し、標準化する。

以上により習慣的な摂取量が保証される。

3. 調理工程と調理作業の標準化

　標準化した基本献立に基づいて作業方法や作業時間を設定するには、継続して実施することによって標準化されたものとなる。すなわち、慣れにより、共通する作業が標準化されると、作業に余裕が生じ、作業時間が均一化し、作業の習熟度に差がなくなることによって、以下のような効果が期待できる。
①作業時間の短縮
②品質の安定化
③作業時間の均一化
④調理技術・技能の習熟と個人差の補正
⑤調理工程の問題点（改善点）の具体的な把握
⑥献立、製品（料理）の改良・改善点への対策
⑦衛生管理の充実

4. 食事の総合品質保証

　提供する食事は、栄養管理、利用者のニーズ及び満足（顧客満足）、衛生管理など総合的な品質管理が保証されなければならない。

　給食の品質には、献立作成や作業工程、CCPの決定など計画段階で決められた「設計品質」、設定した品質目標との適合性を評価する「適合品質」と、利用者が提供された給食をもとに総合的に評価する「総合品質」がある。

　食事の総合的な品質管理のための一連の品質保証活動とは、利用者の栄養アセスメント（マーケティング・リサーチ）に基づき立案された栄養管理計画による給与栄養目標量（販売計画）を充足するために、食事管理計画（品質計画）に基づいて献立作成（品質設計）が行われ、安全な食材を採用し、HACCPによる衛生管理をクリアした調理によって加工・変換された食事サービス（食環境の整備、選択メニュー、適時適温など）を提供（販売実行）したあと、給与栄養目標量などの評価（品質評価）を行うことである。

3 給食の品質の評価、改善

1. PDCAサイクルと品質評価

品質管理では、計画（plan）、実施（do）、確認・評価（check）、改善（修正、是正とも訳される）（action）の4つのステップで仕事や管理を進めることが重要視される。この手順は、課題を達成するために立てられた方針や計画（plan）を実施する（do）ための基本的な進め方となっている。そして、実行した結果を確認・評価（check）したときに、最初の計画と結果との間に差異が認められたならば、改善（action）を施し、次の活動に備える。次の活動は、さらによい仕組みになるように再び計画から始まる。このように継続的に改善活動を行うサイクルをPDCAサイクル[3]、あるいは「PDCAを回す」という。

品質評価は、品質目標がどのように達成されたかについて、その結果を確認・評価（check）することで行われる。この評価の基準（点検項目）は、最初の計画（plan）の段階で管理計画の目標や目的として立てておく必要がある。

評価には、管理者による自主評価と保健所などによる行政指導があるが、近年、顧客満足を重視した仕組み（品質マネジメントシステム）を社内に構築することを要求した規格である「ISO9001」や医療機能評価などの「第三者評価」を受審する給食施設が増加している。

2. 品質評価の指標・方法と期間

給食施設における品質管理活動としては、栄養・食事管理、人事管理、食材管理、生産管理（調理工程・作業工程管理）、安全・衛生管理などが考えられる。それぞれについて、あらかじめ評価の対象と評価する者、評価の時期などを決め、評価目的に応じた基準を設定しておく。主な評価の例を図表4-1に示す。

3. 品質改善

(1) 品質管理診断と品質改善活動

前述のPDCAサイクルの確認・評価（check）の段階で、品質管理活動全体がうまく機能しているかについて確認が行われる。これを品質管理診断（QC診断[4]）という。QC診断の主なチェックポイントを図表4-2に示す。この確認・評価によって必要であれば、その部分について改善（action）の設定がされ、達成に向けて行動を起こすことになる。これを品質改善活動[5]という。

---

[3] PDCAサイクル
36頁を参照。

[4] QC診断（品質管理診断）
QC診断とは、個々の製品の品質を診断することではなく、品質管理活動全体を診断することである。すなわち、QC診断のポイントを給食施設に置き換えて考えてみると、図表4-1に示した栄養出納、摂取量調査、出勤状況調査、検収、食材料費の算出、盛りつけ量調査、塩分測定、HACCPによる点検表、細菌検査、嗜好調査などが適正に運営されているかを確認することである。QC診断には、施設内の人間による施設内QC診断と、施設外の人間による外部QC診断がある。前者は、施設長と品質管理の担当幹部（たとえば、医療施設では病院長と栄養管理委員会の委員長）が診断者であり、後者は施設外の専門家（たとえば、保健所の管理栄養士、食品衛生監視員）が診断者である。

[5] 品質改善活動
QC診断の結果、改善が必要であればその部分について改善策が設定される。その達成に向けて行動することが品質改善活動である。たとえば、医療施設における保健所による医療監視の指摘事項（改善目標）は、当該施設にとっては重要課題である。

図表4－1　品質評価の基準の例

品質管理活動		評価の基準		
		実施者	内　容	期　間
栄養管理	栄養出納	管理栄養士・栄養士	給与栄養目標量に基づいた実施献立の評価	毎月
	摂取量調査	管理栄養士・栄養士	喫食率の評価	毎食
人事管理	出勤状況調査	栄養科長・調理師長	適正人員の確認	毎日
食材管理	検収	管理栄養士・栄養士・調理師長	検収基準表による評価	毎日
	食材料費の算出	栄養科長・事務員	予算単価と実行単価の比較評価	毎月
生産管理	提供前調査	管理栄養士・栄養士	抜き取りで実際の盛りつけ状態について重量の計測、品質の物性を評価	毎食
	塩分測定	管理栄養士・栄養士	汁物の塩分測定値と目標値の比較評価	毎食
安全・衛生管理	HACCPによる点検表	調理師	チェック項目ごとの点検表への記録と評価	毎食
	細菌検査（検便）	管理栄養士・栄養士・調理師・調理作業員・給食事務員・配膳作業員・納入業者など	検査結果による健康保菌者の有無の評価	毎月1回、夏期月2回
総合評価	嗜好調査	管理栄養士・栄養士	利用者（顧客）満足度の評価	年4回程度

図表4－2　QC診断の主なチェックポイント

項　目	内　容
品質方針の徹底	トップの方針は展開・徹底されているか
品質目標の達成	品質に関する目標は達成できているか
品質情報の解析	品質に関するデータを解析しているか
品質情報の活用	品質に関するデータを活用しているか
品質問題の解決	品質に関する問題を解決しているか
品質保証の仕組み	仕組みどおりに活動しているか
工程管理	工程は安定しているか
教育	品質管理の手法や思想を教育しているか
標準・規定	作業標準を設定・改定しているか

(2) 給食施設における品質改善活動

　給食施設における品質改善活動としては、たとえば、製品レベルを維持するために予定食材料費と実施食材料費の比較による検討のほか、喫食率向上のための対策、異物混入防止対策、誤配膳（盛りつけミス、配膳ミスなど）の防止対策などを実行することが考えられる。

　栄養ケア・マネジメントでは、PDCAサイクルが導入されるとともに、アウトカム評価に基づいてサービスの品質改善に継続的に取り組むマネジメント手法（CQI：Continuous Quality Improvement）を組み込んでいる。たと

えば、満足度調査の実施、ご意見箱の設置、また、インシデント（ヒヤリ・ハット）あるいはアクシデントの報告は、典型的なCQIであるといえる。

　6章で詳しく述べるが、インシデント（アクシデント）レポートは、給食施設などの組織で発生したインシデント（アクシデント）について、職員が自発的に報告する方法で、同じような出来事が再発しないように情報提供を行うことである[6]。また、集められた報告の分析を通して改善策（再発防止策）を検討し、対策を実施するとともに、実施後の状況も把握するようにシステム化していく。そのためには、報告を原因や内容などによって分類して事例集を作成したり、さらに給食施設独自の再発防止マニュアルを作成し、それを定期的に見直すなどの活動が必要である。

◯6　148頁参照

4　ISO

1．ISOとは

　ISO（アイ・エス・オー）とは、スイスのジュネーブに本部を置く「国際標準化機構（International Organization for Standardization）」の略称で、同時に国際統一規格をも意味する。ISOは、1947年に「物資及びサービスの国際交流を容易にし、知的、科学的、技術的及び経済的活動分野の協力を助長させるために、世界的な標準化及びその関連活動の発展・開発を図ること」を目的として設立された。

　私たちの身近なISOとしては、写真のフィルム箱に表示されているフィルムの感度を表すISO400やISO800があげられる。これはISO5800に基づいた規格である。

2．ISO9001

　ISOが発行する国際標準には約12,000件の規格があり、その中で給食業務に関わるものとしては、「品質マネジメントシステム規格（ISO9001またはISO9000s）」と「環境マネジメントシステム規格（ISO14001またはISO14000s）」があげられる。

　HACCPに関わる規格には、2005年に食品安全マネジメントシステムの国際規格として、ISO22000が発行された。これは、品質マネジメントシステム規格（ISO9001）に食品危害分析のシステムであるHACCPを組み込んだものである。

　ISO認定取得で得られるメリットとしては、以下の点があげられる。
①社員の意識の変化

②職場の活性化
③社員のモラール[7]向上
④生産性の向上
⑤経営システムの基盤強化
⑥業務改善活動の活発化
⑦目標管理手法の定着

> [7] モラール（morale）
> 目標を達成しようとする意欲や態度、勤労意欲のこと。

さらに、第三者（審査登録機関）によって証明されるため、顧客の信頼を得ることができ、企業イメージの向上、取引条件の向上（ISO取得が取引の条件とされる）、コストの削減を図ることができ、また、通常年2回の定期検査があるため緊張感が持続されるというメリットもあげられる。

3．審査登録制度

審査登録制度とは、政府が行う国の権威に基づく審査ではなく、国際的なルールのもとで認定された機関によって行われる多国間相互認証の仕組みである。ISOを取得したい企業は、審査登録機関の審査を受け、登録され認定書が交付される。日本には、2024（令和6）年7月25日現在、品質マネジメントシステムについての認証機関は34機関、環境マネジメントシステムについての認証機関は34機関、食品安全マネジメントシステムについての認証機関は10機関あり、それぞれ審査登録活動を行っている。また、これらの審査登録機関を認定するのは、日本では「公益財団法人日本適合性認定協会（JAB）」が唯一の機関となる。

なお、JABのデータによると、2024（令和6）年7月24日現在のISO9001適合組織数は22,545、ISO14001適合組織数は12,631であり、ISO22000適合組織数は1,316である。

4．2015年版ISO9001（ISO9001：2015）の要求事項

ISO9001とは、企業などが、顧客や社会などが求めている品質を備えた製品やサービスを常に届けるための仕組みについて「国際標準化機構（ISO）」が定めた、世界共通の規格である。

ISO9001に規定された要求事項を満たせば、品質マネジメントシステムの認証が与えられる。そのためには、ISO9000に記載されている品質マネジメントの原則を理解することが大切である。

品質マネジメントの原則は、
①顧客重視（説明：品質マネジメントの主眼は、顧客の要求事項を満たすこと及び顧客の期待を超える努力をすることにある。）
②リーダーシップ（説明：すべての階層のリーダーは、目的及び目指す方向

図表4－3　ISO9001：2015の要求事項の構成

4. 組織の状況		7. 支援		9. パフォーマンス評価	
4.1	組織及びその状況の理解	7.1	資源	9.1	監視、測定、分析及び評価
4.2	利害関係者のニーズ及び期待の理解	7.2	力量	9.2	内部監査
4.3	品質マネジメントシステムの適用範囲の決定	7.3	認識	9.3	マネジメントレビュー
4.4	品質マネジメントシステム及びそのプロセス	7.4	コミュニケーション	10. 改善	
		7.5	文書化した情報	10.1	一般
5. リーダーシップ		8. 運用		10.2	不適合及び是正処置
5.1	リーダーシップ及びコミットメント	8.1	運用の計画及び管理	10.3	継続的改善
5.2	方針	8.2	製品及びサービスに関する要求事項		
5.3	組織の役割、責任及び権限	8.3	製品及びサービスの設計・開発		
6. 計画		8.4	外部から提供されるプロセス、製品及びサービスの管理		
6.1	リスク及び機会への取組み	8.5	製造及びサービス提供		
6.2	品質目標及びそれを達成するための計画策定	8.6	製品及びサービスのリリース		
6.3	変更の計画	8.7	不適合なアウトプットの管理		

を一致させ、人々が組織の品質目標の達成に積極的に参加している状況を作り出す。）

③人々の積極的参加（説明：組織内のすべての階層にいる、力量があり、権限を与えられ、積極的に参加する人々が、価値を創造し提供する組織の実現能力を強化するために必須である。）

④プロセスアプローチ（説明：活動を、首尾一貫したシステムとして機能する相互に関連するプロセスであると理解し、マネジメントすることによって、矛盾のない予測可能な結果が、より効果的かつ効率的に達成できる。）

⑤改善（説明：成功する組織は、改善に対して、継続して焦点を当てている。）

⑥客観的事実に基づく意思決定（説明：データ及び情報の分析及び評価に基づく意思決定によって、望む結果が得られる可能性が高まる。）

⑦関係性管理（説明：持続的成功のために、組織は、たとえば提供者のような、密接に関連する利害関係者との関係をマネジメントする。）

以上の7つである。

　ISO9001は、序文、箇条1から箇条10で構成されている。具体的な要求事項は、箇条4から箇条10である。図表4－3の要求事項は、汎用性があるため、給食業務に適用、解釈するのは容易なことではない。個々の要求事項に対する企業（給食会社や病院など）側の解釈が適切なものかどうか、審査登録機関の審査員など専門家の意見、指導を求めることが必要であると思われる。

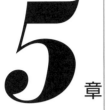

5章 給食の生産（調理）

本章のねらい

給食施設では、時間、労力、施設・設備などの限られた条件の中で、製品である食事の生産を管理し、利用者に必要とされる栄養量と嗜好を充足しなければならない。特に給食施設は、日々変化に富んだ製品が要求されることから生産工程は複雑である。したがって、管理栄養士・栄養士は、効率的に製品を生産できるように一連の活動を管理・統制しなければならない。

本章では、食材管理、生産管理（調理工程・作業工程管理）、提供管理といったサブシステムについて学ぶ。

1 食材

1．給食と食材

(1) 給食経営における食材管理とは

給食経営管理における食材管理とは、図表5－1に示すように給食施設の栄養管理計画に基づく食事管理計画により作成された購入計画（予定献立上計画された食材ごとの購入数量）から、発注、検収、保管、食材の原価管理[●1]までの一連の総合的な運営管理をいう。

食材料費は、給食経営管理における経費の中で、人件費と同様にかなりの部分を占める。給食施設の経営計画において目標とされた（たとえば、収入の30％）予算の範囲内で、良質の食材を適正な価格で購入し、安全かつ衛生

[●1] **原価管理**
原価計算を基礎として原価の引き下げを図り、経営活動を合理化しようという管理方法である。なお、原価計算とは、製品やサービスの1単位をつくるのにいくらかかったかを計算することである。詳しくは9章3節（210頁）を参照。

図表5－1 食材管理の流れ

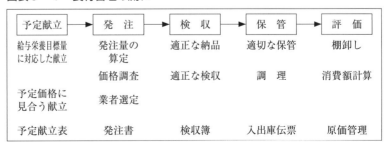

的に調理され、目標設定された栄養量が確保できるように、計画的な購買方法、保管方法、効率的な使用方法、納入業者の指導方法などを構築することが食材管理の目標であり目的といえる。

(2) 食材購入計画上考慮すべき要件

食材の購入にあたっては、次の点を考慮して計画を立てる。
①必要なときに必要な量が確保できるものであること。
②予算価格を超えない購入価格であること。
③安全で衛生的なものであること。
④調理内容に適した品質（鮮度、賞味期限、保管状況など）と規格（品種、大きさ、形状、包装単位など）であること。
⑤大量調理に適したものであること。
⑥環境にやさしいもの（ゴミとなる部分の少ないもの、無洗米など）であること。

2．食材の開発・流通

(1) 食材の開発

食材の購入を計画する場合、どのような食品が市場に存在するのか、市場価格はいくらなのか、入手可能な食品なのかなどの情報を収集しておくことが必須である。食材の選択も従来の即日消費食品（生鮮食品）、在庫食品（貯蔵食品）のみならず、生産技術の進歩により、インスタント食品、冷凍食品、電子レンジ用の食品（レンジアップ食品）、レトルト食品、カット野菜、カットフルーツなどが時代の要請にあわせて開発され、流通するようになってきた。

このような食材の情報収集には、新聞やテレビのCM、価格情報のほか、インターネットによる情報収集、食品メーカーへの照会など積極的な行動が重要である。これにより、特殊な栄養管理を必要とする場合も含め、献立計画に幅と変化を生み、利用者の生活の質（QOL）を向上させることにもつながる。

(2) 食材の分類

食品を保管条件（期間及び温度）によって分類すると、原則として低温保存が主である「即日消費食品（生鮮食品）」と、購入後に倉庫あるいは冷凍庫保存する「在庫食品（貯蔵食品）」「冷凍食品」に大別される。各食品の種類、保存温度、購入計画などを図表5－2に示す。

図表5－2　保管条件別食品の種類と購入計画

	温度	食品類	購入計画
1. 生鮮食品 冷蔵食品	10℃ 〜 0〜5℃	卵類 乳製品（バター、チーズ、粉乳類）、マヨネーズ	・短期貯蔵可能 ・1〜2週間単位 ・1〜2週前に発注
	10℃ 前後	果物類（りんご、梨など）	
	20℃ 以下	いも・根菜類	
	0〜5℃	穀類加工品(パン、茹でめん類) 魚介・肉類とその加工品 牛乳・生クリーム 豆加工品（豆腐・納豆など） 野菜類（葉菜類、きのこ類） 果物(さくらんぼ、いちごなど)	・1〜3日間単位 ・1〜2週前に発注 ・即日導入・消費が原則 ・価格変動大（季節、天候、需給）
	－3℃	魚・肉類	・魚・肉により2〜5日間単位購入可能
2. 貯蔵食品 長期貯蔵食品 短期貯蔵食品	20℃ 〜 0〜5℃	穀類、豆類、乾物類 缶・びん詰類、油類 調味料（みそ、しょうゆ、塩、砂糖、酒など） 漬物、その他可能な食品	・週・月〜年間単位 ・定期的一括購入 ・標準在庫量保持 ・能率的、経済的
3. 冷凍食品	－15℃ 以下	素材食品、調理食品、菓子類	・2〜4週単位購入可能

食品衛生法による食品保存温度別食品類例
　10℃前後：生鮮野菜類
　10℃以下：食肉・鯨肉及びその製品、魚肉ハム・ソーセージ、特殊包装かまぼこ、生食用かき、茹でだこ
　5℃以下：生鮮魚介類
　－15℃以下：冷凍食品

出所）鈴木久乃・太田和枝・殿塚婦美子編『給食管理』第一出版　2003年　93頁を一部改変

（3）食材の流通

　流通とは、メーカー、農林水産畜産業者、輸入業者など「生産者」から「消費者」に、商品、サービス、情報など「モノ」を渡すまでの商業活動全般をさす。

　流通に関わる業者、つまり流通業者には、個人商店、デパート、専門店など、消費者にモノを売る「小売業者」や、商社、卸売市場、食品問屋、酒類卸売業など、モノを仕入れて小売業者に卸す「卸売業者」がある。さらに、モノを運んだり、保管したり、仕分けしたり、梱包したりといった「物流業者」も流通業者に含まれる。これら一連の商品（食材）が、消費者に届けられるまでの仕組みを「流通機構」という。

　流通の機能には、商品の売買をする「取引機能」、商品情報の収集や発信といった「情報機能」、物的流通（物流）と呼ばれる「輸送や保管の機能」

がある。すなわち、流通には、お金の流れ、情報の流れ、モノの流れという3つの流れがある。

大量調理施設における食材の購入先、つまり納入業者としては、小売業者、スーパーマーケット、卸売業者、メーカーなどが考えられるが、その選択は、商品（食材）の種類、数量などによって決定される。

この食材の流通や新しい食材の開発情報の収集に絶えず努力することは、より効率的な食材管理に有用であるといえる。

3．購買方針と検収手法

購買方針（購入計画）には、納入業者の選定、契約方法、購入方法、発注量の算定、発注方法をどうするかという問題がある。また、検収手法には、納品方法、検収方法に関する諸問題がある。

(1) 納入業者の選定条件

公的企業では、購入先の経営成績（損益計算書）や財政状態（貸借対照表）から資格審査を実施し、ランク付けをして入札に参加させる業者の選定をする場合もあるが、通常、食材の購入については、自由競争が原則となっている。給食経営管理上の業者の選定条件として、次のようなことが必要である。
①健全な営業実績があり、商法上の店舗が存在すること。
②保冷車あるいは保冷設備のある車で配送が可能であること。
③店舗の所在地が納品指定日時に配送可能な場所にあること。
④発注したい食材が納入可能であること。
⑤急な発注の変更に対応が可能であること。
⑥食材の品質が良好で、適正な価格で納入が可能であること。
⑦衛生感覚のある業者で、店舗、食材の取扱い、配送方法などが衛生的であること。

(2) 契約方法

1 納入業者の分類

納入業者は、取り扱う食材の種類によって次のように分類され、業種ごとに食材の品種、規格、数量、納入方法などを示し、競争見積により契約される。
①青果物取扱業者（いも類、野菜類、きのこ類、果実類）
②カット野菜業者（カット野菜、カットフルーツ）
③製パン業者
④製麺業者

⑤精肉業者
⑥鮮魚店
⑦卵屋
⑧牛乳屋
⑨米穀店
⑩豆腐屋（豆腐類、あげ類、こんにゃく類）
⑪乾物取扱業者（藻類、乾燥野菜類、乾燥きのこ類、凍豆腐、乾燥豆類、各種缶詰類、酒類、みりん類、しょうゆ類、みそ類、食塩、その他の調味料類、油脂類、小麦粉類、パン粉、でんぷん類など）
⑫漬物業者
⑬佃煮業者
⑭冷凍食品取扱業者
⑮特殊食品取扱業者（濃厚流動食、特別用途食品など）
⑯和洋菓子店
⑰洋菓子店　など

２　購入業者との契約方法

食材の契約方法には、「入札方式」「相見積方式」「随意契約方式」がある（図表５－３）。

図表５－３　購入業者との契約方法

分　類	内　容
入札方式	価格変動が少なく、品質が一定で毎日一定の使用が見込まれる精白米・牛乳などの食材を対象に、一定期間（通常３か月間）の使用予定数量、品質規格及び支払条件などを提示し、単位当たりの単価を公開入札させ、「最も有利な条件を提供した者との間に締結する」契約方式である。
相見積方式	一定期間価格変動が少ないと見込まれる食材（青果物・カット野菜類・鮮魚類・卵類は10日あるいは15日間、その他の食材は１～３か月間）を対象に、納入させる食材ごとに一定期間の使用予定数量、品質規格及び支払条件などを提示し、複数の業者から食材ごとに単位当たりの単価見積書を提出させ、品質規格、単価などを比較検討して食材ごとに納入業者を決定する契約方式である。
随意契約方式	契約の相手方を選定するのに競争方式によることなく、任意に特定の相手方を選び契約する方式で、相見積は不要である。公的企業では、契約の目的物件が特定のものでなければ納入することができないとき、契約上、特殊な物品または特別の目的があるため買入先が特定され、または特殊な技術を必要とするときなどとされている。具体的には、桜もち、かしわもち、クリスマスケーキなど行事食の食材を外注するときの購入契約（単価契約）がこれにあたる。

注）「入札方式」「相見積方式」にはいずれも指名競争契約と一般競争契約がある。「資力、信用その他について適当であると認めた特定多数の競争加入者」（通常３業者以上）において実施する。

(3) 食品の出回り期

　加工食品の進歩及び輸入食材の増加によって、即日消費食品（生鮮食品）の旬がわかりにくくなっている。旬の食材は、栄養価も高く、味も優れており、さらに価格も安い。したがって、旬の食材は、献立に上手に取り入れるためにも覚えておくことは有意義である。魚介類及び野菜・果物類の出回り期を図表5－4、5に示す。

図表5－4　魚介類の出回り期

（東京市場　最盛期　出回り期）

食品名＼月	春 3	4	5	夏 6	7	8	秋 9	10	11	冬 12	1	2	調理の例
ぶ　　り													照り焼き・さしみ
ま　　す													塩焼き・フライ
し　じ　み													みそ汁・つくだ煮
あおやぎ													酢の物・なべ物・すしだね
あ ま だ い													煮つけ・塩焼き
と び う お													塩焼き・フライ
ま　ぐ　ろ													さしみ・照り焼き
か つ お													煮つけ・塩焼き
ま だ い													塩焼き・さしみ・ちりなべ
あ さ り													みそ汁・つくだ煮
ぐ　　ち													塩焼き・から揚げ
き わ だ													照り焼き・さしみ
ま い わ し													塩焼き・煮つけ・干物
ま が れ い													揚げ物・煮つけ
したびらめ													バター焼き・フライ
め ば る													煮つけ
い さ き													塩焼き・煮つけ
ま あ じ													煮つけ・塩焼き・天ぷら
するめいか													酢の物・天ぷら・塩焼き
た か べ													塩焼き
さ ざ え													つぼ焼き・酢の物
まかじき													照り焼き・さしみ
さ ん ま													塩焼き・干物
か ま す													塩焼き・干物・天ぷら
き　　す													天ぷら・塩焼き
ほ っ け													塩焼き・干物
さ　　け													塩焼き・なべ物・バター焼き
さ　　ば													煮つけ・塩焼き・酢づけ
はまぐり													吸い物・なべ物
い な だ													照り焼き・天ぷら・さしみ
すけそうだら													塩焼き・揚げ物
ま あ な ご													天ぷら・煮つけ
た　こ													酢の物・煮物・すしだね
す ず き													塩焼き・煮つけ・フライ
あ ん こ う													なべ物
か　　き													酢の物・フライ・なべ物
このしろ													酢の物・なべ物
養殖はまち													照り焼き・さしみ
ひ ら め													天ぷら・煮つけ・バター焼き
さ わ ら													フライ・照り焼き
ほ う ぼ う													塩焼き・煮つけ・なべ物

出所）山本辰芳ほか監修『給食経営管理論』メイツ出版　2007年　104頁

5章　給食の生産（調理）

図表5-5　野菜・果物類の出回り期

（東京市場　▨▨ 最盛期　▭▭ 出回り期）

食品名	春(3)	(4)	(5)	夏(6)	(7)	(8)	秋(9)	(10)	(11)	冬(12)	(1)	(2)	調理の例
うど	◎	◎											酢の物・サラダ
きょうな	○	◎	○										つけ物・みそ汁
もやし	○	○	○	○	○	○	○	○	○	○	○	○	炒め物・酢の物・みそ汁
ほうれん草	○	○	○	○	○	○	○	○	○	◎	◎	○	ひたし物・バター炒め
くわい										◎	◎		煮物
なましいたけ	○	○	○	○	○	○	○	○	○	○	○	○	なべ物・吸い物・バター炒め
からしな	◎	◎											つけ物
セロリ			◎	◎									サラダ・スープ
ふき		○	◎	○									煮物
みつば	○	○	○	○	○	○	○	○	○	○	○	○	吸い物
たけのこ		◎	◎										煮物
さやえんどう		○	◎	◎									炒め物・サラダ
わらび		◎	◎										煮物・みそ汁
キャベツ	○	○	○	○	○	○	○	○	○	○	○	○	サラダ・炒め物・つけ物
梅				◎									梅ぼし・梅酒
らっきょう			◎	◎									つけ物
ごぼう	○	○	○	○	○	○	○	○	○	○	○	○	炒め物・揚げ物
じゃがいも	○	○	◎	◎	○	○	○	○	○	○	○	○	コロッケ・シチュー・煮物
さやいんげん				◎	◎	◎	○						バター炒め・和え物
メロン				○	◎	◎	○						生食・つけ物
枝豆					◎	◎							塩ゆで
トマト				○	◎	◎	○						サラダ・シチュー
きゅうり			○	◎	◎	◎	○						サラダ・和え物
たまねぎ	○	○	○	○	○	○	○	○	○	○	○	○	シチュー・サラダ・炒め物
かぼちゃ					◎	◎	◎						煮物・揚げ物・スープ
みょうが					◎	◎	◎						酢の物・吸い物
とうもろこし					◎	◎	○						塩ゆで・スープ
なす				○	◎	◎	◎	○					煮物・揚げ物・つけ物
しその実							◎						薬味・塩づけ
さつまいも							○	◎	◎	○			甘煮・揚げ物・塩蒸し
まつたけ							◎	◎					吸い物・炊き込み飯
はくさい									◎	◎	◎	○	なべ物・つけ物
にんじん	○	○	○	○	○	○	○	○	○	○	○	○	サラダ・カレー・煮物
れんこん								○	◎	◎	○		煮物・揚げ物・酢づけ
さといも							○	◎	◎	○			煮物・おでん
ねぎ	○	○	○	○	○	○	○	○	◎	◎	◎	○	和え物・みそ汁
ゆず									◎	◎			薬味・吸い物
きんかん	◎										○	◎	甘煮
夏みかん	○	◎	◎										生食・果実酒
いちご	○	◎	◎	○									生食・ジャム・果実酒
びわ				◎									生食
かき								◎	◎				生食
りんご	○							◎	◎	◎	○	○	生食・ジャム
もも					◎	◎							生食

出所）図表5-4に同じ　105頁

(4) 食材の購入方法

　給食経営管理上、食材の購入価格（仕入価格）をより安価にすることは重要な行動である。給食施設の規模、調理内容、納入業者の事情などにより購入方法は異なる。

　給食会社や給食センターでは、同一献立のことが多く、同じ食材をまとめて大量に一括購入すること（集中方式）が可能である。さらに、同一地域にある給食施設の管理栄養士らが集まって研究会を開き、一般食（常食）の献

立を統一し、あるいは共通で大量に使用が見込める食材について、共同購入することも可能である。また、使用頻度の高い食材ごとの購入価格などの情報を交換し、納入業者の検討に役立てているグループもある。

いずれにせよ、納入業者を一定にせず、絶えず経営感覚をもち、より安価で品質のよい食材と購入方法を求める努力を忘れてはならない。

(5) 発注量の算出方法

食材の発注は、予定献立の中に登載されている食材ごとの発注量の算定から始まる。発注量の算定方法は、次式のとおりである。

発注量＝1人分の純使用量÷可食部率×100×予定食数

可食部率＝100－廃棄率

例1）廃棄のない場合

　　　肉、1人分40 g、予定食数80食の場合。

　　　40 g×80食＝3200 g

例2）廃棄のある場合

　　　じゃがいも、1人分60 g、廃棄率5％、予定食数50食の場合。

　　　60 g÷(100－5)％×100×50食＝3157.9≒3200 g

廃棄率は、「日本食品標準成分表」の値を参考に、給食施設の実測に基づいた独自の補正による計画が望ましい。特に、揚げ油や調理に使用するしょうゆ、砂糖、食塩などの調味料は、実際の給与量と消費量にかなりの差が生ずる。吸油率、塩分吸収率などは、食材、温度、調合割合などで変動する。給食施設独自で調理ごとの適正量を設定し、給与栄養量の精度管理及び食材管理の適正化を図っておくことが、良好な給食経営管理につながる。

(6) 発注方法

発注方法には、発注書（発注伝票）、コンピュータ、FAX、電話、店頭などが考えられる。実際には、以下の方法が併用されている。

❶発注書（発注伝票）

納入業者ごとに、発注日、発注する食品名、数量、単位、納品日、使用日、備考などを記載したものである。食材納品時に次回以降に使用する内容を示すが、あくまで予定なので、直前にFAX、電話などで変更する部分の連絡が必要である。コンピュータによる出力書類とすることもできる。

❷コンピュータ

給食施設と業者にコンピュータがある場合は、インターネットや電子メー

ルを通じて発注書を送信することもできる。

❸FAX

給食施設と業者にFAXがある場合は、発注書を送信できる。発注先が留守の場合にも便利である。

❹電　話

急を要する場合や追加注文、変更注文の場合に利用される方法であるが、内容の連絡ミスを避けるため、確認の意味で内容を復唱し、担当者の名前をお互いに知らせることを忘れてはいけない。

❺店　頭

扱う量が少ない場合は、個人商店、スーパーマーケット、コンビニエンスストアなどに出かけ、直接食材を確認し発注することは可能であるが、店頭に出向くための時間を要する。通常は、急を要する場合に利用する方法で、発注先に配送手段がない場合や、契約業者に必要な食材がない場合に近隣の取扱店に出かけることになる。計画的購入や緊急時の備蓄食品の計画により、そのようなことは回避される。

図表5－6は、消費日計表を納品書（検収簿）と兼ねる場合の発注書の例である。これは、即日消費食品（生鮮食品）の食材料費が一般食（常食）、一般食（常食）以外の患者食及び患者外食の食事区分が明確になっている病院において、発注書・納品書の複写を消費日計表として代用した方式で、発注書、発注書の控え、納品書、消費日計表の4枚つづりになる。業者にとっては単価を記入しなければならないが、その代わりに請求書を加えたり、食品名や数量を記入しなくてもよいという利点がある。なお、在庫分を発注する場合は、同じ形式の別伝票が必要になる。

(7) 納品方法

納入業者が、発注書などで指示した食材を指定の日時に納入する場合、食材の品質が劣化しないように、たとえば、即日消費食品（生鮮食品）は、保冷車で配送させるなど「大量調理施設衛生管理マニュアル」の「（別添1）原材料、製品等の保存温度」[2]にしたがって配送するように指示を与えておくことが望ましい。

○2　資料3（269頁）参照

(8) 検収方法

検収とは、食材の鮮度、品質、数量、規格、契約単価、品温（表面温度の測定）、また、異物混入などに問題がないかについて、食品ごとに発注書の控えと照合することである。

あらかじめ、給食施設独自で食品群ごとに「検収基準表」を作成しておく

図表５－６　病院の発注書の様式例（消費日計表を納品書と兼ねる場合）

発　注　書

発注日　　年　　月　　日(　　)
納品日　　年　　月　　日(　　)
使用日　　年　　月　　日(　　)

業者名

食品名	数量	単位		患者食				患者外食			備考
				一般食		特別食		職員食			
				発注量		発注量		発注量			
小計											

食料品消費日計表

納品日　　年　　月　　日(　　)
使用日　　年　　月　　日(　　)

検印

業者名

食品名	数量	単位	単価	患者食				患者外食		合計金額	備考
				一般食		特別食		職員食			
				発注量	金額	発注量	金額	発注量	金額		

納　品　書

納品日　　年　　月　　日(　　)
使用日　　年　　月　　日(　　)

検印

業者名

食品名	数量	単位	単価	患者食				患者外食		合計金額	納品時刻	温度(℃)	異物異臭の有無
				常食		特別食		職員食					
				発注量	金額	発注量	金額	発注量	金額				

発注書／控

発注日　　年　　月　　日(　　)
納品日　　年　　月　　日(　　)
使用日　　年　　月　　日(　　)

業者名

食品名	数量	単位		患者食				患者外食			備考
				一般食		特別食		職員食			
小計											

注）４枚複写をして使用する。

出所）大阪府ほか監修『病院及び介護保険施設における栄養管理指針ガイドブック』大阪府栄養士会　2022年　73、74頁

こ␣とも重要である。検収基準表とは、食品名、標準規格、品質基準を掲載した検収マニュアルである。また、大量調理施設では、「検収の記録簿」もしくは発注書の控えには、検収日時、検収者、表面温度（保存温度の確認）、異物混入の有無などが記載できる欄を設けておくことが大量調理施設衛生管理マニュアルによって義務づけられている。さらに、原材料は、食品ごとに50g程度ずつビニール袋など清潔な容器に密封して入れ、−20℃以下で2週間以上保存することが同様に義務づけられている。

4．食材の保管・在庫管理

(1) 食材の保管

前述のとおり、納入された食材は、即日消費するものと保管するものに分けて大量調理施設衛生管理マニュアルの「(別添1) 原材料、製品等の保存温度」に示された保存温度で保管する。

食品ごとに、蓋のできる容器に区分し、保管する。保管設備としては、常温の保管庫（できれば、温度25℃以下、湿度80％以下に空調できる部屋）、保冷（10±5℃）、冷蔵（0〜5℃）、氷温（0±2℃）、冷凍（−18℃以下）に区分できる冷蔵庫（室）、冷凍庫（室）が給食施設の規模にあわせて整備されている必要がある。

(2) 在庫管理

穀類、調味料、乾物、缶詰類など在庫を生ずる食材（在庫食品、保管物品、貯蔵食品）については、食品別に「在庫食品受払簿」を作成することが望ましい。入庫・出庫量を先入れ先出し法[3]などで記録し、月末に棚卸し[4]（在庫量調査）を実施して、帳簿の残量と実際の在庫量が一致するように管理する。使用した数量が、食材料費の使用額に反映する。

事務処理をコンピュータ化することもできるが、その場合も月末の棚卸しは、在庫管理上必要である。

5．食材の原価管理

食材料費は、人件費同様、給食の経費の大部分を占め、給食経営管理上、その消費額は重要課題となっている。予定消費額と実施消費額を把握し、食材の購入価格の検討、献立の見直しなどによって適正な原価管理を行う[5]。

食材料費は、次式で求められる。

[3] 先入れ先出し法
買入順法ともいう。棚卸資産原価の配分方法（費用配分の方法）の一種で、最も早く受け入れた棚卸資産から順次払出されたという仮定に基づいて、当期払出品原価及び期末棚卸品原価を決定する方法である。

[4] 棚卸し
定期的に在庫量を確認して帳簿と現物の在庫量を照合することである。大きな差がある場合には、原因を究明し、改善をする。通常、給食施設では、1か月単位で期末在庫量を調べ、購入量と期首在庫量から差し引いて使用量を算出し、原価計算期間の純食材料費を算定する資料に用いる。

[5] 給食の原価について、詳しくは9章3節(210頁)を参照。

$$\begin{aligned}食材料費 =\ &期首在庫額（前期からの繰越額）+期間在庫品購入額\\&-期末在庫額（次期繰越額）+期間即日消費食品購入額\end{aligned}$$

●6 ABC分析
在庫管理を目的に開発された分析方法である。食材管理の場合は、A：使用金額が多いグループ（累積比率80％までを占める食材）、B：使用金額が中間のグループ（累積比率80〜95％までを占める食材）、C：使用金額が少ないグループ（累積比率95〜100％までを占める食材）とする。一定期間の食材の使用金額を計算し、ABCの3段階に分類したうえで、Aグループを重点的に管理して食材原価を下げる。業務分析などにも応用して改善に役立てることができる。

　食材料費のコストダウンを検討する場合、ABC分析●6がよく用いられる（図表5-7）。購入金額の累積比率80％までを占める食材をAグループ、次の15％（累積比率80〜95％まで）を占める食材をBグループ、次の5％（累積比率95〜100％まで）を占める食材をCグループに分類し、Aグループにある食材の購入価格を重点的に検討するもので、経営管理の手法の1つである。

図表5-7　ABC分析を用いた食材の原価管理

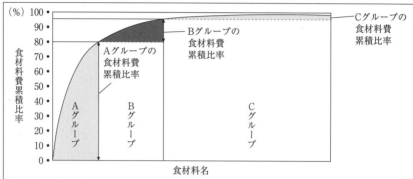

① 一定期間内の各食材の使用金額を算出する。
② それぞれの食品の食材料費占有比率を求める。
　食品名「X」の食材料費占有比率＝「X」の一定期間内の金額／一定期間内の食材料費合計額
③ ②を比率の大きい順に左側からならべる。
　占有比率は右側にいくほど累積する。
④ 累積比率80％までを占める食材をAグループ、次の15％（累積比率80〜95％まで）を占める食材をBグループ、次の5％（累積比率95〜100％まで）を占める食材をCグループに区別する。
　・Aに属する食材：単価×使用量が大きく、食材料原価に対する影響が大きい
　・Bに属する食材：単価×使用量が中間的位置にあるもの
　・Cに属する食材：単価×使用量が少なく、全体的な影響が小さい

出所）外山健二・幸林友男編『給食経営管理論　第2版』講談社　2006年　62頁

2　生産（調理）と提供

1．給食の生産管理

　生産管理とは、原材料や労働力を投入し、製品として産出するために加工・変換する過程全体が円滑に行われるように管理・統制する一連の活動である。給食経営管理においては、食材、給食業務従事者、ガス・電気、調理機器などを用いて、目的にそった品質の食事に加工・変換することである。
　給食施設の生産管理における目的とは、一定レベルの品質の食事を安定し

て提供することである。そのためには、人、機械、材料といった生産活動を構成する要素が十分に備わっていることと、計画（Plan）、実施（Do）、確認・評価（Check）、改善（Action）のマネジメントサイクルをとおして、調理作業の正確性、安全性、経済性、迅速性、簡素性に努める必要がある。

2．給食の調理システム

(1) 調理システム

給食の調理システムには、以下のような方式がある（図表５－８）。

図表５－８　調理システム

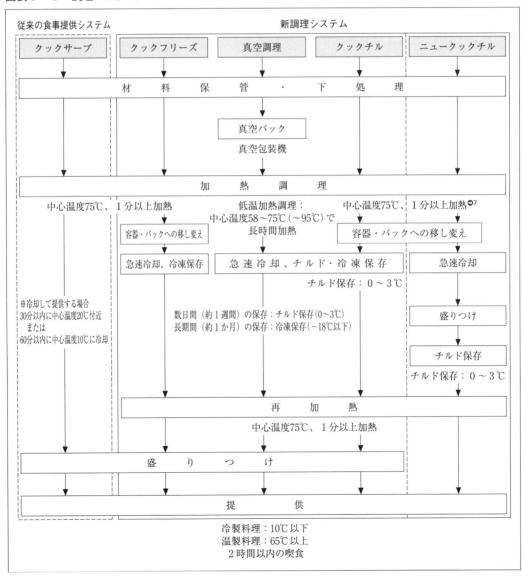

❶クックサーブ

　当日調理・当日喫食を基本とし、食事提供時刻にあわせて加熱調理[7]（中心温度75℃、1分以上）後、冷蔵または冷凍せずに、速やかに（2時間以内）食事を提供する。従来から行っている調理方法（コンベンショナルシステム）である。

❷クックフリーズ

　あらかじめ調理したものを冷凍状態で一定期間保存するために、加熱調理[7]（75℃、1分以上）後に急速冷却（－18℃以下）し、提供するときに再加熱する調理方法である。

❸真空調理（真空パック）

　食材（下処理済の食材）と調味料を一緒に袋詰めし、真空包装のうえ低温にて加熱調理（58～95℃）後、急速冷却または急速冷凍（－18℃以下）し、チルド（0～3℃）または冷凍（－18℃以下）で保管し、使用時に再加熱する調理方法である。

❹クックチル

　加熱調理[7]（75℃、1分以上）された食材を、チルド域の温度帯（0～3℃）に急速冷却（90分以内3℃以下）し、提供までチルド状態で保存しておき、提供時に再加熱（75℃、1分以上）する調理方法である。品質と衛生面からの作業工程管理が必要であるが、品質を一定に保つことができ、人件費・光熱水費を削減することができるとともに、調理機器の有効活用が可能となって生産性が向上する。なお、冷却方法の違いから、ブラストチラー方式とタンブルチラー方式とがある。

❺ニュークックチル

　クックチルでは、再加熱後に盛りつけ作業が必要となるが、ニュークックチルではチルド状態で盛りつけ作業を行い、盛りつけ後にトレイの上に一人前ずつ食事をセットし、提供までチルド状態で保存しておき、提供時に再加熱カートなどを使用して、再加熱（75℃、1分以上）すると同時に配膳が可能になる調理方法である。再加熱の方法には、熱風式、マイクロ波式、IH方式[8]、EH方式[9]などがある。

(2) 新調理の活用

　近年、フードサービスの多様化により、食材のロスや無駄を極力なくし、安全で高品質な食の提供や作業のマニュアル（合理）化、労働環境の改善、計画的な料理提供などを目的として、さまざまな調理システムが開発されている。1996（平成8）年に定められた「院外調理における衛生管理ガイドラインについて」及び1997（平成9）年に定められた「大量調理施設衛生管理

---

[7] 加熱調理
二枚貝などノロウイルス汚染のおそれがある食品の場合は85～90℃、90秒以上。

[8] IH方式
Induction Heating
（電磁誘導加熱方式）

[9] EH方式
Electric Heating
（電気加熱方式）

マニュアル」において、HACCPの概念が導入されたことによって、従来の調理方式であるクックサーブシステム以外に、前述のような新たな調理システムが開発され、主に病院給食などで導入されている。新調理導入によって、以下のようなメリットが考えられる。

①衛生管理の徹底

　温度と時間の管理（T-T管理[10]）により、製造物責任法（PL法）、HACCPへの対応が可能である。

②生産性の向上

　調理作業の効率化で、少人数での大量調理が可能である。

③直接人件費（労務費）[11]の削減

　給食業務従事者の有効利用を図ることができる。

④在庫管理の効率化

　必要なときに必要な食数の提供が可能である。

⑤食材購入の有利性

　大量調理の計画と安全性を図ることができる。

⑥選択メニュー制の充実

　容易で豊富な献立作成が期待できる。

　また、クックサーブシステムでの生産管理を行っている給食施設であっても、施設の規模、設備、人員に応じて、新調理を部分的に活用する。つまり、複数の調理システムの導入を検討していくことで効率化と安全性を確保することができる。安全かつ衛生的であり、一定レベルの品質を確保するための大量調理のシステムに役立つといえる。

> [10] T-T管理
> T-T管理とは、食品の品質劣化の速度が温度と時間との間に一定の関係性があることから、細菌の増殖を防ぐ衛生管理の方法として「時間（Time）」「温度（Temperature）」を管理・監視することである。細菌が増殖しやすい温度帯を短時間で通過または回避するために、細菌の死滅温度まで確実に必要な時間以上の加熱調理を継続して管理・監視し、記録する。なお、T-T・Tとは、時間と温度、さらに許容限度（Tolerance）のことをいう。

> [11] 人件費（労務費）
> 労務費には、主に調理従事者の労務費に該当する直接労務費と洗浄・配食担当者の労務費に該当する間接労務費がある。新調理システムの導入により削減できるのは主に直接労務費である。

3．給食のオペレーション（生産とサービス）

　給食経営管理のトータルシステムやサブシステムの構築を具体的に考える際には、生産とサービスのオペレーション（操作、作業）をどのようなシステムにするか、つまり、生産管理及び提供管理のシステム化が重要である。給食の代表的な生産・提供システムは図表５－９のとおりである。

4．生産計画（調理工程、作業工程）

(1) 生産計画とは

　生産計画とは、前述した生産活動の構成要素を投入し、調理によって加工・変換して、求められる品質と量の食事（製品）を、求められるときに、経済的に産出するための過程を計画することである。

　給食の場合、産出する食事が日々変化するために、加工・変換する過程で

図表5－9　給食における生産・提供システム

生産・提供システム	調理システム	生産と提供の時間的関係	生産と提供の場所	施設設備の特徴
コンベンショナルシステム	クックサーブ	食事提供時刻に合わせて調理・提供作業を行う。	同一施設内。	給食施設に必要な施設設備。
レディフードシステム	クックチル クックフリーズ 真空調理	調理、急速冷却までは連続的に行う。厳密な温度管理に基づき保管。提供時刻に合わせて再加熱を行う。調理方式により保管日数の管理基準が異なる。	同一施設内またはセントラルキッチンシステムに導入も可能。	厳密な衛生管理基準を遵守できる施設。急速冷却器、真空包装機、専用保管庫。
セントラルキッチンシステム≒カミサリーシステム	クックサーブ（TT管理が可能な場合） クックチル クックフリーズ 真空調理	クックサーブとクックチル等では、調理と提供までの管理基準が異なる。クックサーブの場合、調理後管理基準内の温度帯で2時間以内に喫食することが条件。	調理はセントラルキッチンで行い、複数のサテライトキッチンに搬送し、再加熱して提供する。一部の調理と提供をサテライトキッチンで行う。	厳密な衛生管理基準を遵守できる施設。調理方式により急速冷却器、専用保管庫。温度管理の可能な搬送器。車両。
アッセンブリーサーブシステム	クックチル クックフリーズ 真空調理	提供の計画に応じて、納品の日時を調整する。	調理は食品メーカーなど受託側の施設で行い、再加熱と提供は給食施設で行う。	厳密な衛生管理基準を遵守できる施設。ストックスペース、再加熱機器。

出所）日本給食経営管理学会監修『給食経営管理用語辞典　第3版』第一出版　2020年　71頁

図表5－10　目標の設定

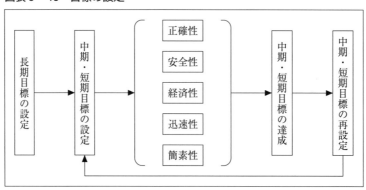

ある調理工程の手順、時間が変動し、投入する食材の種類や量、給食業務従事者の作業分担、設備機器の稼働率なども変動する。したがって、生産計画を立案する際には、これらの変動を加味して、長期、中期、短期といった段階的な目標を設定して計画する必要がある（図表5-10）。まずは、基本となる長期目標を設定し、そのうえで中期目標、短期目標を検討する。そして、中期目標と短期目標は、達成された時点で速やかに再設定し、現状に満足することなく、さらなる目標に向けて努めていく必要がある。

また、生産計画は、給食施設の経営方針に基づいて立案されていること、また、目標の達成のためには、人材育成などによる給食業務従事者の意識の向上なども重要となる。管理栄養士・栄養士は、生産管理業務をデザインし、自らが目標をしっかり意識するとともに、給食業務従事者全員に浸透するように努めることも重要な業務である。

(2) 調理工程

1 調理工程とは

調理工程とは、食材が料理に加工・変換される過程である。給食においては、限られた給食業務従事者によって、指定された時間に、高品質の食事を提供する必要がある。そのためには調理工程を合理化する必要がある。調理工程の合理化とは、調理作業の手順や時間を標準化するとともに、単純化、専門化、機械化することである。合理化を図る過程では、「ムダ」「ムリ」「ムラ」を見出し、検討する必要がある。

一般的に、回数を重ねるごとに同一献立の調理作業は合理化される傾向にあるが、予定献立を計画する際、一定レベルの品質に達する食事内容かどうかを見極め、給食施設の能力に見合った合理的な献立を選択することが大切である。サイクルメニューによる献立管理を行っている施設においては、そのメニューの再現性についても考慮する必要がある。

2 調理工程の標準化

調理工程は、給食施設の種別、規模、食事の提供回数に応じてさまざまである。病院や介護老人保健施設などは1日3食であったり、平日と週末を問わず食事を提供する場合には、給食業務従事者も固定できない状況が考えられる。その他にも、給食業務従事者の経験によっておのずと差が生ずる。しかし、従事者間で仕上がり具合や衛生管理レベルに差が生じることは避けなければならず、そのために「標準化」が重要となる。

調理工程においては、大量調理施設衛生管理マニュアルなどを参考にして標準化することが望ましい。また、標準化した調理工程をもとに、調理工程

図表5－11　調理工程の例（炊飯）

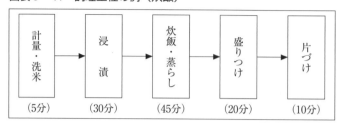

計画を作成することが大切である。図表5－11は、炊飯の調理工程を示しているが、米の計量、洗米時間、水の計量、浸漬時間、炊飯時間、蒸らし時間に複数の給食業務従事者が携わる場合には、仕上がり具合に差を生じさせないために、あらかじめ調理工程時間を設定しておくとよい。ただし、季節による温度差や新米の出回り時期など食材や調理条件が常に一定の状態であるとは限らず変動するため、ミーティングなどを行って必要に応じて調整する。

(3) 作業工程

1 作業工程とは

作業工程とは、人の作業に着目した過程である。作業工程は、限られた人員と時間を有効に活用し効率よく調理を行うために必要となる。その際に考慮しなければならないことは、作業動線である。

7章で詳述するが、作業スペースにおいては、安全で衛生的な食事が提供されるために、食材・調理器具・人は、逆戻りしない一方通行が前提である[12]。作業スペースは、納品された食品が速やかに下処理される汚染作業区域と、調理、盛りつけ、配膳（食事サービス）される非汚染作業区域に区分しているが、汚染作業区域から非汚染作業区域に送られた食材、調理器具、人が逆戻りすることのないように、また、非汚染作業区域内であっても加熱前の器具が加熱後にも再度使用されることなどがないようにするためである。

●12　185頁参照

2 作業工程の標準化

作業工程についても調理工程と同様に、適切な温度・時間管理のもとに調理し、盛りつけ、配膳した後、下膳、洗浄、廃棄物処理、清掃、点検、評価を行って完了する。したがって、人員の「ムダ」「ムリ」「ムラ」をなくし、最も合理的で効率的な作業工程を明確にし、標準化していくことが大切である。

通常、ほぼ毎日、または毎回必要となる日常的な作業工程から標準化を図り、献立の内容によって要する時間、人員、設備機器などが異なるために一律に考えられない面についてどのように対応できるかを考える。最も重要となる配膳（食事サービス）開始時を基準として、調理工程を必要時間で逆算

し、それに対して必要となる作業工程を組み合わせていく。

　給食業務従事者が担当する調理作業は、複数である場合が多い。特定の給食業務従事者が特定部分の作業を常に担当する作業工程の場合、その部分においては優れた作業能力があると判断できるかもしれないが、他の給食業務従事者は育たないことになる。また、他の工程においては、作業能力が下がっ

図表５－12　給食作業手順表（指示書）の例

令和　　年　月　日（　　）　　クラス：＿＿＿＿　班：＿＿＿＿　担当者：＿＿＿＿＿＿＿＿＿
食数：＿100＿食／日

作業・献立名	食品名	純使用料(g) 1人分	純使用料(g) 総量	作業要領（指示）	使用する機器	作業者名
出席確認 献立記入 検収 食器の準備				1．出席人数を確認し、報告する。 2．予定献立を白板に書く。 3．材料の検収を行い、白板に記入する。 4．茶碗、中皿、サラダ椀、漬物皿、フルーツ皿、湯のみ、はし、お盆を（　客）分用意し、水洗い後、乾燥機にかける。	はかり 乾燥機	
ごはん	米・精白米（水稲）	95	9,500	1．米を（　kg）計り、洗米機で3分間洗った後、3分間水切りする。炊飯器に洗った米を入れ、米の重量の1.4倍量の水（　kg）に15分間浸漬する。 2．1を自動炊飯器にセットし、点火する。 炊きあがったら10分間蒸らし、茶碗によそう。	はかり 洗米機 米あげザル 炊飯鍋 包丁 まな板 ボール たわし 自動炊飯器	
から揚げ	若鶏・もも、皮つき こいくちしょうゆ しょうが・根茎 じゃがいもでん粉 調合油 キャベツ トマト パセリ・葉	75 2.5 1.0 7.5 7.5 40 30 1	7,500 250 100 750 750 4,000 3,000 100	1．鶏肉は1人当たり3個となるよう、1個25g大の角切りにする。 2．おろししょうが、こいくちしょうゆに1を30分間漬け込む。 3．2にじゃがいもでん粉をまぶし、180℃の油で約5分間熱し、中心温度75℃以上3点、1分間以上を確認し、付け合わせの野菜とともに皿に盛りつける。 4．付け合わせの野菜は、洗浄、消毒後キャベツ はせん切りに、トマトはくし型に切り、パセリは軸だけを取り除き、皿の向こう側に盛りつける。	片手鍋 ザル 木じゃくし 鍋つかみ	
後片付け				1．食器を洗浄する。 2．炊飯釜、米あげザルを洗う。 3．フライヤーの掃除をする。 4．鍋類を洗う。 5．レンジを磨く。 6．配膳車、配膳台を二度ぶきする。 7．床と溝を清掃する。 8．残飯、ごみを捨てる。 9．調味料を補充する。 10．洗剤を補充する。 11．ふきんを洗う。		

出所）藤原政嘉・田中俊治・赤尾正編『給食経営管理実習ワークブック　第4版』みらい　2025年　54頁

てしまうことも考えられる。給食業務従事者全員が一定レベルを維持できるように標準化した作業内容を作業者への指示として書き表した作業指示書（レシピ）を作成してマニュアル化したり、職場内教育（OJT：on-the-job training）を行うことが重要である[13]。作業指示書の例を図表5-12に示す。

●13　193頁参照

③ 作業工程計画

作業工程の標準化が図られた際には、それをもとに作業工程計画を作成しておくと、時間の経過と作業の進行状況、各給食業務従事者の行うべき作業の確認にもなり、よりスムーズに作業を進めることができる。熟練者が多い給食施設やサイクルメニューで提供している給食施設では、作業工程計画が頻繁に必要とされない場合もあるが、献立が変更された場合や行事食などの場合には、予定献立表とともに作業工程表を作成して提示することで「ムダ」「ムリ」「ムラ」をなくすためにも有効である。作業工程表の例を図表5-13に示す。

病院など1日3食を提供する施設では、労働時間に応じて、主に朝食の作業を行う早出出勤（施設によって当直勤務）者と昼食以降の作業を行う者と

図表5-13　作業工程表の例

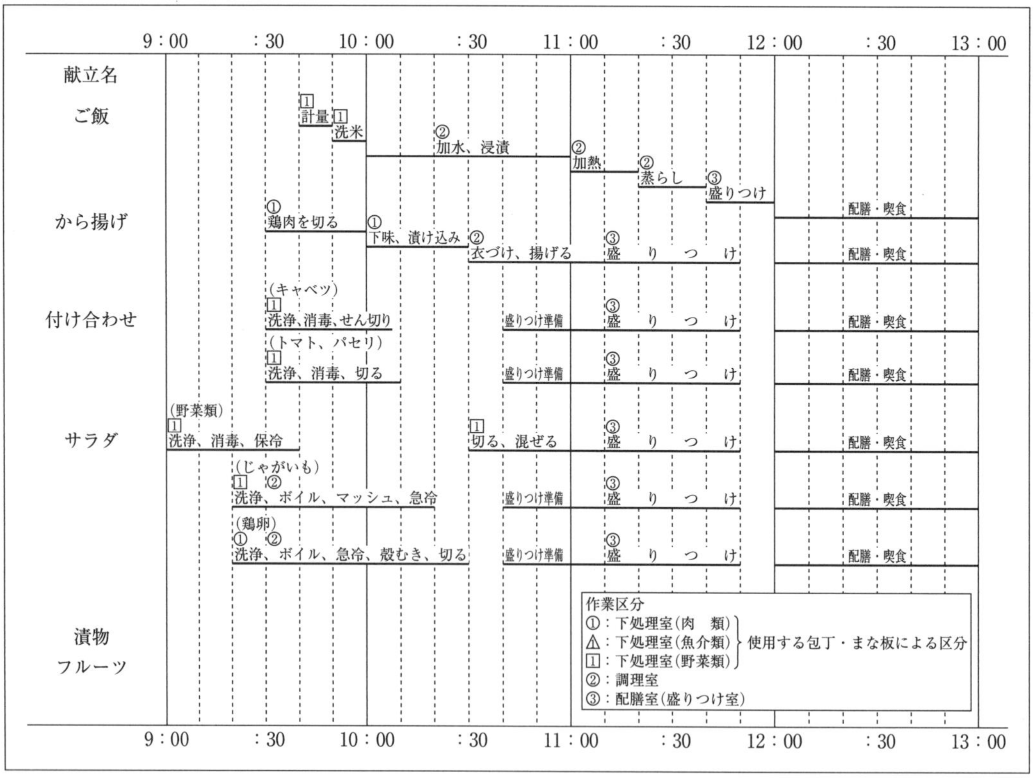

作業区分
① 下処理室（肉　類）
△ 下処理室（魚介類）　　使用する包丁・まな板による区分
□ 下処理室（野菜類）
② 調理室
③ 配膳室（盛りつけ室）

出所）図表5-12に同じ　55頁

図表5-14 給食業務従事者の配置表(病院)の例

担当	業務内容(時間帯順)
A	配茶/炊飯/盛りつけ/洗米/洗浄 → 食器準備/炊飯/配茶/盛りつけ/フォロー/保存食 → ミーティング → 食事・休憩 → 下膳/食器準備/洗米/炊飯 → 盛りつけ・片づけ
B	加熱調理/味噌汁/片づけ/洗浄 → 加熱調理/盛りつけ/加熱調理/片づけ → 加熱調理
C	食器準備/盛りつけ/フォロー/洗浄 → 調理/盛りつけ/フォロー/片づけ → 調理
D	別献立/フォロー/配膳/保存会/下膳 → フォロー/盛りつけ/フォロー/片づけ → 下膳/洗浄/特別調理
E	特別調理/粥調理/盛りつけ/分食準備/下膳 → 特別調理/粥調理/盛りつけ/分食準備 → 下膳/洗浄/特別調理/分食準備
F	(なし) → 仕込み/盛りつけ/仕込み → 洗浄/翌日準備/盛りつけ/配茶/片づけ・清掃/点検/洗浄/業務終了
G	(なし) → 仕込み/盛りつけ/仕込み → 洗浄/翌日準備
H	(なし) → 洗浄/仕込み/配膳/仕込み → 洗浄/翌日準備/フォロー/粥調理/盛りつけ/洗浄
P₁	(なし) → 食堂準備/盛りつけ/食堂/サービス食堂 → 洗浄/片づけ/仕込み/業務終了
P₂	(なし) → 仕込み/フォロー → 仕込み/配膳/下膳/洗浄/業務終了

時間帯:6:30～19:30。食事・休憩は12:30～14:00頃。

注)P₁、P₂はパートスタッフを想定。

が時差出勤を行うことが多いため、人員配置の管理も重要である。図表5-14は、早出出勤5名、時差出勤3名、パート2名の給食業務従事者の配置表である。

5.大量調理の方法・技術

(1) 大量調理と少量調理の主な相違点

ここでいう大量調理とは、家庭における少量調理に対して、給食施設の諸条件(施設設備、時間、調理担当者など)の下、給食の目的にそった食事を特定かつ多数の人に提供するために行われる調理のことで、少量調理とは異なる特徴がいくつかある。主な特徴は、以下のとおりである。

①処理時間がかかる。
②「ムダ」が出る可能性がある。

③専用の機器・器具を必要とする。
④調理作業域が広い。
⑤調理時間がかかる。
⑥仕上がりを一定にすることが難しい。
⑦できあがってすぐに提供するには工夫が必要である。
⑧マンパワーでまかなえない部分は専用の設備が必要である。

　単に扱う食材が多いだけでは、大量調理を行ったことにはならない。一般家庭料理などの少量調理は、調理工程のほとんどを1人でこなすことになるが、大量調理では、複数の人員がそれぞれ分担して作業を進めなければならない。また、家庭内のキッチンでの動線と比較して、大量調理の作業スペースでの行動範囲はかなり広く、専用スペースが下処理、主調理、盛りつけごとに決められている。したがって、前述の作業工程にそって各自の責任のもとに作業に取り組む必要がある。また、利用者の満足度を高めるための工夫と努力が必要である。

　近年の飽食時代にあって、利用者の要望は日々増大しており、給食施設においてもニーズに応えられるように進化していく必要がある。病院給食は、これまでおいしくない食事の代名詞のようにいわれてきたが、献立の幅を広げたり、適温で提供するなど徐々に改善されてきている。しかし、より多くの利用者が満足するためには、設備の充実、作業工程の見直し、給食業務従事者の意識の向上などを図り、少量調理と同様の丁寧な仕事を心がけるとともに、大量調理のデメリットを克服する努力が必要である。

(2) 大量調理の変動要因

1 廃棄率

　食材を発注する際には、予定献立に基づいて廃棄量を割り出し、予定食数を的確に把握するが、季節、産地、業者によって廃棄率[14]に差が生じることが考えられる。さらに、作業を行う給食業務従事者によっても廃棄量に差が出ることも考えられる。したがって、廃棄率の差の範囲を小さくするために、施設ごとの独自の補正を施した値を用いることが必要となる。また、最終的に確定した食数を把握し、純使用量から食材の必要量を再計算することが、給与栄養目標量を満たす第一歩となる。

2 煮くずれ

　調理する食材が大量であるため、加熱に要する時間が長くなる。また、加熱終了後の余熱による食材への熱伝導に注意する必要がある。場合によって

○14　廃棄率
廃棄率は、日本食品標準成分表に示されている値よりも多くなる場合と少なくなる場合がある。また、各施設によっても異なる。特に廃棄率が大きい食材については注意が必要である。

は、部分的に加熱の差が生じることもあるため、不十分な加熱や必要以上の加熱による煮くずれなどにも注意が必要である。煮くずれについては、食材の重みにより圧迫される場合もあり、時間、仕上がり加減などについて総合的に判断する。場合によっては分割調理を検討する。ただし、スチームコンベクションオーブンなど用いる調理機器によっては、煮くずれしにくい場合もある。

③ 水分量

少量の調理に比べて大量調理は、機器、時間、火力などによって蒸発率に差が生じる。一般的に大量調理のほうが加熱中の蒸発率は低い。ただし、大量調理であっても用いる調理機器で、蒸発率の多少の差がある。

④ 味つけ濃度

一般的に調理する量が多くなれば、1食当たりの調味料の量は少なくなる。したがって献立ごとの塩分濃度の適正値を参考にすることは必要であるが、テストを繰り返して給食施設独自の調味基準を設定する必要がある。

調味料は、その使い方によって利用者の満足度に与える影響が大きい。たとえば、病院や介護老人保健施設などで減塩食を提供し、「味が淡い」と評価された場合は、正しい減塩とはいえない。舌で感じる味の濃さと塩分量は必ずしも比例するものではなく、食べておいしい減塩も可能である。汁物の料理を例にしてみると、使用可能な塩分相当量に対して水分量を加減したり、素材の風味などを活かすように工夫する。

⑤ 余熱による加熱

大量調理では、消火後の余熱によっても加熱が大幅に進むため、加熱時間を調整したり、冷却するなどの対応が必要となる。

6．調理工程管理

調理とは、食材を料理に変換させる調理方法の種類のことで、下処理（洗浄、浸漬、切截、下味）、主調理（ゆでる、煮る、炒める、揚げる、焼く、蒸すの加熱調理）、調味に大きく分けられる。調理工程管理とは、調理の種類、順序について調理時間を考慮して管理することである。

(1) 下処理

❶洗　浄

・野菜、いも類などの土が付いている食材は、調理室に持ち込む前に洗浄する。

- 生で食べる野菜などは、水洗いを特に丁寧に行う。
- 洗浄後の食材に付着した「付着水」は、洗浄後、十分に水切りを行う。

❷浸　漬

- 米、乾物、豆類などは加熱調理に入る前に浸漬操作を行う。
- もどし過ぎると味が落ちることがあるため、水分量と時間に留意する。
- 吸水状態での重量、容量がどの程度増加するのかを理解しておく。

❸切　截

加熱状態を均一にし、見た目をよくするために、フードカッター、合成調理機（フードスライサー）などを利用して同じ大きさにそろえて切る。

❹下　味

量、調味順序、調味時間を標準化する。

(2) 主調理

❶ゆでる

十分な水分量で調理することで食材を入れた際の温度低下を防ぐ。一般に、根菜類やいも類、かぼちゃなどは火が通りにくいため水から、葉物野菜や枝豆、ブロッコリーなどは湯からゆでることで色合いを保つ。また、下ゆでをすることで、①火の通りをよくする（根菜類、いも類など）、②臭みをとる（肉・魚など）、③アクを抜く（ほうれん草、春菊など）、④ぬめりをとる（里いも）などの効果がある。

❷煮　る

煮汁の中で食品を加熱する方法である。少ない煮汁で煮る「煮つけ」（魚）、煮汁がなくなるまで煮る「煮しめ」（根菜類、こんにゃくなど）、十分な煮汁で長時間煮る「煮込み」（おでん、シチュー）、うす味の煮汁でゆっくり味を含ませる「含め煮」（高野豆腐、いも類）などがある。

献立により落とし蓋を用いて、味むらが出ないように調理を行う。

❸炒める

一般に、高温短時間で加熱するため、食品の色を保ちやすく、栄養素の損失が少ない調理法である。あらかじめ食材、調味料、調理器具を準備してから炒める。また、仕上がりを均一にするために食材の大きさをそろえ、熱の通りにくいものはあらかじめ熱を加えておく。

❹揚げる（高温：180℃前後、中温：170℃前後、低温：150～160℃）

油の中で加熱し、加熱時間も短いため、うま味成分をのがしにくく、栄養素の損失も少ない調理法である。油温が設定した温度に達したことを温度計で確認した後に食品を投入する。均一に加熱するためには、1回当たりの食材投入量を標準化し、投入したすべての食品を引き上げてから次の食品を投

入するようにする。

❺ 焼 く

フライパンや鉄板、鍋などの上で焼く場合と、熱風を対流させたオーブン内で加熱する方法がある。食材の大きさを均一にし、加熱温度と時間の調整により、焼きむらのないように調理を行う。

❻ 蒸 す

栄養素の損失が少なく素材の持ち味を引き出す調理法であるため、アクが少ない食材に向く。

加熱温度によって品質が決まる。スチームコンベクションオーブンなど用いる機器の性能により温度管理が容易になる。

(3) 調 味

一般に調理する量が多くなればなるほど、少量調理に比べて1食当たりの調味料は少なくて済む。あらかじめ計量している調味料を一度にすべて使用するのではなく、80％程度を使用した後、味見を行い、必要に応じて残りを加えることで味が濃くなることを防ぐ。

調味を均一にするには、調理による重量の変化を一定にする必要がある。煮物や汁物の場合は、水分量の影響が大きいため、蒸発分を考慮する必要がある。

7．提供管理

提供管理とは、料理の盛りつけから利用者に届けるまでの配膳の一連の作業を管理することである。

(1) 配膳作業

調理工程の最終段階である盛りつけを行い、利用者に提供することを「配膳」という。

盛りつけは、大量調理の評価を左右する要因の1つである。献立の構成上、適切な位置に食器が配置され、料理ごとに献立表通りに正しく盛りつけられていることが必要である。

仕上がった料理を予定食数分、均一に盛りつけているかどうかは、給与栄養量に影響することになり、特に複数の食材を用いた料理では、注意が必要である。

配膳の方法には、主に「食堂配膳」「中央配膳」「分散配膳」がある。

1 配膳方法

❶食堂配膳

　食堂施設を利用して食事を提供する場合には、セルフサービス形式が多く用いられている。献立に記載のないトレイ、箸、スプーン、湯飲みなどは、所定の場所に備えつけてあるものを利用者自身が取り、献立に応じてあらかじめ盛りつけられている料理、もしくはその場で盛りつけられた料理を対面カウンター越しに受け取ってテーブルまで運んで喫食する。ウォーマーテーブル、保温ジャー、コールドテーブルなどを利用し、温度管理と時間管理を行いながら安全で衛生的に配膳する。

　食堂配膳は、事業所給食で多く用いられる。また、病院の場合は、食堂加算（病床1床当たり0.5㎡以上の床面積を満たす食堂を備えているときに算定）がある。

❷中央配膳

　中央配膳とは、調理施設内の配膳コーナーで献立にそった料理が1人分ずつ盛りつけられ、配膳車等によって利用者のもとに運ばれる配膳方法で、病院などで多く用いられている。

　食数が多くなればなるほど、盛りつけ完了後、配膳開始から終了するまでの時間がかかるため、保温・保冷配膳車などを用いて適温で提供する配慮が必要である。保温・保冷配膳車は、できるだけ短時間で利用するように計画し、盛りつけから配膳までの間に温度差がなく提供できるようにする。また、作業工程計画を立案する段階で調理終了から喫食開始までの時間を短縮するための工夫が必要となる。

　なお、最近では、温かい料理と冷たい料理を区別するだけでなく、食器単位で温度が設定できるタイプの配膳機器も開発されている。

❸分散配膳

　分散配膳とは、調理されたものを食缶などの器に必要な分量を移し、教室で盛りつけを行う配膳方法で、学校給食がこれに該当する。中央配膳に比べて人員が必要となる。また、病院での病棟配膳がこれに該当する。

2 適時適温サービス

❶適時サービス

　1日の食事提供回数、利用者のライフスタイル（特に起床、就寝時間など）、給食施設の特性などを勘案して、適切な食事提供時刻の検討が必要となる。

　1日3食の食事提供を行う医療・福祉施設の場合は、朝食が7時から8時、昼食が12時頃、夕食が18時から18時30分頃の時間帯に提供されることが一般的である。また、朝食から夕食までの間隔は、10時間程度とることが望ましい。

❷適温サービス

　食事を提供するうえで適温サービスの可否が利用者の満足度や、衛生管理に影響を及ぼす。具体的には、10℃以下または65℃以上での管理が必要であるため、給食施設の特性に応じてさまざまな調理システムを検討する必要がある。

　病院及び介護保険施設での適温給食とは、食堂に隣接した厨房における調理または保温庫などの使用によって、食堂で食事が提供されているか、また、食堂において食事が提供されていない場合は、保温・保冷配膳車、保温配膳車、保温トレイ、保温食器、食堂のいずれかを用いて利用者など全員に適温の食事を提供する体制が整っていなければならない。

　また、一度冷えた食事を電子レンジなどで温めた場合は適温サービスには含まれない。

8．下膳・食器洗浄・清掃管理

(1)　下　膳

　下膳とは、喫食後の食器などを洗浄室に戻す作業である。前述のとおり、作業動線は、基本的に一方通行が原則であることを考えると、配膳車等を用いた提供方法の場合、食器の回収には専用の運搬車を用いることになる。

(2)　食器の洗浄・消毒

　1人当たりに用いる食器数にも関係するが、食数が多くなるほど食器洗浄の時間も多くなる。前もって下洗浄を行ったのちに、食器洗浄機を用いて洗浄を行う。

　食器洗浄機は、施設の規模に応じてボックスタイプ（ドアタイプ）とコンベア式がある。その際、食器を衛生的に洗浄するためには、食器が重ならないように注意する。また、洗浄後の食器洗浄テストも適時行う。食器残留物検査に用いる試薬、方法、判定について図表5－15に示す。

　洗浄終了後は、食器消毒保管庫などで消毒を行ってそのまま保管するか、清潔な保管庫で保管する。なお、主な消毒方法は図表5－16のとおりである。また、近年は、熱風消毒保管庫を用いる施設が多くみられる。

(3)　調理器具類の洗浄・消毒

　鍋、ボール、ざるなどの小型調理用具（什器(じゅうき)）は、洗剤を用いて洗浄後、流水ですすぎ洗いを行う。さらに80℃以上の熱湯で5分間以上、またはこれと同等の効果を有する方法で殺菌した後、乾燥させ、清潔な保管庫などを用

図表5－15　食器洗浄テスト

項　目	使用薬品	検査方法	判　定
でんぷん性残留物	0.1Nヨウ素溶液	試薬を振りかけ約1分間放置後、軽く水洗い。	青色で残留あり。
脂肪性残留物	0.1％バターイエロー・エタノール溶液または0.1％クルクミン・エタノール溶液	試薬を振りかけ約1分間放置後、軽く水洗い。	黄色または蛍光のある黄色で残留あり。
たんぱく質性残留物	ニンヒドリン・nブタノール溶液	試薬を振りかけ約1分間放置後、軽く水洗い。	青紫色で残留あり。
合成洗剤残留物	0.01％メチレンブルー溶液、クロロホルム	①食器類に80℃くらいに加温した蒸留水10 mLを入れて混和し、そのうちの5 mLを共栓試験管に移す。 ②対照としてC;空試験用（蒸留水5 mL）とD;確認試験用（蒸留水5 mL＋洗剤1滴）を準備する。 ③0.01％メチレンブルー溶液1 mLを加え1分間振とうする。 ④クロロホルム4 mLを加え再び振とうして静置する。	クロロホルム層が青色で残留あり。

出所）図表5－9に同じ　111頁

図表5－16　食器の消毒方法

分　類	方　法
熱湯消毒	沸騰している熱湯に食器具を入れ、80℃以上で5分間煮沸消毒を行う。
蒸気消毒	蒸気により100℃以上で15分間消毒を行う（湿熱式食器消毒保管庫は80℃20分以上）。
熱風消毒	熱風消毒保管庫（85〜90℃、30〜50分程度）で乾燥保管する。
薬剤消毒	70％アルコールまたは同等の効果がある方法（5％次亜塩素酸ナトリウム250倍液（200 mg/L）で5分間浸漬後、水洗いするなど）で殺菌を行う。

いて衛生的に保管する。

　包丁やまな板は、洗浄、消毒、乾燥後、包丁・まな板消毒保管庫で保管する。

(4) 清　掃

　ウェットシステムの給食施設では、毎回床に水を流してデッキブラシで汚れを落とす。その後は、できる限り水分が床に残らないように心がける。

　ドライシステムの給食施設では、水を流さずに毎回ほうきや掃除機などで清掃を行う。特に、シンクの下や調理機器の下にはゴミが残っている可能性があるので、注意して清掃を行う。ドライシステムは、キープドライ（水洗いをしないのではなく、調理時間に厨房を水浸しない）ではあるが、定期的

に床の材質に応じてクリーニングを行い、衛生的な環境を保つことが必要である。

9．廃棄物処理

給食業務において発生する廃棄物は少なくない。その種類は多岐にわたっており、衛生面からもしっかりとした対策が必要である。また、取り扱う廃棄物の種類によっては環境問題になるので、適切に処理する必要がある。

(1) 廃棄物の種類

調理による廃棄物には、野菜類、果物類、魚介類の廃棄部分など調理過程で発生したり、食べ残しから発生する生ゴミがある。これらは「厨芥」というが、厨芥以外にも、焼却できる可燃物、焼却できない不燃物、リサイクルが可能な資源ゴミなどがある。

「食品循環資源の再生利用等の促進に関する法律」（以下「食品リサイクル法」）は、食品廃棄物等の発生を抑制するとともに、食品循環資源の有効利用を促進することで、環境への負担を軽減しながら持続的な発展ができる循環型社会の構築を目指して2001（平成13）年に制定された。食品関連事業者に対しては、食品の製造や調理過程で生じる加工残さ、食品の流通過程や消費段階で生じる売れ残りや食べ残しなどを「食品廃棄物等」として減量したり、肥料や飼料などに有効利用されるものを「食品循環資源」としてリサイクルすることを義務づけている（図表5－17）。

図表5－17　食品廃棄物等

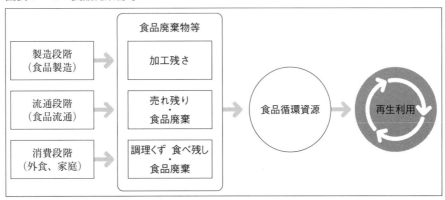

出所）一般財団法人食品産業センターホームページ

(2) 厨芥の処理

厨芥は、水分を多く含み、腐敗しやすい。また、ハエ、ゴキブリ、ネズミ、ネコなどの侵入の原因となるため、処理を行う際には、しっかり密閉でき、温度管理ができる容器などを専用の保管場所に設置して、外部からの侵入と臭気発生を防止することが望ましい。しかし、基本的には長時間保管するものではなく、速やかに収集されることが重要である。

(3) 再生利用等への取り組み

わが国における廃棄物の処理は、大きな問題点の1つでもある。本来、消費されるべきものが廃棄されるという問題、そして、それを処理するために多くの費用が必要となり、さらに焼却処理が環境問題にも影響しているのが現状である。環境問題への対策として、生ゴミなどの有機性廃棄物からできた堆肥化の手法であるコンポストのシステムなども進んでいるが、まずは、生ゴミを最小限におさえることが最も重要である。給食施設の残食そのものの削減に努めることは、生産管理上の重要事項である。

食品リサイクル法によれば、食品関連事業者は、食品廃棄物等の「発生の抑制」「再生利用」「熱回収」「減量」の順で取り組むことが求められている。それぞれについての実施基準は、図表5-18のとおりである。

10. 生産管理の評価と生産性

(1) 生産管理の評価方法

生産管理の評価は、調理工程及び作業工程の計画を実施した結果として、原価、料理の品質、作業の状況などを対象に、施設ごとの基準にしたがって評価票に記入するなどの方法で行う。料理の品質については、産出された製品である食事の分量、味つけ、適温、盛りつけ、衛生面などを提供者側、利用者側の双方から評価する。栄養・食事管理部門の責任者などが利用者に提供する前に上述の品質などについて点検し、問題点がないか確認することを「検食」という[15]。作業の状況については、作業方法、作業時間、稼働率、給食業務従事者の疲労度などの調査によって評価する。さらに、評価によっては、より生産性を高めるために改善点を見出し、給食業務従事者の教育や訓練などによって対応していく必要がある。

給食経営管理の最終目的は、給与栄養目標量を満たした食事を利用者が100%摂取し、それが利用者の栄養状態、食習慣・食行動の維持や改善に効果的であって、顧客満足度が高いことである。そのために、嗜好調査、残菜

[15] 156頁参照

図表5−18 食品循環資源の再生利用等に取り組むにあたって求められること

	実施にあたって求められること
発生を抑制する	・食品製造業は、不良品の発生率の低下、過剰納入の自粛、未使用原材料の有効利用に取り組む。 ・食品卸売業や食品小売業は、過剰な仕入や安易な返品の抑制に努める。 ・食品小売業は、消費期限が近づいている商品の値引き販売など、食品が廃棄物にならないよう販売方法を工夫する。 ・外食産業は、メニュー、盛りつけの工夫、食べ残しがなかった場合にメリットを付与するなど、食べ残しの削減に積極的に取り組む。 ・すべての食品関連事業者は自らの取り組みをPRするなど消費者の理解の促進に努める。
再生利用する[1]	・容器包装、食器、楊枝その他の異物や再生利用に適さない食品廃棄物を適切に分別して排出する。 ・飼料化は、食品循環資源の成分やカロリーを有効に活用できる手段であり、飼料自給率の向上にも寄与するため、再生利用を行うにあたり優先的に選択することが重要である。飼料の安全性の確保には万全を期す。 ・肥料化は、地域や市場での有機質肥料の需給状況や農業者の品質ニーズを踏まえつつ、利用先の確保を前提に実行する。
熱回収する[2]	・当該食品循環資源の再生利用が可能な施設が半径75 km圏内になく、得られる熱または電気の量が1トン当たり160 MJ以上（廃食用油等の場合は1トン当たり28,000 MJ以上）である場合にのみ実施できる。 ・再生利用施設の立地状況や食品循環資源の性状、熱回収を行う施設の名称等を把握し記録する。
減量する	・排水の処理や臭気の漏れなど生活環境に影響がないよう処置する。 ・減量を行った後の残さは、廃棄物処理法に従った適正な処理をする。

注1）食品リサイクル法の改正（2007（平成19）年12月施行）により、再生利用の手法として、これまでの飼料、肥料、油脂・油脂製品、メタンの4つの手法に加えて、炭化製品（燃料及び還元剤としての用途）とエタノールの2つの手法が認められた。
　2）上述の法改正により、食品循環資源の再生利用が実施できない場合でも、①再生利用施設の立地条件や受入状況により、再生利用が著しく困難であること、②メタンと同等以上の効率でエネルギーを回収できることの2つの条件を満たす場合に限り、熱回収を選択できるようになった。
出所）一般財団法人食品産業センターホームページをもとに作成

調査などによって評価する必要がある。

(2) 生産性の指標

　生産性の指標には、「労働生産性」「原材料生産性」「設備生産性」がある。労働生産性とは、労働力の単位当たりの生産量を示し、その給食施設の能力の基準ともなる。労働生産性が高いということは、効率のよい生産管理が行われているということを意味しており、給食業務従事者の疲労の軽減にもつながる。原材料生産性とは、原材料の仕入高当たりの生産量を示す。また、設備生産性とは、機械稼働時間当たりの生産量を示す。

> 労働生産性＝生産高÷従業員数*
> 原材料生産性＝生産高÷原材料仕入高
> 設備生産性＝生産高÷機械稼働時間

＊非常勤従業員は常勤従業員数に換算する。

パート・アルバイトなど非常勤の従業員は、常勤の従業員に換算し（常勤換算数）、そのうえで労働生産性を求めること。
　例）1日4時間労働、10人のパート・アルバイトの場合の常勤換算数
　　　常勤換算数＝パート・アルバイトの総労働時間÷常勤1人1日の労働時間
　　　　　　　　＝[4時間×10人]÷7.5時間
　　　　　　　　≒5.3人

(3) 施設・設備能力と生産性

　施設・設備を選定する際には、それぞれの給食施設での使用頻度や稼働率を考慮しなければならない。機器によっては、毎日のように稼働する設備機器と献立によって一定期間だけ稼働する設備機器がある。

　稼働率とは、ある時点または一定期間の全調理作業時間（勤務時間）のうち、給食業務従事者や機器などが、どの程度の割合で正常運転の状態で稼働しているかを示す数値で生産性を計る指標である。

　たとえば、機器が休止中または停止中が50％、つまり、稼働率が50％とすると、稼働分析の結果をもとに、仮に100％稼働するように改善すれば、機器の台数は半数で間に合うことを意味する。

　給食施設においては、調理機器の稼働率は、献立を構成する料理の組み合わせによって変動する。したがって、施設・設備の稼働状況はデータなどで記録して保存し、定期的に分析する必要がある。

6章 給食の安全・衛生

本章のねらい

給食施設が対象者に安全で安心な食事を提供するためには、事故や危害を未然に防止しなければならない。また、事故や災害が発生した場合に備えて、事前に必要な対策を講じる必要がある。

本章では、HACCP及び大量調理施設衛生管理マニュアルの基本と、事故・災害時対策の具体的な方法について学ぶ。

1 安全・衛生の概要

1. 安全・衛生管理の意義と目的

給食施設における安全・衛生管理の目的は、食品衛生上、食中毒などの事故を予防し、利用者に対して衛生的かつ安全な食事を提供すると同時に、給食業務従事者の安全性を確保することである。万一、食中毒などの事故が起こった場合、社会的な影響は大きく、経営者は責任[1]を負うこととなる。

2. 給食と食中毒・感染症

(1) 食中毒とは

食中毒とは、飲食によって起こる健康障害のことで、多くの場合、急性の胃腸炎症状を主徴とするものである。食中毒の原因はさまざまであるが、一般的には、細菌、ウイルス、化学物質、自然毒などによる（図表6－1）。なお、飲食による健康障害の中でも、消化器系感染症、寄生虫症、栄養失調、食品の変敗（腐敗、酸敗、醗酵）、食品中に混入した異物などは食中毒に含まれない。

食中毒は、臨床的には軽症なものが多いにもかかわらず、しばしば多数の人がいっせいに発症することで、社会的不安を起こすことが多い。

(2) 食中毒の発生状況と病因物質

図表6－2は、1998（平成10）年以降の年次別食中毒発生状況である。患

→1 責任
責任には、社会的責任（信用の失墜等）、刑事責任（業務上過失傷害等）、行政責任（業務停止、許可の取消し等）、民事責任（賠償責任）がある。

図表6-1　主な食中毒原因物質

細　菌	
サルモネラ属菌	エルシニア・エンテロコリチカ
ぶどう球菌	カンピロバクター・ジェジュニ／コリ
ボツリヌス菌	ナグビブリオ
腸炎ビブリオ	コレラ菌
腸管出血性大腸菌（VT産生）	赤痢菌
その他の病原大腸菌	チフス菌
ウェルシュ菌	パラチフスA菌
セレウス菌	など

ウイルス
ノロウイルス
A型肝炎ウイルス　など

化学物質
農薬
メタノール
ヒスタミン　など

自然毒
毒キノコなどの植物性自然毒
ふぐ毒、麻痺性貝毒などの動物性自然毒

出所）厚生労働省「食中毒・食品監視関連情報」をもとに作成

図表6-2　食中毒事故の年次別発生状況

年　次	事件数	患者数	1事件当たりの患者数	年　次	事件数	患者数	1事件当たりの患者数
平成11	2,697	35,214	13.1	平成24	1,100	26,699	24.3
12	2,247	43,307	19.3	25	931	20,802	22.3
13	1,928	25,862	13.4	26	976	19,355	19.8
14	1,850	27,629	14.9	27	1,202	22,718	18.9
15	1,585	29,355	18.5	28	1,139	20,252	17.8
16	1,666	28,175	16.9	29	1,014	16,464	16.2
17	1,545	27,019	17.5	30	1,330	17,282	13.0
18	1,491	39,026	26.2	令和1	1,061	13,018	12.3
19	1,289	33,477	26.0	2	887	14,613	16.5
20	1,369	24,303	17.8	3	717	11,080	15.5
21	1,048	20,249	19.3	4	962	6,856	7.1
22	1,254	25,972	20.7	5	1,021	11,803	11.6
23	1,062	21,616	20.4				

出所）厚生労働省「年次別食中毒発生状況」を一部改変

者数をみると、その年によって変動しているが年間2～4万人程度である。2000（平成12）年には、乳類製造業のぶどう球菌による事件の影響を受けて、患者数が43,000人を超えている。

図表6－3は、2023（令和5）年の食中毒発生状況を病因物質別でみた統計である。事件数では「アニサキス」によるものが最も多く432件（42.3％）となっており、次いで「カンピロバクター・ジェジュニ／コリ」211件（20.7％）、「ノロウイルス」163件（16.0％）の順であった。患者数では「ノロウイルス」によるものが圧倒的に多く5,502人（46.6％）となっており、次いで「カンピロバクター・ジェジュニ／コリ」2,089人（17.7％）、「ウェルシュ菌」1,097人（9.3％）の順であった。

月別では、「カンピロバクター・ジェジュニ／コリ」などの細菌による食中毒が高温多湿となる5月から10月頃に多くなり、冬場から春先には「ノロウイルス」による食中毒が多く発生している。

なお本調査では、食中毒の原因を食品別でみた結果と食中毒が発生した場所の結果が報告されている。原因食品別の食中毒発生状況によれば、事件数は「その他」375件（36.7％）、「魚介類」318件（31.1％）、「野菜及びその加工品」44件（4.3％）の順で多くなっている。原因が判明した施設別の食中毒発生状況によれば、事件数は「飲食店」489件（62.5％）、「家庭」112件（14.3）の順で多く、病院や学校などの「給食施設」は43件（5.5％）であった。

(3) 食中毒の予防対策

給食施設における食中毒予防のための3原則は、菌を「付けない」「増やさない」「殺す」である。そのためには、鼠族昆虫を駆除する、食材を十分に洗浄する、手指を十分に洗浄・消毒する、調理器具・小型調理用具（什器）・備品を十分に洗浄・消毒・乾燥する、調理器具・容器を用途別・食品別に分類またはパッキングする、また、エリア別作業区域（汚染、非汚染）や人・モノの作業動線（交差汚染防止）に留意することが大切である（図表6－4）。

特に、菌を「増やさない」ためには、食中毒菌の特性を知り、温度、時間を管理（T-T管理）する必要がある。

(4) 異物混入と予防対策

食材の納品から供食までの過程において、異物が食品に混入する可能性があるため、毛髪やほこりをはじめ、調理用使い捨て手袋やバランなどの管理には十分な配慮が必要である（図表6－5）。

図表6－3　病因物質別月別食中毒発生状況（令和5年）

病因物質	年間総数 事件	構成割合	年間総数 患者	構成割合	1月 事件	1月 患者	2月 事件	2月 患者	3月 事件	3月 患者	4月 事件	4月 患者	5月 事件	5月 患者
総数	1,021	100.0%	11,803	100.0%	75	1,069	78	1,439	125	1,372	103	850	88	784
細菌	311	30.5%	4,501	38.1%	10	79	9	35	25	136	23	221	22	373
サルモネラ属菌	25	2.4%	655	5.5%	−	−	−	−	1	1	2	14	1	20
ぶどう球菌	20	2.0%	258	2.2%	1	5	−	−	2	15	1	3	3	54
ボツリヌス菌	−	−	−	−	−	−	−	−	−	−	−	−	−	−
腸炎ビブリオ	2	0.2%	9	0.1%	−	−	−	−	−	−	−	−	−	−
腸管出血性大腸菌(VT産生)	19	1.9%	265	2.2%	1	1	−	−	1	10	−	−	1	5
その他の病原大腸菌	3	0.3%	116	1.0%	−	−	−	−	−	−	−	−	−	−
ウェルシュ菌	28	2.7%	1,097	9.3%	1	12	−	−	1	14	3	107	3	192
セレウス菌	2	0.2%	11	0.1%	−	−	−	−	−	−	−	−	−	−
エルシニア・エンテロコリチカ	−	−	−	−	−	−	−	−	−	−	−	−	−	−
カンピロバクター・ジェジュニ/コリ	211	20.7%	2,089	17.7%	7	61	9	35	20	96	17	97	14	102
赤痢菌	−	−	−	−	−	−	−	−	−	−	−	−	−	−
その他の細菌	1	0.1%	1	0.0%	−	−	−	−	−	−	−	−	−	−
ウイルス	164	16.1%	5,530	46.9%	25	912	28	1,344	34	1,111	13	512	9	301
ノロウイルス	163	16.0%	5,502	46.6%	24	884	28	1,344	34	1,111	13	512	9	301
その他のウイルス	1	0.1%	28	0.2%	1	28	−	−	−	−	−	−	−	−
寄生虫	456	44.7%	689	5.8%	39	69	39	49	60	71	60	108	48	76
クドア	22	2.2%	246	2.1%	3	31	2	12	1	11	3	49	3	30
サルコシスティス	−	−	−	−	−	−	−	−	−	−	−	−	−	−
アニサキス	432	42.3%	441	3.7%	36	38	37	37	58	59	57	59	45	46
その他の寄生虫	2	0.2%	2	0.0%	−	−	−	−	1	1	−	−	−	−
化学物質	8	0.8%	93	0.8%	−	−	1	10	1	3	−	−	3	21
自然毒	57	5.6%	129	1.1%	−	−	1	1	1	3	7	9	6	13
植物性自然毒	44	4.3%	114	1.0%	−	−	1	1	1	3	5	7	5	12
動物性自然毒	13	1.3%	15	0.1%	−	−	−	−	−	−	2	2	1	1
その他	5	0.5%	592	5.0%	−	−	−	−	−	−	−	−	−	−
不明	20	2.0%	269	2.3%	1	9	−	−	4	48	−	−	−	−

病因物質	6月 事件	6月 患者	7月 事件	7月 患者	8月 事件	8月 患者	9月 事件	9月 患者	10月 事件	10月 患者	11月 事件	11月 患者	12月 事件	12月 患者
総数	88	556	80	593	65	1,530	75	1,004	86	429	79	543	79	1,634
細菌	40	410	38	478	37	1,454	30	207	28	306	25	249	24	553
サルモネラ属菌	1	25	5	228	7	272	3	51	−	−	2	14	3	30
ぶどう球菌	2	30	4	73	4	56	3	22	−	−	−	−	−	−
ボツリヌス菌	−	−	−	−	−	−	−	−	−	−	−	−	−	−
腸炎ビブリオ	−	−	−	−	2	9	−	−	−	−	−	−	−	−
腸管出血性大腸菌(VT産生)	1	18	3	12	4	125	−	−	4	22	4	72	−	−
その他の病原大腸菌	1	19	−	−	−	−	−	−	1	6	−	−	1	91
ウェルシュ菌	4	142	−	−	2	35	2	22	3	113	4	107	5	353
セレウス菌	1	7	−	−	−	−	1	4	−	−	−	−	−	−
エルシニア・エンテロコリチカ	−	−	−	−	−	−	−	−	−	−	−	−	−	−
カンピロバクター・ジェジュニ/コリ	30	169	26	165	17	956	21	108	20	165	15	56	15	79
赤痢菌	−	−	−	−	−	−	−	−	−	−	−	−	−	−
その他の細菌	−	−	−	−	1	1	1	−	−	−	−	−	−	−
ウイルス	4	38	2	20	1	13	5	130	2	17	11	190	30	942
ノロウイルス	4	38	2	20	1	13	5	130	2	17	11	190	30	942
その他のウイルス	−	−	−	−	−	−	−	−	−	−	−	−	−	−
寄生虫	38	39	32	50	22	35	33	60	37	55	31	60	17	17
クドア	−	−	2	20	2	14	1	27	2	20	3	32	−	−
サルコシスティス	−	−	−	−	−	−	−	−	−	−	−	−	−	−
アニサキス	37	38	30	30	20	21	32	33	35	35	28	28	17	17
その他の寄生虫	1	1	−	−	−	−	−	−	−	−	−	−	−	−
化学物質	1	42	1	16	1	9	1	−	−	−	−	−	−	−
自然毒	4	24	4	7	1	3	3	8	18	44	10	17	2	2
植物性自然毒	4	24	2	5	1	1	2	7	16	42	7	12	−	−
動物性自然毒	−	−	2	2	−	−	1	1	2	2	3	5	2	2
その他	−	−	1	6	1	6	1	554	−	−	−	−	2	26
不明	1	3	2	16	2	20	3	45	1	7	2	27	4	94

注）国外、国内外不明の事例は除く。
出所）厚生労働省「令和5年 病因物質別月別食中毒発生状況」を一部改変

図表6-4 食中毒と感染源及び予防法など

病原体	感染源、原因食品	潜伏期間	主要症状	予防法
腸管出血性大腸菌	人畜便で汚染された生野菜、牛肉、豚肉、飲料水	3～8日	鮮血便、腹痛、溶血性尿毒症候群	手洗い、生野菜の消毒、食肉の過熱を十分にする。
サルモネラ属菌	鶏卵、卵製品、食肉、牛肉、乳製品、ペットの糞	24～96時間	下痢、腹痛、発熱(38～40℃)、嘔気、嘔吐	食肉の加熱を十分にする。鶏卵は割ったらすぐに調理し、調理後は温度管理に気をつけ、長時間放置しない。生卵からの汚染に注意。
カンピロバクター	鶏肉、豚肉、牛肉、乳製品、ペット糞の汚染飲料水	2～10日	腐敗臭の下痢、腹痛、発熱(38℃以上)	鶏肉の加熱を十分にする。鶏肉からの汚染に注意。
エルシニア	人畜便で汚染された豚肉、野菜、ペット	1～10日	下痢、腹痛、発熱	冷蔵庫でも増殖するので注意。豚肉からの汚染に注意。
ぶどう球菌	調理時に汚染されたおにぎり、巻きずし、アイスクリーム、ケーキ	0.5～8時間	嘔気、嘔吐、腹痛、下痢	手に化膿巣がある人は調理に従事しない。傷、あかぎれのある人は手袋などをし、食品に直接触れない。耐熱性毒素型。
ボツリヌス菌	ハム・ソーセージ、いずし、真空パック・缶詰食品、魚肉製品	2時間～8日	複視、筋麻痺、構音障害、嚥下困難	真空パックや缶詰製品も80℃10分以上の加熱が効果的である。乳児へハチミツを与えるのは厳禁。
腸炎ビブリオ	生の魚介類、さしみ、にぎりずし、漬け物	4～30時間	下痢、腹痛、嘔気、嘔吐、発熱(37～38℃)	魚介類は低温保存し、調理場に放置しない。調理器具を介しての二次汚染に注意。
ウェルシュ菌	野菜、魚介類、獣肉などの調理・加工品、カレー	6～24時間	下痢、腹痛、嘔吐	加熱しても芽胞が残るが、芽胞が栄養型細胞になり増殖するまでに時間を要するため、調理から食べるまでの時間を短くする。保存する場合は、調理後すぐに10℃以下に置く。
セレウス菌	焼きそば、スパゲッティ、おにぎりや焼き飯などの米飯類	嘔吐型1～6時間、下痢型6～24時間	嘔吐型と下痢型に分類される	
ナグビブリオ	河口魚介類(さしみ、生かき)	1～5日	コレラ類似水様下痢、腹痛	魚介類は低温保存し、調理場に放置しない。給食では、河口付近で採れた魚介類や輸入魚介類の生食を避ける。
ノロウイルス(小型球形ウイルス)	人畜便で汚染された食品、飲料水	4～72時間	嘔吐、下痢、腹痛	食品を加熱調理(85～90℃90秒間以上)する。河口付近で採れたかきの生食を避ける。
A型肝炎ウイルス	人畜便で汚染された食品(生かき)、飲料水	2～6週間	黄疸、悪心、悪寒	生食用かきには汚染のない環境で養殖された新鮮なものを選ぶ。

出所)「食中毒散発例の疫学調査マニュアル」中央法規出版 2001年 表1-1を一部改変

図表6－5　異物原因と対策

人	髪の毛、傷テープ、指サック、ボタン
食品	昆虫、石、わら、砂、かび
調理器具等	金属片、木片、串、たわし
その他	輪ゴム、留め金（段ボール）、クリップ、ホッチキス針、紙

注）対策：①＿＿＿は、異物として混入する場合が多い。極力、調理室内に持ち込まない。
　　　　　②食品の異物は、下処理室で十分に確認する。
　　　　　③食堂及び喫食場所には、植物を持ち込まない（昆虫混入の防止）。

(5) 感染症とは

　1998（平成10）年、感染症予防または感染症患者に対して必要な措置を定め、感染症の発生予防及びまん延の防止、公衆衛生の向上・増進を図ることを目的として、「感染症の予防及び感染症の患者に対する医療に関する法律」（通称「感染症法」）が成立した。

　その後、同法は、変化していく感染症に応じて法体制を整え、対策の充実を図るために改正されてきた。2007（平成19）年4月の改正では、主に、①感染症分類の見直し（13疾患の追加、類型及び疾患名称の一部変更）、②結核予防法を廃止して感染症法に統合、③生物テロ等に対する強化が行われた。また、2008（平成20）年5月に行われた改正では、新型インフルエンザの発生とまん延によって国民の健康あるいは生命に重大な影響を与えることが懸念される状況から、主に、感染症の類型に「新型インフルエンザ等感染症」が追加された（図表6－6）。

図表6－6　感染症の類型

類　型	感染症の疾病
一類感染症	エボラ出血熱、クリミア・コンゴ出血熱、痘そう、南米出血熱、ペスト、マールブルグ病、ラッサ熱
二類感染症	急性灰白髄炎、結核、ジフテリア、重症急性呼吸器症候群（病原体がベータコロナウイルス属SARSコロナウイルスであるものに限る。）、中東呼吸器症候群（病原体がベータコロナウイルス属MERSコロナウイルスであるものに限る。）、特定鳥インフルエンザ（病原体がインフルエンザウイルスA属インフルエンザAウイルスであってその血清亜型が新型インフルエンザ等感染症（新型コロナウイルス感染症及び再興型コロナウイルス感染症を除く。）の病原体に変異するおそれが高いものの血清亜型として政令で定めるものであるものに限る。）
三類感染症	コレラ、細菌性赤痢、腸管出血性大腸菌感染症、腸チフス、パラチフス
四類感染症	E型肝炎、A型肝炎、黄熱、Q熱、狂犬病、炭疽、鳥インフルエンザ（特定鳥インフルエンザを除く。）、ボツリヌス症、マラリア、野兎病　など
五類感染症	インフルエンザ（鳥インフルエンザ及び新型インフルエンザ等感染症を除く。）、ウイルス性肝炎（E型肝炎及びA型肝炎を除く。）、クリプトスポリジウム症、後天性免疫不全症候群、性器クラミジア感染症、梅毒、麻しん、メチシリン耐性黄色ブドウ球菌感染症、新型コロナウイルス感染症（COVID-19）、急性呼吸器感染症（ARI）　など
新型インフルエンザ等感染症	1　新型インフルエンザ（新たに人から人に伝染する能力を有することとなったウイルスを病原体とするインフルエンザであって、一般に国民が当該感染症に対する免疫を獲得していないことから、当該感染症の全国的かつ急速なまん延により国民の生命及び健康に重大な影響を与えるおそれがあると認められるものをいう。） 2　再興型インフルエンザ（かつて世界的規模で流行したインフルエンザであってその後流行することなく長期間が経過しているものとして厚生労働大臣が定めるものが再興したものであって、一般に現在の国民の大部分が当該感染症に対する免疫を獲得していないことから、当該感染症の全国的かつ急速なまん延により国民の生命及び健康に重大な影響を与えるおそれがあると認められるものをいう。） 3　新型コロナウイルス感染症（新たに人から人に伝染する能力を有することとなったコロナウイルスを病原体とする感染症であって、一般に国民が当該感染症に対する免疫を獲得していないことから、当該感染症の全国的かつ急速なまん延により国民の生命及び健康に重大な影響を与えるおそれがあると認められるものをいう。） 4　再興型コロナウイルス感染症（かつて世界的規模で流行したコロナウイルスを病原体とする感染症であってその後流行することなく長期間が経過しているものとして厚生労働大臣が定めるものが再興したものであって、一般に現在の国民の大部分が当該感染症に対する免疫を獲得していないことから、当該感染症の全国的かつ急速なまん延により国民の生命及び健康に重大な影響を与えるおそれがあると認められるものをいう。）
指定感染症	既に知られている感染性の疾病（一類感染症、二類感染症、三類感染症及び新型インフルエンザ等感染症を除く。）であって、本法の第3章から第7章までの規定の全部又は一部を準用しなければ、当該疾病のまん延により国民の生命及び健康に重大な影響を与えるおそれがあるものとして政令で定めるものをいう。
新感染症	人から人に伝染すると認められる疾病であって、既に知られている感染性の疾病とその病状又は治療の結果が明らかに異なるもので、当該疾病にかかった場合の病状の程度が重篤であり、かつ、当該疾病のまん延により国民の生命及び健康に重大な影響を与えるおそれがあると認められるものをいう。

出所）「感染症の予防及び感染症の患者に対する医療に関する法律」第6条第1～9項をもとに作成

3．施設・設備の保守

　施設・設備などの機能や性能を良好な状態に保つことを「維持保全」といい、事故が起こる前に計画的に実施する「予防保全」と、故障が発生したときにその都度修理を行う「事後保全」に大別される。

　給食施設の設備は多種多様であり、また、ガスや電気を使用するものや長期間に連続して運用するものが多いことから、安全で安心な食事を常に一定の水準で提供し、労働災害や食中毒などの事故を未然に防止するためには、予防保全として保守、点検などを定期的に実施し、万一故障などが起きたときには事後保全として修理などで対応し、復帰させなければならない。

　管理方法としては、管理責任者を置いて適切に管理するとともに、取扱説明書をもとに当該施設の施設・設備について使用方法、点検方法、手入れやメインテナンス方法、異常（故障）時の対応方法などのマニュアルを独自に作成し、給食業務従事者に教育する。点検は、日常点検、定期点検を実施し、その結果を点検表などに記録する。

　設備や機器に関する日常点検、定期点検は図表6－7、また、主要材質の

図表6－7　施設・設備・機器の点検

設　備	日常点検	定期点検
ガス設備	ガス漏れチェック 設備の作動状況の点検 配管・付属設備点検	都市ガス：ガス設備安全点検 　　　　　（1回／3年）〈ガス事業法〉 プロパンガス：配管と調整器の漏洩試験 　　　　　　　消費設備調査 　　　　　　　（1回／4年）〈液化石油ガス法〉 　　　　　　　給・排気設備の点検（1回／4年）
電気機器 　電　気 　照　明	漏電のチェック 正常機能の保持、設備点検 破損器具の補修	電気装置の点検整備 定期巡視点検（電気保安協会へ一部委託） 　　　　　　　　　　　　〈電気事業法〉
蒸気機器 給水・給湯 蒸気管 ボイラー	機能保持、付属器の点検 補修弁、その他の漏洩と付属 　機器の補修調整	燃焼装置：損傷、汚れ、つまり、漏洩、風圧異常 自動制御装置：機能及び端子の異常 付属装置及び付属品：損傷、保温の状態、機能の異常 　　　　　　（1回／1月以内） 　　　　〈ボイラー及び圧力容器安全規則〉
調理機器	機器及び周辺の清掃、消毒	消耗補修部品の交換（五徳、バーナーなど）
換気設備	換気扇、フード内外の清掃	空気濾過器の点検整備 防火ダンパの点検
排水設備	排水溝の清掃 排水管、トラップ、ますの清掃	

出所）厨房設備工学入門編集専門委員会編『厨房設備工学入門　―基礎・実務・法令―』日本厨房工業会　1992年、広島アイホー調理機㈱『アイホー業務用厨房機器カタログ』1995年、広島ガスプロパン㈱：社内資料　1993年を改変

図表6-8　主要材質の特性と手入れ方法

材質・種類		成 分	用 途	特 性	手入れ方法
ステンレススチール	SUS304 （ニッケル－クロム系）	クロム 18～20% ニッケル 8～11%	調理台、調理器具、食器など。	・クロム系よりいっそう優れた耐蝕性、耐熱性、低温強度を有し、機械的性質良。 ・加工硬化性大。 ・磁性なし。	・汚れは、中性洗剤や粒子の細かいクレンザーで落とし、乾いた布でよくふく。 ・表面の被膜を傷つけない。 ・鉄合成成分で酸化を防止しているので手入れを十分に行う（サビを生じるような物質を長時間接触させない）。
	SUS316 （モリブデン系）	クロム 16～18% ニッケル 10～14% モリブデン 2～3%	調理室内の特殊機器など。	・モリブデンにより海上の大気、さまざまな化学的腐蝕剤に対し優れた耐蝕性をもつ。 ・加工硬化性大。 ・磁性なし。	
	SUS430 （クロム系）	クロム 16～18%	調理台、調理器具、食器など。	・最も一般的。 ・耐蝕性、耐熱性に優れ、ニッケル－クロム系に比し安価なため多く利用されている。 ・磁性あり。	
アルミニウム			煮物鍋、蓋、回転釜、調理器具など。	・酸、アルカリ、塩分に弱い。 ・腐蝕防止のためアルマイト加工をする。 ・強度が低く、変形しやすい。	・調味料や材料を長時間入れておかない。 ・中性洗剤を用いて、傷つきにくいものを使用する。
鉄鋼類			ガスレンジ本体、焼き物器、オーブンなどの骨組みや脚部。	・ステンレスと比較して価格が安い。 ・赤サビが出て腐蝕されやすい（サビ止め用の塗装、メッキ仕上げを施してある）。	・汚れは洗剤で落とし乾燥させる。 ・サビは落とし、油性または合成樹脂系塗料を塗る。
鋳 鉄			ガスレンジのトップ、ガスバーナー、回転釜など。	・サビが出やすい。	・汚れを落とし、油分の補給をしておく（濡れたままにしない）。 ・バーナー類はこまめに手入れをする。

出所）広島アイホー調理機㈱『アイホー業務用厨房機器カタログ』1995年を改変

特性と手入れの方法については図表6-8のとおりである。

4．リスクマネジメント

(1) リスクマネジメントと危機管理

「危険管理（Risk Management）」の概念は、1929年の世界大恐慌により、アメリカにおいて企業危険管理の重要性が認識されるようになり、企業の存続のための保険管理への取り組みとともに導入され、さらに本格的には、第二次世界大戦後にリスクマネジメント論として展開されていった。

「危機管理」という語は、1962年のキューバ危機に際してアメリカで用いられた"Crisis Management"の訳語であるとされている。このように「危機管理（Crisis Management）」という語は、国家の安全保障という観点か

ら行われるべき政策や対応策を意味していたが、国家の安全保障だけでなく、企業レベルや家計にまで拡張され、石油危機、食糧危機、ハイジャックなどにも「危機」という語が使われるようになった。

そのため、欧米諸国では、「リスクマネジメント」がすべてのリスクを対象とするのに対し、「危機管理」は、より被害の大きい危機に焦点を置いた管理をさして使う場合が多いが、現在の日本の企業社会では、通常、リスクマネジメント（危険管理）と危機管理は同義で使用されることが多い。

(2) リスクマネジメントとリスクの種類

リスクマネジメントとは、「マネジメントの一領域として、組織がその使命や理念を達成するために、その資産や活動に及ぼすリスクの影響から最も費用効率よく組織を守るための一連のプロセス」であるといえる。

企業においては、その企業を取り巻くあらゆるリスクを想定し、回避する適切な対策を講じるとともに、リスクに見舞われた場合のシナリオを準備し、リスクの影響を最小限にとどめ、企業の存続・経営目標の達成を図ることを目的とする。企業における代表的なリスクは、図表6－9のとおりであり、これらの防御が企業存続に必要となる。

図表6－9　企業における代表的なリスク

経営管理リスク	法務（法違反等）リスク 労務（労働争議等）リスク 財務（資金運用等）リスク 生産（欠陥商品等）リスク
災害リスク	自然災害（地震等）リスク 事故（食中毒等）リスク
社会的リスク	政治（税制改革等）リスク 経済（石油、為替等）リスク 社会（暴動等）リスク 環境（環境汚染等）リスク
戦略リスク	戦略（M&A等）リスク

(3) 医療におけるリスクマネジメント

医療においては、発生する医療事故から受ける医療施設の損害をできる限り減らすことを目的としているが、わが国では、医療事故を未然に防ぐために、医療の質の確保を図ることに主眼が置かれており、"Quality Assurance"（質の保証）に近い意味で用いられている。すなわち、リスクマネジメントは、「医療安全管理」と同義として用いられている。

インシデントとは、日常診療の場で、「誤った医療行為などが患者に実施される前に発見されたもの」、あるいは「誤った医療行為などが実施されたが、結果として患者に影響を及ぼすに至らなかったもの」をいい、「ヒヤリ・ハット」と同義である。インシデントをレポートの形で集めることは、リスクマネジメントの事前対策として重要である。

一方、アクシデントとは、いわゆる「医療事故」を意味し、医療行為の中で患者に傷害が及び、既に損害が発生しているものをいう。

図表6-10　栄養・食事管理部門におけるヒヤリ・ハットの発生項目

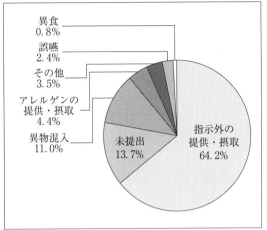

出所）日本医療機能評価機構「医療事故情報収集等事業第26回報告書」2011年より作成

図表6-11　栄養・食事管理部門におけるインシデントの発生原因

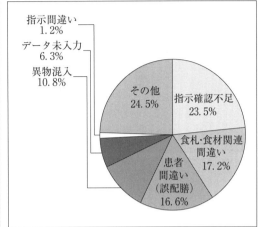

出所）図表6-10に同じ

(4) 栄養・食事管理部門におけるヒヤリ・ハット

　図表6-10は、栄養・食事管理部門におけるヒヤリ・ハットの発生項目である。最も多い項目は「指示外の提供・摂取」で64％を占めている。また、図表6-11によれば、ヒヤリ・ハットの発生原因は、「指示確認不足」が最も多く23.5％を占めており、次いで「食札・食材関連間違い」17.2％、「誤配膳」16.6％、「異物混入」10.8％と続いている。栄養・食事管理部門では、リスクマネジメントをヒヤリ・ハットを中心とした発生予防から、発生時、発生後を一連のものとして考えて取り組んでいくことが大切である。

(5) ハインリッヒの法則とリスクマネジメント

　「ハインリッヒの法則」とは、アメリカの安全技師ハインリッヒが発表した法則で、労働災害事例の統計を分析した結果、「1件の重大災害の背景には29件の軽微な災害と、300件の無傷（ヒヤリ・ハット）の災害がある」ということを導き出した。これは、1つの事故の裏には多数のハザード（危害○2）や危険因子があり、これがまた事故につながる可能性があることを示している。人間は、失敗を隠したり、他人の責任にしがちなので、失敗の情報

○2　148頁参照

図表6-12　リスクマネジメントの展開

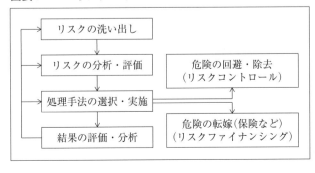

は正確には伝わらない。リスクの情報を正確に把握するためには、インシデントレポートなどを活用してリスク戦略と作業標準となる失敗防止マニュアルを作成し、事故の続発を防止しなければならない。

リスクマネジメントの展開は、図表6-12のとおりである。

5．インシデントとアクシデントの報告

前述のとおり、「インシデントレポート」とは、施設などの組織での日常業務の中で、事故（アクシデント）にまではいたらず、未然に防ぐことができた出来事を自発的に報告し、同じような出来事が再発しないように情報提供を行う方法である。集められた報告書は、原因を分析して改善策を検討する資料となる。給食施設では、異物が混入したり、配膳を間違えるような事故を防ぐための対策として活用される。事故が起きてしまった場合は、「事故報告書」（アクシデントレポート）が必要になる。

インシデントレポートとアクシデントレポートの例を図表6-13、14に示す。

2　安全・衛生の実際

1．給食におけるHACCPシステムの運用

(1)　HACCPとは

HACCP（Hazard Analysis and Critical Control Point）とは、1960年代に開始されたアメリカ航空宇宙局（NASA）の計画で、宇宙食の安全性を確保するために開発された食品衛生管理の手法のことであり、「危害分析重要管理点」または「危害要因分析と必須管理点」と訳される。

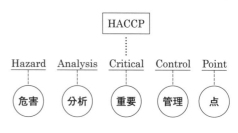

「危害分析重要管理点」とは、危害分析に基づいて健康に悪影響をもたらす原因となる可能性のある食品中の物質または食品の状態の発生を防止または排除、もしくは許容できるレベルにまで低減するための工程（重要管理点（CCP））を決めて、その工程を重点的に管理することを意味し、これら一連の過程を体系づけた仕組みがHACCPシステムである。現在、HACCPシステムは国連食糧農業機関（FAO）と世界保健機関（WHO）の合同食品規格委員会（コーデックス委員会）が示した「HACCPシステムとその適用の

図表6-13 インシデントレポートの例

院 長	副 院 長	事務局長	看護局長	医療安全対策部長	医療事故対策室員	医療安全対策室長	医療事故対策室員	庶務課長	医療安全対策室員

インシデント報告書

報告書提出年月日　令和○○年4月1日　　　　　　　　リスク評価：ABCD

患者	診療科	内　科	☑入院（4東）病棟 □外来　□その他（　）	報告書	所属部署　栄養科	職種　調理師
	傷病名	糖尿病	年齢　58歳　☑男　□女		職歴　20年　3ヶ月目	職場歴　18年　0ヶ月目

インシデント発生日時	令和○○年4月1日　日　曜日　午前・⦿午後　6時30分
インシデント発生場所	4東　405号室にて
責任者に報告した日時	令和○○年4月1日　日　曜日　午前・⦿午後　6時40分
レベル	☑ レベル0-1：患者には実施しなかったが、部門として信頼性を欠きもしくは組織への損失を与えた。 □ レベル0-2：直接的な身体的影響はないが、精神的影響や信頼性、風評を欠くことが予想される。 □ レベルHR：レベル0であるが、実施されればレベル4〜5が予想される。 □ レベル1：実害は無かったが、観察強化、心身への配慮の必要有り。 □ レベル2：観察強化、バイタルサインの変化、新たな検査の必要性が生じた。

種　類 1.薬物 2.輸血	投与方法	1.点滴：末梢　2.点滴：IVH　3.静脈　4.筋注　5.皮下注　6.皮内注 7.経口薬　8.経管投与　9.外用薬　10.その他（　　　　　）
	実施段階	1.処方・指示ミス　2.指示受け・伝達ミス　3.調剤ミス　4.受領・準備段階ミス 5.与薬・施行時ミス　6.実施される患者側の誤認　7.その他施行後の管理
	誤内容	1.患者間違い　2.薬剤内容・規格　3.投与量　4.投与方法・日時・順番（投与忘れ、飲み忘れ） 5.投与速度（□ポンプ□手動□設定ミス□その他）　6.実施後の観察その他管理
3.転倒 4.転落	行動内容	1.排泄（前・後）　2.物を取ろうとして　3.臥床　4.歩行　5.移乗　6.訓練中　7.その他（　）
	場所	1.台（ベッド）から　2.ベッド脇　3.病室内　4.トイレ　5.廊下　6.洗面所　7.詰所　8.その他（　）
	環境・誘因	1.段差　2.対物対人衝突　3.物（医療機器・他）の引っかかり　4.水漏れ　5.照明不足　6.病態　7.不明
5.検査	放射線科	1.X線単純　2.CT　3.MRI　4.造影検査　5.RI　6.放射線治療
	検査室	1.検体検査（血液、尿、痰、便、組織片）　2.心電図　3.肺機能　4.脳波　5.輸血　6.その他
	内視・超音	1.上部内視鏡　2.下部内視鏡　3.BS　4.ERCP　5.腹部エコー 6.心臓エコー　7.脈管エコー　8.その他
	誤内容	1.患者間違い　2.部位間違い　3.操作ミス　4.結果報告ミス　5.検体紛失破損・採取不備 6.実施忘れ　7.損傷（神経・皮膚・その他）　8.感染　9.器具設備トラブル　10.その他（　）
6.手術 7.処置 8.診療 9.説明	実施段階	1.術前術後　2.術中　3.診察・診断　4.治療　5.採血　6.観察検査　7.チューブ類管理 8.ドレーン類　9.レスピレーター　10.電法　11.ギプス　12.その他（　）
	誤内容	1.患者間違い　2.部位間違い　3.操作ミス　4.結果報告ミス　5.実施忘れ 6.感染　7.損傷（神経・皮膚・その他）　8.針紛失　9.ガーゼ紛失　10.器具紛失 11.器具設備トラブル　12.自己・事故抜去　13.その他（　）
⦿10.食事		1.誤指示　②誤配膳　3.未配膳　4.遅配膳　5.異物混入　6.窒息・誤嚥　7.食中毒　8.その他
11.苦情		1.接遇（説明不足・態度）　2.システム　3.環境（設備・備品・その他）　4.その他（　）
12.その他		1.無断離院　2.自己退院　3.盗難・紛失　4.自傷　5.自殺未遂　6.暴行トラブル 7.対物衝突　8.対人衝突　9.その他（　）
インシデント状況 ・本来の状態 ・今回生じた状態 ・現在の患者の状態		糖尿病食1600 kcalの配膳が必要な方に常食を配膳してしまった。名札を読み間違えてしまった。
再発予防等		最終チェックを複数ですることとした。

出所）大阪府ほか監修『病院及び介護保険施設における栄養管理指針ガイドブック』大阪府栄養士会　2022年　146頁

図表6-14 アクシデントレポートの例

医療事故防止委員会	院　長	副院長	副院長	看護部長	診療局長・内	診療局長・外	事務長	監　事	
	GRM委員長	MRM幹事	看護師長	事務次長	渉外役				所属長

医　療　事　故　報　告　書

報告者名	福○×子	所　属	栄養管理課	報　告　日	令和3年10月21日
発生日時	令和3年10月20日　　　(AM・**PM**)　　6時30分					
発生場所	8F　808　号室				
対象患者様	○田　□□様 (男・**女**)(75才)		入院(8F　病棟) 外来(　　　　)		主治医：○○医師 (カルテNo.0000-00-0)
事例の種類	異物混入				
事例の具体内容（事実）	20日（月）の夕食、上記患者様の小鉢（白菜と平天の煮浸し）に「髪の毛」が入っていた。患者様ご自身が、2／3ほど食べたところで発見。看護師より栄養管理室に連絡が入る。 原因としては、職員の帽子のかぶり方については問題がないようであったが、着替えの際に抜け落ちた髪の毛が白衣についたものと考えられる。				
所属長コメント	治療食の提供は、治療薬剤投与と同様、それ以上に入院患者の方々には重要なもの。有効かつ安全であることは不可欠。異物混入は医療への信頼感の崩壊を招くので、防止する意志と体制の確立が重要。作業各ステップで注意、確認。病棟スタッフの支援も得たい。				
対　策	何故起きたか。発生防止にはどのようにすればよいか。 白衣に着替えた後は、粘着ローラーで必ず丁寧に髪の毛やホコリを取って厨房内に入る。 危機管理の意識を個人がもつように、朝礼で話し合った。				
所属長への報告	令和○年　10月　22日　　　**AM**・PM　　10時　30分				

出所）大阪府ほか監修『病院及び介護保険施設における栄養管理指針ガイドブック』大阪府栄養士会　2022年　145頁

ためのガイドライン」に基づいた食品安全管理の国際標準となっており、わが国でも導入が図られている。

　HACCPシステムは、食品の安全性の向上を目的としており、食中毒などの食品による健康危害の発生を予防するためのシステムであって、事後対応のシステムではない。HACCPシステムによる衛生管理は、原材料から最終製品までの工程が管理の対象になる。管理は誰でもわかるようにマニュアル化されたHACCPプランにしたがって行われ、管理結果は必ず記録に残す。

(2) HACCPに沿った衛生管理

2021（令和3）年6月1日より原則として、すべての食品等事業者にHACCPに沿った衛生管理が制度化（義務化）された（図表6-15）。

食品等事業者には、学校や病院等の営業ではない特定給食施設も含まれ、HACCPに沿った衛生管理を実施しなければならない。ただし、1回の提供食数が20食程度未満の施設は対応が不要とされている。

食品等事業者が実施することとして、以下4点が求められている。

①「一般的な衛生管理」及び「HACCPに沿った衛生管理」に関する基準に基づき衛生管理計画を作成し、従業員に周知徹底を図る。

②必要に応じて、清掃・洗浄・消毒や食品の取扱い等について具体的な方法を定めた手順書を作成する。

③衛生管理の実施状況を記録し、保存する。

④衛生管理計画及び手順書の効果を定期的に（及び工程に変更が生じた際等に）検証し（振り返り）、必要に応じて内容を見直す。

衛生管理の実施では、校正された中心温度計を用いて測定する必要がある。簡易な校正の方法を図6-16に示した。

図表6-15　HACCP（ハサップ）に沿った衛生管理の制度化

全ての食品等事業者（食品の製造・加工、調理、販売等）が衛生管理計画を作成	
食品衛生上の危害の発生を防止するために特に重要な工程を管理するための取組 （HACCPに基づく衛生管理）	取り扱う食品の特性等に応じた取組 （HACCPの考え方を取り入れた衛生管理）
コーデックスのHACCP 7原則に基づき、食品等事業者自らが、使用する原材料や製造方法等に応じ、計画を作成し、管理を行う。 【対象事業者】 ◆大規模事業者 ◆と畜場［と畜場設置者、と畜場管理者、と畜業者］ ◆食鳥処理場［食鳥処理業者（認定小規模食鳥処理業者を除く。）］	各業界団体が作成する手引書を参考に、簡略化されたアプローチによる衛生管理を行う。 【対象事業者】 ◆小規模な営業者等（詳細は2頁）

出所）厚生労働省「HACCP（ハサップ）に沿った衛生管理の制度化」https://www.mhlw.go.jp/content/11130500/000662484.pdf　1頁

図表6-16　温度計の精度確認（校正）

（1）砕いた氷を用意します。氷水に温度計のセンサーを入れ、静置（約1分）後に表示温度が0℃になることを確認します。
（2）次に電気ケトルに水を入れ、沸騰させます。沸騰したら注ぎ口に温度計のセンサーを刺し、沸騰蒸気の温度を測定します。静置（約1分）後に表示温度が100℃になることを確認します。
（注意）
　1．やかんは直火の輻射熱の影響を受けるので電気ケトルを使いましょう。
　2．施設の海抜高度や気圧によっては、100℃（沸点）にならないことがあります。

出所）図表6-15に同じ　12頁

(3) HACCPシステムの導入

HACCPシステムを導入するには、コーデックス委員会の「HACCPシステムとその適用のためのガイドライン」に示された12手順により危害分析を行い、食品中の重要な危害要因を管理するための重要管理点（CCP）を決定し、CCPを管理するための7原則を含むHACCPプランを作成して、日常の衛生管理を行う（図表6-17）。

手順1から5は、HACCPプラン作成の準備段階である。編成されたチームは、まず、その施設で生産している製品の特徴や消費者について「製品説明書」としてまとめたり、原材料の受け入れから製品の出荷までの工程や作業を「フローダイアグラム」にしたり、施設設備の配置や作業員の動きなどがわかるような「施設の図面」や、機械器具の仕様、作業手順などを記載した「標準作業手順書」を作成して、プラン作成のためのデータや情報を集めて整理する作業を行う。

図表6-17 HACCPシステムを導入するための7原則12手順

手順1	HACCPチームの編成
手順2	製品の記述
手順3	意図する用途及び対象となる消費者の確認
手順4	フローダイアグラム（製造加工工程一覧図）の作成
手順5	フローダイアグラムを現場で確認
手順6	原則1：危害分析（HA：Hazard Analysis） 　食品の製造工程（原材料から最終製品に至るまでのすべての工程）で発生する恐れのある微生物・異物汚染等の危害について調査・分析する。
手順7	原則2：重要管理点（CCP：Critical Control Point）の決定 　危害分析において特定された重要な危害であって、作業工程の段階で、特に重点的に管理すべきポイントを設定する。
手順8	原則3：管理基準（CL：Critical Limit）の設定 　特定された重要管理点（CCP）について管理基準（CL）を設定する。主なパラメーターとして、温度、湿度、時間、ph、圧力などがある。
手順9	原則4：測定方法（Monitoring）の設定 　基準値が許容範囲に収まっているかを確かめるモニタリングの方法（担当者、頻度、記録など）を設定する。
手順10	原則5：改善措置（Corrective Action）の設定 　モニタリングの結果、管理基準（CL）からの逸脱が明らかとなった場合の改善措置方法や手順を設定しておく。
手順11	原則6：検証方法（Verification）の設定 　衛生管理が有効に機能しているかを定期的に検証する方法を設定する。
手順12	原則7：記録の維持管理（Recordkeeping）の設定 　HACCPシステム全体の記録・管理・保管方法について決定する。

手順6から12は、衛生管理を効率的かつ効果的に運用していくうえで特に重要なポイントであり、7つの原則から成り立っている。

危害分析は、HACCPプランによって管理されるべき危害要因を決定するとともに、それぞれの危害要因に対する管理の方法を明らかにすることであり、HACCPプラン作成の根幹である。具体的には、あらかじめ作業区分別あるいは献立別に危害の及ぶ可能性を工程別に示しておく。そして、その危害と発生要因を把握したうえで作業を行い、監視・記録し、防止措置を行う。不適切な場合は、定められた改善措置をとる。玉子焼きの危害リスト作成例を図表6－18に示す。

危害分析により、一般的衛生管理プログラム[3]とHACCPプランのいずれで管理するかが明確になることから、危害分析によって特に厳重に管理しなければならない危害が特定された場合には、CCPとして決定し、HACCPシステムで管理するためのHACCPプランを作成する。HACCPの概念を導入した計画で、食材料の購入から盛りつけや配膳にいたるまでの重要管理事項を作業区分別に示した例を図表6－19に示す。

○3 一般的衛生管理プログラム
食品衛生法に基づき、食品の製造・加工・販売における衛生管理を定めた指針であり、適切な温度管理や衛生状態の維持、従業員の衛生教育などを含む。HACCPシステム導入の前提として、安全な食品提供を支える基本的な管理体制となる。

図表6－18 危害リストの作成例（玉子焼き）

原材料等と工程	危害要因	発生要因	防止措置等
原材料等 卵、砂糖、塩、調味料	・食中毒菌による汚染 ・食中毒菌の増殖	・生産者の取扱不良 ・卵の破損 ・流通保管時の温度管理不良	・仕入先のチェック ・流通保管時の温度管理 ・受入検査の徹底
下処理 混合・撹拌	・食中毒菌による汚染 ・食中毒菌の増殖	・長時間放置 ・作業環境の不備 ・器具の衛生管理不良 ・従事者の取扱不良	・作業時間の管理 ・施設・設備の衛生管理 ・器具の衛生管理 ・作業マニュアルの遵守
調理加工 焼成	食中毒菌の生残	・焼成前の品温不良 ・焼成量の計量不良 ・加熱温度不足 ・加熱時間不足	・焼成前の品温確認 ・焼成量の確認 ・加熱温度・時間の管理
盛りつけ	食中毒菌による汚染	・作業環境の不備 ・器具の衛生管理不良 ・従事者の取扱不良	・施設・設備の衛生管理 ・器具の衛生管理 ・作業マニュアルの遵守
保管（室温）	・食中毒菌による汚染 ・食中毒菌の増殖	・長時間放置 ・保管環境の不備	・保管時間・温度の管理 ・施設・設備の衛生管理 ・保管器具・容器の衛生
輸送	・食中毒菌による汚染 ・食中毒菌の増殖	・輸送環境の不備 ・長時間輸送	・輸送器具・容器の衛生管理 ・輸送時間・温度の管理

出所）太田和枝「給食施設におけるHACCPシステム」『臨床栄養』 90(2) 医歯薬出版 1997年を参考に作成

図表6-19　作業区分別のHACCPプランの例

	作業内容	想定される危害	管理基準の設定・監視	改善措置
汚染作業区域	食材購入 納入 検収	食材　汚染物質 　　　異物混入 　　　腐敗 業者・容器を介しての汚染	使用食材の選定 業者の選定 配送時の温度管理 食材別の検収基準 専用容器への入れ替え	返品 廃棄 業者の指導 契約内容の見直し 担当者の教育
	食材保管 入出庫 庫内整理・整頓	細菌増殖 品質劣化（腐敗） 損耗	保管温度の管理 保管期限の管理 保管場所の区分化 害虫の侵入防止措置	廃棄 温度調整 保管設備の整備
	下調理 洗浄・消毒 切截・浸漬 成形	汚染物質の残存 二次汚染（手指、器具など）	調理区分の明確化 器具類の区分と清潔 食材別の洗浄・消毒 手指の清潔保持	再洗浄 再消毒 手指のチェック 設備の見直し
	解凍	菌の残存・増殖 品質劣化 混合による相互汚染	食材別解凍方法（温度、時間）の基準 解凍後の保管方法	廃棄 再解凍 方法の見直し
準清潔作業区域	加熱調理 蒸す、煮る 焼く 炒める 揚げる 和える 汁	菌の残存 加熱後の手、容器による汚染 不良食品（油・調味料）の混入 品質劣化	調理別温度・時間の設定 品温測定、官能検査 手の清潔保持 器具の清潔保持 油などの鮮度チェック	廃棄 再加熱 方法の見直し レシピの見直し
清潔作業区域	冷菜調理 サラダ 和え物 汁	菌の残存・増殖 手、容器による汚染 混合による汚染 落下細菌	時間・温度の設定 調理後の保管方法 器具類の清潔保持 手の清潔保持 落下細菌の防止 官能検査	廃棄 再冷却 方法の見直し レシピの見直し
	保管 保温 保冷	菌の増殖 器具による汚染 保管中の品質劣化 腐敗	保管場所・方法 温度・時間 手指の清潔保持 器具の清潔保持	廃棄 再調理 方法の見直し
	盛りつけ 配膳	菌の残存・増殖 落下細菌による汚染 手指、器具、食器類による汚染 異物混入（毛髪） 配膳車などの汚染	温度・時間の設定 落下細菌の防止 手指の清潔保持 食器・容器の清潔保持 帽子・マスク類の着用 手袋の着用 配膳車の洗浄消毒	時間短縮 再加熱 方法の見直し

出所）図表6-18に同じ

2．大量調理施設衛生管理マニュアル

わが国では、1996（平成8）年の腸管出血性大腸菌O-157による集団食中毒事件を契機として、食中毒の発生を防止するためにHACCPシステムの概念に基づいた「大量調理施設衛生管理マニュアル」が1997（平成9）年、厚生省（現：厚生労働省）によって作成された。このマニュアルは、次の①から④の重要管理事項を趣旨として、図表6-20のように構成されており、同一メニューを1回300食以上または1日750食以上提供する大量調理施設に適用される[4]。

◯4　資料3（269頁）参照

図表 6 −20　大量調理施設衛生管理マニュアルの構成

```
Ⅰ　趣旨
Ⅱ　重要管理事項
　1．原材料の受入れ・下処理段階における管理
　2．加熱調理食品の加熱温度管理
　3．二次汚染の防止
　4．原材料及び調理済み食品の温度管理
　5．その他
　　（1）施設設備の構造　　　　（4）調理従事者等の衛生管理
　　（2）施設設備の管理　　　　（5）その他
　　（3）検食の保存
Ⅲ　衛生管理体制
　1．衛生管理体制の確立

〔別添1〕原材料、製品等の保存温度
〔別添2〕標準作業書
　1．手洗いマニュアル
　2．器具等の洗浄・殺菌マニュアル
　　（1）調理機械　　　　　　（3）まな板、包丁、へら等
　　（2）調理台　　　　　　　（4）ふきん、タオル等
　3．原材料等の保管管理マニュアル
　　（1）野菜・果物　　　　（2）魚介類、食肉類
　4．加熱調理食品の中心温度及び加熱時間の記録マニュアル
　　（1）揚げ物　　（2）焼き物及び蒸し物　　（3）煮物及び炒め物
〔別添3〕調理後の食品の温度管理に係る記録の取り方について

〔別　紙〕
調理施設の点検表　　　　　　　　調理等における点検表
従事者等の衛生管理点検表　　　　食品保管時の記録簿
原材料の取扱い等点検表　　　　　食品の加熱加工の記録簿
検収の記録簿　　　　　　　　　　配送先記録簿
調理器具等及び使用水の点検表
```

最終改正：平成29年6月16日生食発0616第1号

①原材料の受入れ及び下処理段階における管理を徹底すること。

②加熱調理食品については中心部まで十分加熱し、食中毒菌を死滅させること。

③加熱調理後の食品及び非加熱調理食品の二次汚染防止を徹底すること。

④食中毒菌が付着した場合に菌の増殖を防ぐため、原材料及び調理後の食品の温度管理を徹底すること。

3．検食・保存食

(1) 検　食

検食とは、責任者が利用者に提供する食事について、栄養学的観点から質や量が適当であるか、また、異物の混入や加熱状況などの衛生面、さらに経済面、嗜好面、調理面などを総合的に点検することである。検食は、利用者に食事を提供する前に行うことが望ましく、結果は、検食簿として記録、保管する。図表6－21は、検食簿の例である。

入院時食事療養制度における保険医療機関の検食者は、医師、管理栄養士または栄養士が実施し、介護保険施設では、医師または栄養士などが実施する。他の特定給食施設では、衛生管理責任者などが検食を実施する。なお、

図表6－21　検食簿の例

確認欄	院長	山○	栄養士	清○

令和3年4月1日（木）

検　食　簿

朝　食	検食時刻：7時30分	検食者：医師・栄養士		氏名：坂○行○
献立名	主食 ロールパン	主菜 牛　乳	副菜 マセドアンサラダ	
○をつける	主食の硬さ	よい・硬い・軟らかい	衛生面 異物の混入	なし・あり
	副食 味付	よい・薄い・濃い	衛生面 適切な加熱状況	適切・不適切
	副食 分量	よい・多い・少ない	衛生面 異味異臭	なし・あり
	副食 鮮度	よい・普通・悪い	感想・意見 パンが軟らかかった。	
	副食 色彩	よい・普通・悪い		
	副食 盛付	よい・普通・悪い		
昼　食	検食時刻：11時40分	検食者：医師・栄養士		氏名：坂○行○
献立名	主食 ごはん	主菜 煮魚	副菜 煮合わせ	かき卵汁
○をつける	主食の硬さ	よい・硬い・軟らかい	衛生面 異物の混入	なし・あり
	副食 味付	よい・薄い・濃い	衛生面 適切な加熱状況	適切・不適切
	副食 分量	よい・多い・少ない	衛生面 異味異臭	なし・あり
	副食 鮮度	よい・普通・悪い	感想・意見 料理の組み合わせがよかった。	
	副食 色彩	よい・普通・悪い		
	副食 盛付	よい・普通・悪い		
夕　食	検食時刻：17時40分	検食者：医師・栄養士		氏名：坂○行○
献立名	主食 ごはん	主菜 ローストビーフ	副菜 盛り合わせサラダ	ブラマンジェ
○をつける	主食の硬さ	よい・硬い・軟らかい	衛生面 異物の混入	なし・あり
	副食 味付	よい・薄い・濃い	衛生面 適切な加熱状況	適切・不適切
	副食 分量	よい・多い・少ない	衛生面 異味異臭	なし・あり
	副食 鮮度	よい・普通・悪い	感想・意見 肉の焼き方がよく、ソースも美味であった。	
	副食 色彩	よい・普通・悪い		
	副食 盛付	よい・普通・悪い		
感想・意見に対する対処	パンのチェックを強化していく。			氏名　清○　欣○

出所）大阪府ほか監修『病院及び介護保険施設における栄養管理指針ガイドブック』大阪府栄養士会　2022年　82頁

栄養ケア・マネジメントを実施している施設での検食簿の作成は不要とされている。

(2) 保存食

保存食とは、万一、食中毒などの事故が発生した場合の原因を究明するための試料とするためのものである。

保存期間などについては、「食中毒事件の原因究明のための徹底事項について」（1996（平成8）年厚生省通知）によれば、原材料及び調理済み食品について、食品ごとに50g程度ずつ清潔な容器（ビニール袋など）に入れて密封し、-20℃以下で2週間以上保存することと定められている[5]。なお、原材料は、洗浄、消毒を行わず購入した状態で採取する。

(3) 遅食（延食）

遅食とは、病院の患者が検査などによって通常の配膳（食事）時間より一定時間（約30分）以上遅れる場合に、食中毒防止の観点から別献立で提供される食事のことである。

なお、食事時間に患者が不在の場合などで、配膳後に病棟で取り置きをする場合も同様に遅食で対応する。

4. 安全・衛生教育

安全・衛生教育は、労働安全衛生法第59条及び労働安全衛生規則第35条で義務化されており、医療法施行規則では、病院における食事の提供の業務を適正に行う能力のある者の基準として「従事者に対して適切な健康管理、適切な研修を実施していること」と定められている。

食品に関わりのある仕事に従事している人は、食品衛生について自分の責務と役割を意識し、必要な知識と技術をもつための教育・訓練及び研修が常に必要であり、また、その効果を定期的に評価することが求められている。必要な教育・訓練レベルを評価するために考慮する要因としては、食品の性状、特に病原微生物や腐敗微生物の発育を支持する原動力、汚染の可能性を含めて食品が取り扱われ包装される方法、最終消費前の加工またはそれ以上の調理の程度及び方法、食品が保管される条件、消費前の予想される時間が含まれる。

給食の運営管理責任者は、各施設の状況に応じて短期（数か月）、中期（1年）、長期（数年）の目標を設定し、それにそった教育・訓練プログラムを立案して、定期的に実施できるように体制を整備することが重要である。

---

[5] 検食
大量調理施設衛生管理マニュアルでは、原材料及び調理済み食品の保存を「検食」と表現している。

5. 安全・衛生管理の評価

　大量調理施設衛生管理マニュアルで示されているように、安全・衛生管理は、給食関係者、食材・調理食品、施設・設備及び調理器具に対して行われるものであり、それらについて、当該施設の運営管理責任者が作成した点検表や記録簿に基づいて、施設の衛生管理に関する責任者である「衛生管理者」（管理栄養士または栄養士）が定期的に点検・記録して評価する。

　1章で述べたように、食品衛生法第30条の規定に基づき、食品衛生監視員は、給食施設、飲食店、食品工場などを巡回して、施設・設備の清潔保持、食品の安全・衛生管理などの監視・指導を行うが、その際には監視する事項について採点（表中欄に定める点数につき、要件を満たす場合は満点、満たさない場合は零点）して「食品衛生監視票」（図表6-22）を作成する。したがって、各給食施設において衛生管理を評価する場合には、食品衛生監視票に示された基準を評価基準として参考にするとよい。

3 事故・災害時対策

1. 事故・災害の種類

　事故・災害には、図表6-23に示すとおり多岐にわたる。給食施設で事故として扱われる事例としては、食中毒、感染症、異物混入、誤配膳のほか、給食業務従事者の負傷などがある。災害については、台風、洪水、地震、津波などといった自然災害と、火災などの人為災害、その他に強盗、盗難、横領などの労働災害があり、さらに自然災害から人為災害、労働災害へとつながっていくこともある。

2. 事故の状況把握と対応

(1) 食中毒の発生が疑われる場合の状況把握

1 食中毒の状況把握　〜病院の例〜

　院内の患者の症状によって食中毒が発生したと疑われる場合には、最初に看護部によって状況を把握するための聞き取り調査などが行われる。食中毒確定前までの状況把握の流れは、図表6-24のとおりである。なお、食中毒事故と確定されるまでは、患者に不安を与えることのないように言動や行動には十分な配慮が必要となる。

図表6-22 食品衛生監視票

食品衛生監視票

施設の名称：

許可番号・届出番号：
食品営業者氏名：
施設所在地：（　　　　　）
営業の種類：　□営業許可（　　　　　）　□届出
取扱食品：

（※許可業種、届出業種、必要に応じて取り扱っている食品や業種の特徴も記載すること）

HACCPに沿った衛生管理
□HACCPに基づく衛生管理
□HACCPの考え方を取り入れた衛生管理

使用又は参考とした手引書（　　　　　）
取得している第三者認証（　　　　　）

食品衛生管理者が必要な業種
□食品衛生管理者：氏名

	監視項目	基準点※1	採点
	※1 施設に応じて基準点を修正することもある。		
I	営業者の責務（HACCPの考え方を取り入れた衛生管理を実施する施設は、1～5においてHACCPの内容も評価）		
1	衛生管理計画を作成している	4	
2	必要に応じて手順書を作成している	6	
3	食品取扱者等に教育訓練を実施している	8	
4	衛生管理の実施状況を記録し、保存している	4	
5	効果を検証し、計画・手順書を見直している	4	
II	一般的な衛生管理に関する事項		
1. 食品衛生責任者の選任			
6	食品衛生責任者を選任している	1	
2. 施設の衛生管理			
7	施設及び周辺の清掃・状態を維持している	2	
8	不必要な物品を設置していない	1	
9	施設内の内装、天井及び床を清潔に維持している	1	
10	施設内の採光、照明、換気が十分である	2	
11	窓及び出入口の管理が適切である	1	
12	排水溝の管理が適切である	2	
13	便所を清潔に管理している	2	
3. 設備等の衛生管理			
14	機械器具の洗浄・消毒・補修を適切に行っている	2	
15	計器類・殺菌装置等の定期点検を実施している	2	
16	化学物質を適切に使用・管理している	1	
17	手洗設備に必要な備品が備えられている	3	
18	洗浄設備が清潔に保たれている	1	
4. 使用水の管理			
19	水道事業者等により供給される水又は飲用に適する水を用いている	2	
20	貯水槽を定期的に清掃している	1	
21	殺菌装置・浄水装置の定期点検を実施している	2	
5. ねずみ及び昆虫対策			
22	定期的な駆除又は調査に基づく防除を実施している	4	
6. 廃棄物及び排水の取り扱い			
23	廃棄物・排水を適切に処理している	2	
24	廃棄物の保管場所を適切に管理している	1	
7. 食品取扱者の衛生管理			
25	食品取扱者の健康状態を把握している	1	
26	食品取扱者は衛生的な服装をしている	2	
27	食品取扱者は不衛生な行動をしていない	5	
8. 検食の実施			
28	検食を保存している	1	
29	提供先・時刻・現状数量を記録している	1	
9. 回収・廃棄			
30	回収・廃棄の手順を定めている	1	
III	HACCPに基づく衛生管理に関する事項（HACCPの考え方を取り入れた衛生管理を実施する施設は採点の対象外）		
1. 危害要因の分析			
31	危害要因の一覧表を作成し、管理措置を適切に定めている	6	
2. 重要管理点の決定			
32	重要管理点（CCP）を適切に決定している	2	
3. 管理基準の設定			
33	32で定めたCCPに適切な管理基準（CL）を定めている	4	
4. モニタリング方法の設定			
34	33で設定したCLのモニタリング方法を適切に定めている	6	
5. 改善措置の設定			
35	CL逸脱時の改善措置の内容を適切に定めている	6	
6. 検証方法の設定			
36	31～35の効果を定期的に検証する手順を定め、実施している	8	
7. 記録の作成			
37	モニタリング・改善措置・検証の実施結果の記録がある	6	
IV	その他（下記の事項が適切に実施されている場合には☑を入れること）		
38	講習会を定期的に受講している	☐	
39	仕入元・出荷先等に記録を保存している	☐	
40	自主検査を実施し、結果を保存している	☐	

【点数】

点数 = (A：適用する項目の採点の合計点) / (B：適用する基準点の項目（施設に適用しない項目を除く）) × 100

=　　　／　　　

【特記事項】

監視年月日：　　年　　月　　日
食品衛生監視員氏名：　　　　　　保健所名：

図表6-23　事故・災害の分類

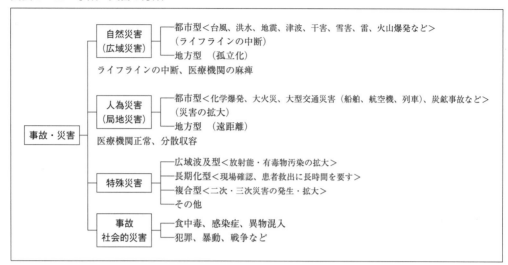

注）都市型と地方型の差異：人口密度、医療施設数、距離、通信、交通の便、救急搬送体制など。
出所）高橋有二「災害処理の原則と防災計画」『救急医学』15巻13号　1745〜1752頁　1991年をもとに一部改変

図表6-24　食中毒の発生が疑われる場合の状況把握の流れ

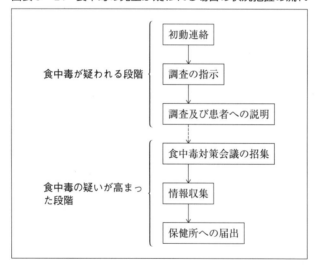

② 保健所への届出

施設の責任者は、調査の結果、おおむね食中毒であると判断した場合には、速やかに保健所に届け出る。

食中毒患者を診断した医師は、食品衛生法第58条及び食品衛生法施行規則第72条、また、腸管出血性大腸菌感染症が病因の場合などは、感染症の予防及び感染症の患者に対する医療に関する法律第12条に基づき、保健所長に届出が義務づけられており、届出によってはじめて食中毒と確定される。なお、院内の対策委員会を招集するなどして情報を共有することが重要となる。

中毒に関する届出、調査及び報告

> 第58条　食中毒患者等を診断し、又はその死体を検案した医師は、直ちに最寄りの保健所長にその旨を届け出なければならない。
> （第2〜5項略）

中毒患者又はその死体の届出要領

> 第72条　法第58条第1項の規定による医師の届出は、次の事項につき、文書、電話又は口頭により24時間以内に行われなければならない。
> 　一　医師の住所及び氏名
> 　二　中毒患者若しくはその疑いのある者又は死者の所在地、氏名及び年齢
> 　三　食中毒（食品、添加物、器具、容器包装又は第78条各号に掲げるおもちゃに起因した中毒をいう。）の原因
> 　四　発病年月日及び時刻
> 　五　診断又は検案年月日及び時刻

医師の届出

> 第12条　医師は、次に掲げる者を診断したときは、厚生労働省令で定める場合を除き、第一号に掲げる者については直ちにその者の氏名、年齢、性別その他厚生労働省令で定める事項を、第二号に掲げる者については7日以内にその者の年齢、性別その他厚生労働省令で定める事項を最寄りの保健所長を経由して都道府県知事に届け出なければならない。
> 　一　一類感染症の患者、二類感染症、三類感染症又は四類感染症の患者又は無症状病原体保有者、厚生労働省令で定める五類感染症又は新型インフルエンザ等感染症の患者及び新感染症にかかっていると疑われる者
> 　二　厚生労働省令で定める五類感染症の患者（厚生労働省令で定める五類感染症の無症状病原体保有者を含む。）

(2) 食中毒確定段階の対応

1 食中毒確定段階の対応の流れ 〜病院の例〜

　食中毒が確定した場合、栄養管理課は、代替食を確保するとともに、調理室の使用禁止に伴い、他施設での調理など代替の調理室について検討することとなる。したがって、協力施設や給食会社との代行保証契約など事前の準備が必要となる。また、保健所の立ち入り調査に伴って、さまざまな書類を準備する。食中毒が確定してからの対応の流れは、図表6-25のとおりである。

2 食事の部分停止または全面停止への対応

　これまで病院が食中毒などの事故を起こした場合でも、業務停止の処分は行われることはなかった。その理由は、患者の医学的管理の中で食事を手配することが困難であることによる。しかし、1996（平成8）年3月の医療法施行規則の改正によって病院給食の外部委託が許可されたことから、その他の給食施設と同様に、事故を起こした場合には業務停止処分が行われること

図表6-25　食中毒発生察知時の対応例（病院）

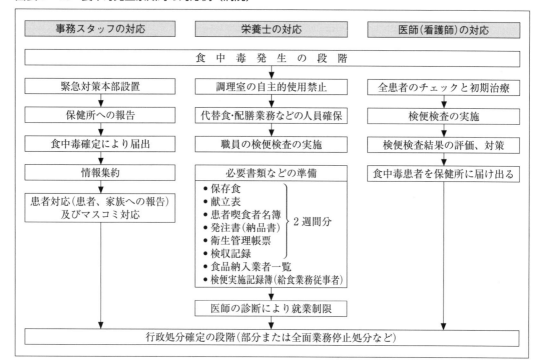

になった。

　大阪府の例では、1996年度に病院給食で起こった食中毒に対して業務停止処分が2～6日間実施され、外部からの食事が持ち込まれた。食品衛生管理講習会などにおいては、「万一、食中毒が発生した場合、入院患者などに混乱が生じないように代替措置を講じておくこと」とし、具体的な対応を講じるように求めている。また、病院給食業務を委託で行う場合には、契約で受託者が代行保証の体制を整備することが多く、近隣施設（病院など）との相互の協力関係によって、食中毒などの事故発生時における病院給食の供給体制の整備や検討が行われている。

3. 災害時対応の組織と訓練

　近年、国内外を問わず災害が多発しており、今後も大規模な災害の発生が予測される。どこにいても常に災害用の準備は必要であるが、日常業務に邁進していると災害のことは忘れてしまい、防災の準備・配慮をしていないことが多い。常に最悪の事態を想定して、平素から災害時の備えをしておかなければならない。

　本項では、地域の中核となっている公立病院の大規模災害対応マニュアル

をもとに災害時の対策について紹介する。

(1) 施設内における他部門との連携体制と防災訓練

災害時には、フェーズに応じた栄養・食生活支援活動が求められる（図表6-26）。給食施設では、それらへの円滑な対応ができるように、施設内における他部門との協力体制を整備しておくとともに、日頃の訓練が重要である。また、具体的な行動の計画は図表6-27のとおりである。

従業員に対する防災訓練は、各給食施設において計画的に実施する。防災の日は、関東大震災のあった9月1日と定められており、地方公共団体を中心にさまざまな訓練が実施される。また、阪神淡路大震災のあった1月17日に防災の取り組みが行われている場合もある。訓練内容は、地方公共団体の危機管理室の防災訓練マニュアルを参考にするとよい。

(2) 給食施設間等の支援ネットワーク

災害時では、まずは各給食施設での対応策を検討しておくことが必要であるが、災害は長期にわたることがあり、また、食に従事する職場は、円滑かつ安全な対応が必要となるため、給食施設間、あるいは取引業者、地方公共

図表6-26 フェーズに応じた栄養・食生活支援活動

フェーズ	フェーズ0	フェーズ1	フェーズ2	フェーズ3	フェーズ4
	初動対策期	緊急対策期	応急対策期	復旧対策期	復興対策期
	24時間以内	72時間以内	4日目から1〜2週間	概ね1〜2週間から1〜2ヶ月	概ね2ヶ月以降
状況	ライフライン寸断	ライフライン寸断	ライフライン徐々に復旧	ライフライン概ね復旧	仮設住宅
想定される栄養課題	食料確保 飲料水確保 要食配慮者の食品不足（乳児用ミルク、アレルギー食、嚥下困難者、食事制限等）	支援物資到着（物資過不足、分配の混乱） 水分摂取を控えるため脱水、エコノミー症候群	栄養不足 避難所栄養過多 栄養バランス悪化 便秘、慢性疲労、体調不良者増加 エコノミー症候群 食生活上の個別対応が必要な人の把握	食事の簡便化 栄養バランス悪化 栄養過多 慢性疾患悪化 活動量不足による肥満	自立支援 食事の簡便化 栄養バランス悪化 栄養過多 慢性疾患悪化 活動量不足による肥満
栄養補給	高エネルギー食		たんぱく質、ビタミン、ミネラル不足への対応		
食事提供	主食（おにぎり・パン等） 水分	炊き出し	弁当		
支援活動			避難所アセスメント、巡回栄養相談		健康教育、相談

出所) 日本栄養士会『災害時の栄養・食生活支援ガイド』2022年 11頁

図表6－27　具体的な行動の計画

時　期	チェック項目
発災直後	□職員の安全、ライフライン、厨房機器、食品等の状況の確認
	□発災後、初回の食事提供の指示
	□アレルギー食、嚥下食、経腸栄養等のリストアップ
発災後3時間以内	□配膳・下膳方法の確認
	□初回の食事提供の準備
	□勤務可能なスタッフの確保
3日以内	□非常食終了後の準備ができている
	□食材納入状況の確認と献立の作成
1週間以内	□食材の確保と今後の食材納入の見通しが立っている
	□特別治療食等の献立・実施ができるようになっている
1か月以内	□食種対応ができる
	□通常の食事対応ができる
平　時	□災害時の連絡・指示体制の確認
	□備蓄の保管場所、内容の共有
	□備蓄食品を使用した献立・栄養価計算
	□備蓄食品の調理・盛付・配膳（給食担当者以外も分かるように記載）
	□衛生管理について
	□受託給食会社との災害時等の取り決め
	□災害時に連携できる機関（行政・施設・業者等）との連携内容

出所）大阪市保健所『給食施設における災害時等の食事提供に関する手引き　令和6年3月改訂』2024年2頁

図表6－28　食品バックアップ業者一覧表の例

取扱い商品	所在地	業者名	電話番号	担当者	配送時間	対応時間	在庫数量	受付時間	休日	窓口病院
パン類	○○市	○○パン	000-000-0000	○○	1時間	5時間	6,000食	8:00～17:00	日・祝	○○病院
レトルト、缶詰類	△△区	△△商会	△△△-△△△△-△△△△△	△△	2時間	即日対応	在庫食品	8:30～18:00	土日・祝	△△市民病院
ベビーフード	□□市	□□（株）	□□□-□□□-□□□□	□□	2時間	5時間	6,000食	7:00～20:00	日・祝	□□病院
牛乳、ヨーグルト	××市	××牛乳	xxx-xxx-xxxx	××	1時間	即日対応	在庫食品	8:30～17:00	土日・祝	××病院
紙食器	◇◇区	◇◇商会	◇◇◇-◇◇◇-◇◇◇◇	◇◇	1時間	即日対応	2,000食	9:00～17:00	土日・祝	◇◇◇病院

団体、企業などが連携し、地域全体で協力支援体制の整備が図られている（図表6－28）。たとえば、飲料水のメーカーが、大規模災害時において物流拠点の在庫を開放したり、災害対応型自動販売機を開放して無償提供するなど、地方公共団体と協定を締結しているケースがある。

特に、病院や社会福祉施設は、細かな栄養管理が求められているため、施設間のネットワーク化は重要となる。

4．災害時のための貯蔵

災害のための備蓄食品に関しては、第三者機関によって病院機能評価を受ける場合、あるいは指導監督官庁（行政）からの立ち入り検査がある場合、

必ず最低3日分は備蓄しておくように指導される。また、備蓄食品の賞味期限の保持などの取扱いと課題の対処法を考えておく必要がある。前項と同様に、地域の中核である公立病院の例をとりあげる。

(1) 備蓄食品の例

図表6-29は、備蓄食品の例である。3日分の主食と飲料水を600床規模の給食施設が確保する場合、米飯は3,600食（1食当たり400人分で計算）、全粥1,800食（1食当たり200人分で計算）、当日の勤務職員分の米飯700食が必要になる。したがって、これらについてアルファ化米（山菜ごはん、五目ごはん、若芽ごはん、おこわ、白粥、梅粥など）を使用した場合、調理用と飲料用の水が必要となり、2ℓのペットボトル1,800本分（1人当たり1日2ℓで計算）を保管することとなる。

また、経腸栄養の患者の場合、流動食品が必要である。最近はリキッドタイプの缶入りが主流であるため、日常の消費量を調べ、常に3日分の在庫があれば対応できる。さらに、新生児や乳幼児には、調製粉乳が必要である。これも日常の消費量を調べて常に3日分の在庫があれば対応できる。

T病院栄養管理課では、市の危機管理室からの要請があり、850g入り調製粉乳缶104缶を常時ストックしている。その他に煮炊き用のかまど2セット、災害時用の薪180kg、炊飯用の釜（30ℓ入りの寸胴鍋）2個、飲料水保管用で45ℓ入りのポリ容器20個、食器類が食数分必要になる。最近では、災害時用のアルファ化米を購入すれば、食器類が同封されている商品が多い。

図表6-30は、大規模災害が発生し、病院内の調理場が使用できなくなった場合に、フェーズに応じた準備や対策を示した例である。

(2) 予　算

アルファ化米が期限切れにならないようにするためには、普段の献立に盛り込んでおけば無駄な消費にはならずに済む。普段でも使用するポリ容器な

図表6-29　備蓄食品の例

種　類	食品名
主　食	アルファ化米、レトルトご飯・お粥、缶パン、シリアル類、冷凍おにぎり
主　菜	魚・肉缶詰、レトルト食品
副　菜	野菜煮物・サラダ缶詰、インスタントみそ汁
調味料	調味料小袋パック、フリーズドライ食品
嗜好品	果物缶詰、あめ、チョコレート
飲　物	ミネラルウォーター、スポーツドリンク
その他	経腸栄養剤、粉ミルク、ベビーフード

図表6-30 フェーズごとの食事提供

フェーズ	0 (概ね発災後24時間以内) 初動体制の確立	1 (概ね発災後72時間以内) 緊急対策	2 (4日目～1ヶ月頃) 応急対策	3 (1ヶ月以降) 復旧・復興対策
あるべき姿（栄養・食生活）	利用者が被災時でも水と食物を摂取できる（食料確保）	利用者が必要なエネルギーを確保できる	利用者に応じた適切なエネルギー及び栄養量の確保ができる 温かい食事や多様な食事ができる	→
想定される状況	・ライフライン寸断 —————→ ・設備の破損 ・調理従事者の人員不足 ・非常事態時における食事提供 —→ ・物資（食材）搬入の停止 ・通信手段の不通 　（外部との連絡不通） ・衛生状態の問題	・破損設備の修繕 ・物資や人員の要請（関係法人・受託給食会社等） —→	・ライフライン復旧（一部） ・必要に応じて救援物資等による食事提供 ・健康状態悪化の問題 （便秘、下痢、口内炎、微量栄養素摂取量不足等）	・厨房設備復旧 ・食事提供再開（一部変更） ・通常の発注・納品再開（一部） （栄養素摂取量不足、欠乏症、慢性疾患の悪化）
状況把握	☐　被災情報の収集及び発信（厨房設備、コンピュータシステム、電話、ライフライン等）	☐　復旧状況の把握（厨房設備、コンピュータシステム、電話、ライフライン等)	→	
食事提供	☐（1）　給食業務の可否判断 ☐（2）　食事提供への対応 ☐（2）-1 食事提供に必要な人材確保 ☐（2）-2 備蓄状況の把握 　　　　備蓄食品を利用した食事の提供 　　　　（冷蔵庫・冷凍庫・在庫食品を優先的に使用） 　　　　※非常時用献立に移行 ☐（2）-3 食材確保と不足食材調達（受託給食会社と連携） ☐（2）-4 利用者の把握（性別、年齢構成、疾病状況、アレルギー状況等、食事提供に必要な情報の把握と対応） ☐（2）-5 食中毒・感染症対策 ☐（2）-6 他施設との連携（支援要請） ☐（2）-7 配膳車等運搬手段確認・食事場所確保	☐（2）-8 食事提供に必要な人材整備 ☐（2）-9 適温給食への配慮 ☐（2）-10 不足食料等の要請	→ → → ☐（2）-11 提供食の栄養量評価　健康状況の把握と対応	→ → ☐（2）-12 災害時マニュアルの評価 → →

出所）図表6-27に同じ　9頁

どは常に必要個数を確保しておけば無駄にはならない。常に在庫チェックを行い、施設内で備蓄食品を一定量確保しつつ使用し、予算化しておくことが必要となる。

(3) 保管場所と保管期限

　保管場所は、3日分の備蓄となれば、当然、施設内ですべての備蓄食品を保管することが困難になってくるため、広いスペースを確保する必要がある。

　保管期限は、備蓄食品によっては3年間もしくは5年間保管できる。期限直前にすべての備蓄食品を消費するには無理があり、廃棄すると無駄が生じる。無駄を防ぎ、前述のように一定量の在庫数を確保しながら消費することが必要であるが、たとえば、日常の献立の一部にアルファ化米の使用を盛り込むことが難しいようであれば、毎年開催されるイベントで給食施設のPRを兼ねて参加者に提供するなどの方法で計画的な消費を考えて、常に消費期限内の食品を備蓄することもできる。

　また、たんぱく質を多く含む食品を計画的に消費するための例としては、ツナ缶詰（サラダに加える）、焼き鳥缶詰（筑前煮に加える）などが日常の献立に向いている。

(4) フェーズごとの食事提供

　災害の規模により、施設の食事を取り巻く状況や対応は異なる。

　時間（フェーズ）ごとに想定される状況及び対策の例は図表6－30のとおりである。

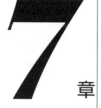

7章 給食の施設・設備

本章のねらい

　給食を安全かつ衛生的、効率的に生産し、提供するために必要となる経営資源が施設・設備である。施設・設備の良し悪しとその運用方法が給食経営管理全体に大きな影響を及ぼすため、施設・設備を新築したり改築する際には、管理栄養士が主導し、施設長や経営者、設計者、施工者、給食運営スタッフからさまざまな情報を収集して理想的な施設・設備を設計し、管理しなければならない。

　本章では、給食の施設・設備の特徴、作業動線とレイアウト、食事環境の整備などについて学ぶ。

1　生産（調理）施設・設備設計

1．給食施設・設備の基準と関連法規

　給食施設・設備の基準のうち、食品衛生の一般的原則の規範に関することは、食品衛生法第51条（施設基準）で規制されており、その詳細については各都道府県が条例によって、「業種別に、公衆衛生の見地から必要な基準を定めなければならない」としている（図表7-1）。また、食中毒を予防するために作成された大量調理施設衛生管理マニュアルにも、施設設備の構造などに関わる基準が記載されている[1]。

◯1　資料3（269頁）参照

　食品衛生以外には、建築、ガス、電気、消防、環境などについても法令によって規制されている（図表7-2）。さらに、給食施設の種別によって、それぞれ設備及び運営に関する基準が定められている。

2．給食施設の条件

(1)　給食施設の立地条件

　給食施設の立地条件は、その施設の特性により異なるが、食品衛生、作業能率、環境などを考慮し、次の①から⑥の条件を満たすことが望ましい。
①採光、風通しがよく、清潔で明るい環境であること。

図表7－1　施設の基準（大阪府の例）

項目		基準の内容
施設の設置場所及び構造・設備の基準	設置場所	衛生上支障のない場所に設置すること。
	区分	住居その他営業の施設以外の施設と明確に区分すること。
	作業場の面積と明るさ	使用目的に応じて適当な広さを有し、かつ、十分な明るさを確保することができる照明の設備及び換気を十分に行うことができる設備を設けること。
	作業場の床	①排水溝を有すること。②清掃が容易にできるよう平滑であり、かつ、適当なこう配のある構造であること。③水その他の液体により特に汚染されやすい部分は、耐水性材料で造られていること。
	作業場の内壁	清掃が容易にできる構造とし、床面からの高さが1.5メートルまでの部分及び水その他の液体により特に汚染されやすい部分は、耐水性材料で造られていること。
	作業場の床面と内壁面との接合部分・排水溝の底面の角	適度の丸みをつけ、清掃が容易にできる構造であること。
	作業場の天井	すき間がなく、清掃が容易にできる構造であること。
	防虫等	ねずみ、昆虫等の侵入を防ぐ構造であること。
	洗浄設備	熱湯を十分に供給できるものであること。
	手洗い設備	消毒薬を備えた流水受槽式手洗い設備を、適当な場所に設けること。
	固定した設備・移動が困難な設備	洗浄が容易にできる場所に設けること。
	更衣室	従業員の数に応じて、更衣室その他更衣のための設備を設け、専用の外衣、帽子、マスク、履物等を備えること。
	便所	ねずみ、昆虫等の侵入を防ぐ設備を設けるとともに、その出入口及びし尿くみ取り口は、衛生上支障のない場所にそれぞれ設けること。
食品取扱設備等の衛生管理	施設及び機械、器具類	製造量、販売量、来客数等に応じて十分な規模及び機能を有するものを設けること。また、器具の洗浄、消毒、水切及び乾燥の設備を設けること。
	機械	食品又は添加物に直接接触する部分が不浸透性材料で造られ、かつ、洗浄及び消毒が容易にできる構造であること。
	保管設備	器具及び容器包装を衛生的に保管するための設備を設けること。また、原材料、添加物、半製品又は製品それぞれ専用のものとし、温度、湿度、日光等に影響されない場所に設ける等衛生的に保管ができるものであること。
	計量器	添加物を使用する場合は、専用の計量器を備えること。
	冷蔵庫（セ氏10度以下に冷却する能力を有するもの）	冷凍庫その他温度又は圧力を調節する必要のある設備には、温度計、圧力計その他必要な計器を見やすい位置に備えること。
	廃棄物容器	十分な容量を有し、不浸透性材料で造られ、清掃が容易にでき、及び汚液、汚臭等が漏れない構造である廃棄物容器を設けること。
	給水設備	飲用に適する水を十分に供給できる衛生的な給水設備を専用に設けること。

出所）「大阪府食品衛生法施行条例」第4条（別表第三）　平成12年3月31日大阪府条例第14号をもとに作成

○2 資料2（264頁）参照

図表7－2　給食施設・設備管理の主な関係法令等（所管省庁別）○2

所管省庁	法令名
厚生労働省	・食品衛生法、食品衛生法施行令、食品衛生法施行規則 ・水道法、水道法施行令、水道法施行規則 ・弁当及びそうざいの衛生規範について ・大規模食中毒対策等について ・総合衛生管理製造過程の承認とHACCPシステムについて ・ボイラー及び圧力容器安全規則　など
経済産業省	・ガス事業法、ガス事業法施行令、ガス事業法施行規則 ・液化石油ガスの保安の確保及び取引の適正化に関する法律 ・特定ガス消費機器の設置工事の監督に関する法律 ・ガスを使用する建物ごとの区分を定める件 ・電気用品安全法、電気用品安全法施行令　など
国土交通省	・建築基準法、建築基準法施行令、換気設備の構造方法を定める件 ・下水道法、下水道法施行令　など
総務省	・消防法、消防法施行令、消防法施行規則 ・火災予防条例（例）について　など
環境省	・環境基本法 ・大気汚染防止法、大気汚染防止法施行令 ・悪臭防止法、悪臭防止法施行令 ・水質汚濁防止法、水質汚濁防止法施行令 ・廃棄物の処理及び清掃に関する法律　など

②周囲の悪影響を受けにくく、臭い、油煙、騒音など他部門への影響が少ないこと。
③食材の搬入、厨芥の搬出が容易であること。
④上下水道が受け入れやすく、工事が容易であること。
⑤事務室、検収室、倉庫などの設置条件を満たしていること。
⑥関係法規の基準に見合った場所であること。

(2)　給食施設の区分

　給食施設を区分すると、調理を行う施設と食事をする施設に分けられる。調理を行う施設には、調理室、食器洗浄室、付帯施設（事務室、検収室、倉庫）、給食業務従事者の厚生施設（更衣室、休憩室、便所、浴室など）があり、食事をする施設には、食堂がある。
　また、大量調理施設衛生管理マニュアルによれば、作業区分は、1回の調製食数の多少にかかわらず、「汚染作業区域」と「非汚染作業区域」とに明確に分けることとして、食材の二次汚染を防止する。汚染作業区域には、検収場、原材料の保管場、下処理場がある。また、非汚染作業区域には、さらに準清潔作業区域（調理場）と清潔作業区域（放冷・調製場、製品の保管場）

に区分される。各区域は固定して、それぞれを壁で区画する、床面を色別する、境界にテープを貼るなどにより明確に区画することが望ましい。

(3) 給食施設の面積

1 調理室

　給食施設の面積に基準はないが、給食施設の種類、規模、給食形態を考慮した面積を確保する。給食施設の面積の標準を図表7－3に示す。また、調理室の面積は「機器の占有面積」と「作業スペース」からなる。施設規模別にみた調理室の面積の目安は図表7－4のとおりである。
　示されている面積の標準・目安は、年代も古く、その後、調理方法、調理機器、配膳方法などが変わってきているため、あくまで参考として利用する。

図表7－3　給食施設の面積の標準

区分	室名	1回1,000食	1回500食	1回300食	1回100食	1回50食	備考
調理室	野菜下処理室	20～25m²	15～20m²	10～15m²	10～15m²	10～15m²	ただし、共用の場合も水槽、処理台の区分が必要である
	魚介下処理室	20～25m²	15～20m²	10～15m²			
	調理室	100～130m²	70～80m²	40～45m²	25～35m²	15～25m²	
	盛付配膳室	20～25m²	15～20m²	10m²	10m²	5m²	
	特別調理室	25m²	20m²	10m²	10m²	5m²	
	冷凍室	5m²	3m²	3m²			(内容積) 間口×奥行×高さcm
	冷蔵庫	(1,600ℓ) 210×90×180cm	(1,600ℓ) 210×90×180cm	(1,300ℓ) 180×90×180cm	(850ℓ) 150×75×180cm	(850ℓ) 150×75×180cm	
倉庫	穀類倉庫	20m²	10m²	10m²	5m²	5m²	
	野菜倉庫	20m²	10m²	10m²	5m²	3m²	
	調味料倉庫	10m²	10m²	5m²	5m²	5m²	
	資材倉庫	10m²	5m²	3m²	3m²	3m²	
その他	食器洗浄消毒室	20～25m²	15～20m²	10m²	10m²	5m²	
	事務室	20m²	20m²	10m²	10m²	10m²	
	更衣休憩室	30m²	25m²	20m²	15m²	10m²	
	浴場	15m²	10m²				脱衣室を含む
	便所	10m²	5m²	5m²	3m²	3m²	
	宿直室	15m²	10m²				
	食堂	3m²あたり4人	3m²あたり4人	3m²あたり4人	3m²あたり4人	3m²あたり4人	
	計	360～410m²	258～288m²	155～175m²	111～126m²	79～94m²	

出所）昭和27年9月16日　衛発第878号厚生省公衆衛生局長通知四ノ3

図表7－4　調理室の面積の目安

施設	目安
大規模施設	機器占有面積×3～4
小規模施設	機器占有面積×2～2.5
事業所給食	食堂面積×1／2～1／3
寮給食	食堂面積×1／3～1／4

出所）飯野香編著『栄養士・調理師のための厨房』朝倉書店　1969年

2 付帯施設

❶事務室
調理室に面した位置で作業が一望でき、全体が把握しやすい位置に設ける。ガラス張りにするとよい。

❷検収室
納入業者が出入りするのに便利で、倉庫や事務室に近い位置がよい。

❸倉庫
食材が適正に保管でき、スペースが確保できることが大切である。害虫を防ぐとともに、換気設備によって温度と湿気を良好に保つ。

(4) 給食施設の内装

1 床面

床面には、「ドライシステム」と「ウェットシステム」がある。それぞれのシステムの特性は、図表7－5のとおりである。特にドライシステムは、大量調理施設衛生管理マニュアルにおいて推奨されているシステムで、湿度を良好に保ち、水はねによる食材の二次汚染のリスクや機器の破損を軽減することができるとともに、長靴を使用する必要がないため、労働環境の改善につながる。

床材は、いずれも荷重に対する耐久性及び耐火、耐熱、耐水、耐油性を有し、平滑で摩擦に強く、滑らず、亀裂を生じにくい材質が求められる。実際には、ラバーマットや前述した内容を満たすノンスリップタイル、塗りこみ

図表7－5　ドライシステムとウェットシステムの比較

	ドライシステム	ウェットシステム
衛生面	・高温多湿を防止できるため、細菌、雑菌の繁殖を防ぎ、衛生的である。 ・清掃性の向上。	・高温多湿なため、細菌、害虫、かびなどの発生の好条件となり、臭気を助長する。
作業環境	・作業の能率上、安全上、従業員の健康管理上から作業環境がよい。 ・床がすべりにくく、軽装で作業が行えるため、労働環境が向上する。 ・軽装作業により作業者の身体的負担を軽減できる。	・高温多湿なため、作業環境が悪い。 ・ゴム長靴、ゴムエプロンを使用するので、作業能率が低下する。 ・床が濡れているため、物を運ぶ際にすべりやすい。
機器関係	・水はねの防止加工を施した機器を使用する。 ・衛生、清潔面を考慮した機器や設置方法を採用する。	・水はね防止機能がないため、多湿になる。 ・清掃面を考慮していないため、清掃がしにくい。
経済性	・設備コストは割高。湿度が低いため、機器の損傷が減少するので、耐久性が向上。保全費は少なくすむ。	・設備コストは安くすむが、多湿なため、建物や設備機器の傷みが早く、保全費がかさむ。

出所）中山玲子・小切間美保編『給食経営管理論』化学同人　2006年　53頁を一部改変

剤の塗布などが施工される。

2 壁・天井

内壁の材料は、耐火、耐熱、耐水、防湿性などにすぐれ、清掃性を考慮する。少なくとも床面から1.5mをタイルなど不浸透性、耐酸性及び耐熱性の素材を用いて腰張り[3]することが望まれる。また、床と壁の境界には丸みをつけて、清掃しやすくする。

天井は、パイプ、ダクト、梁を露出させないように平滑で清掃しやすい二重天井などにすることが望ましい。床面から二重天井までの高さは2.4m以上とする。また、汚れの付着が直ちにわかるように、淡いクリーム色などの明るい色彩がよい。

> [3] 腰張り
> 壁、ふすま、障子などの下部に紙や布を張ること。

3 窓

窓を設置する第一の目的は、採光である。開閉式の窓の場合は、防塵、防虫用の網戸が必要であるが、極力開閉しないことが望ましい。

4 出入口

出入口は、引き戸、もしくは扉で仕切る。また、外部との出入口は、衛生管理及び鼠族昆虫の進入防止のために、網戸や自動ドア、エアーカーテンなどを設置することが望ましい。

3．給食施設内の設備

(1) 給排水設備

1 給水設備・給湯設備

給水設備は、基準を満たした飲用適の水を用いる。また、断水や停電などの非常時対策として貯水槽を準備するなどの検討が必要である。水量は、使用量がピークに達したときにも確保できるように、時間帯と必要給水量を計算する（図表7－6）。

給湯設備は、必要な箇所に必要な給湯量と給湯温度[4]を確保して供給する設備で2種類の方法がある。必要とする箇所に瞬間湯沸し器などで給湯する「個別式給湯法」と、大規模施設で建物内の1か所で一括して湯を沸かし、必要箇所に配管して各湯栓に送る「中央式給湯法」（直接加熱式など）がある。なお、個別式給湯法は、瞬間式のほかにも貯湯式や気圧混合式がある。用途別の使用温度については、図表7－7のとおりである。

> [4] 給湯温度
> 給湯温度は、調理作業では約45℃、食器洗浄機(仕上げ)では約80℃である。

図表7-6　調理室別水・熱資源使用量

	ホテル	レストラン	病院	学校給食センター	厚生施設
給水（L／食）	20	25	16	10	12
給湯（L／食）	10	8	8	5	6
ガス（kcal／食）	700	700	465	520	580
電気（W／食）	400	300	350	300	200
蒸気（kg／食）	0.8	0.3	0.7	0.5	0.3

出所）『建築資料集成89年版』

図表7-7　用途別使用温度

用　途	使用温度（℃）
飲料用	90～95
洗面・手洗い用	40
厨房用	
一般用	45
皿洗い機洗浄用	45
皿洗い機すすぎ用	80

出所）日本建築学会編『建築設計資料集成6　設備計画』丸善　1969年　204頁をもとに作成

2　排水設備

　排水設備には、シンクや厨房機器からの排水の臭いを遮断し、害虫の侵入を防ぐために「トラップ」を設置する。トラップの種類は、図表7-8のようにさまざまな形があり、目的によって選択する。

　調理室内の排水は、大量で、洗剤、油脂、残菜などがあるため、悪臭や害虫の発生源となりやすい。したがって、床面の排水溝には100分の1以上の勾配（100分の2～4が望ましい）をつけて排水づまりや逆流を防ぎ、末端まで円滑に水が流れるようにする。また、側面と床面の境目に半径5cm以上のアールをつけるなど清掃しやすい構造とする。

　調理室外への排水は、生ゴミや油脂の流出を防ぐために、設備には食器洗浄室や調理室に隣接した場所に「グリストラップ（阻集器）」の設置が必要となる。

　グリストラップは、調理室からの排水に含まれている油や残飯を一時的に溜めておく装置で、食事を提供する飲食店、学校、病院、社員食堂などへの設置が義務づけられている。グリストラップ槽に溜まった油や残飯は、産業廃棄物として扱われ、事業主の責任において適切な処理をすることも義務づけられている。

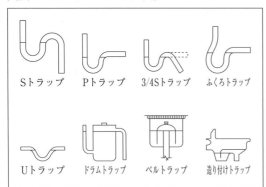

図表7-8　トラップの基本形

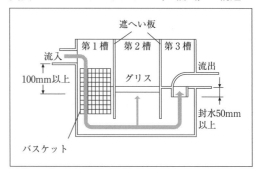

図表7-9　グリストラップ（3槽式）の構造

出所）吉村武ほか『絵とき建築設備』オーム社　31頁　2003年

グリストラップの構造は、施設の規模や食数、業種によって大きさや槽の数が異なる。3槽式の場合は、通常、1槽目のバスケットがゴミかご、2槽目が油水分離、3槽目が排水出口になっている（図表7-9）。

3 手洗い設備

手洗い設備は、流水受槽式で、手洗いに十分な大きさを有する構造が求められる。設置場所は、各作業区域の入口の手前に設置し、手洗いに適当な洗剤、爪ブラシ、ペーパータオル、手洗い用消毒液などを定期的に補充し、常に使用できる状態にしておく必要がある。また、エアータオルを用いる場合もある。

(2) 熱源、電気設備、照明

1 ガス設備

ガスは、調理作業の熱源として最もよく使用されている。ガスの種類は、大きく分けると都市ガスと液化石油ガス（LPG）がある。都市ガスは、天然ガスを原料とし、燃焼する際に発生する二酸化炭素の排出量が少なく、また、空気よりも比重が軽いという特性がある。万一、ガス漏れが生じたときでも、都市ガスは低いところに溜まらずに日常の生活空間より上層部へ上昇し、さらに空中へと放散されやすいため、ガス事故の防止・軽減につながる。液化石油ガスは、通常の状態では、気体の石油ガスを圧縮して液化させたもので、気化した場合は、空気の約1.5倍の重さがある。そのため、万一、ガス漏れが生じたときには、低いところや物かげに溜まるため、注意が必要である。

いずれにせよ、ガス設備には、適切な換気を考える必要がある。

2 電気設備

電気設備を設計する際には、電動機器が多いため、電圧や容量、同時使用率を考慮するとともに、電気容量、コンセントの場所や個数などにゆとりをもつ必要がある（図表7-10）。コンセントの取り付け場所は、安全性を考慮し、床付近の設置は避ける。

3 照明設備

照明設備は、作業が安全で衛生的に行うことができ、また、作業能率を上げるため、作業場所や作業内容に適した照度を確保する必要がある。照度の基準は、図表7-11のとおりである。

図表7－10　供給電気方式と主な用途

供給電気方式	対地電圧	主な用途
単相2線式100V	100V	照明、コンセント、小型機器
単相2線式200V	200V	蛍光灯（40W以上）、電磁調理器
単相3線式100V／200V	100V	ビル・工場用の照明コンセント用幹線
三相3線式200V	200V	電動機、大型冷蔵庫、業務用電熱器、動力用幹線
三相4線式240V／415V （三相4線式265V／460V）	240V （265V）	大規模ビル、工場の動力、照明用幹線など

注）（　）内は60Hz地区

図表7－11　照度基準（JIS Z9110）

用途	適用場所	照度（lx）	用途	適用場所	照度（lx）
事務所	食堂	200～500	宿泊施設商店	調理室	300～750
	喫茶室	75～150		宴会場	200～500
	調理室	200～500		食堂	150～300
学校	食堂	200～750	食堂レストラン	サンプルケース	750～1,000
	給食室	200～750		調理室	300～750
	厨房	200～750		食卓	300～750
病院	食堂	200～500			
	配膳室	200～500			

(3) 空調・換気設備

一般的に調理施設は高温多湿になりやすいため、空調・換気設備は、酸欠防止、熱や臭いの排気、食品の品質保持など快適な作業環境を確保するために必要である。大量調理施設衛生管理マニュアルによれば、室温25℃以下、湿度80％以下に保つことが望ましいとされている。

(4) 機器類

1 機器の種類と選定の基本

給食施設では、その施設の生産計画の目的にそって、さまざまな種類の機器が導入されている。給食関係機器は、作業区分からみると図表7－12のような種類がある。

機器を購入する際には、機器占有率と作業スペース、手入れの方法、また、イニシャルコスト（導入時費用）とランニングコスト（日常費用）を試算するなど、機能性、生産性（作業効率）、経済性、衛生・安全性、耐久性、保守性（メンテナンス性）などから検討する[5]。また、実際に使用している給食施設からの意見を参考にするとよい。

[5] 136頁参照

図表7-12 主な機器

作業区域		作業区分	調理機器
汚染		搬入・検収	冷凍庫、冷蔵庫、エレクターシェルフ、検食用冷凍庫
		下処理	シンク、調理作業台、球根皮むき機（ピーラー）、合成調理機（フードスライサー）、フードカッター、洗米機
非汚染	準清潔	調理	ガスコンロ、スチームコンベクションオーブン、ブラストチラー、真空包装機、フライヤー、蒸し器、スープケトル、電子レンジ、回転釜、炊飯器、ティルティングパン（ブレージングパン）
	清潔	盛りつけ・配膳	コールドテーブル、ウォーマーテーブル、温蔵庫、保温・保冷配膳車、ディスペンサー
汚染		洗浄・消毒	食器洗浄機、食器消毒保管庫
その他			ボイラー・湯沸かし器、生ゴミ処理機、浄水器

注1）両面扉の食器消毒保管庫は、一般的には、下膳室（汚染作業区域）と調理室の盛り付けコーナー（非汚染作業区域）との境目に、壁がわりに設置される。
　2）球根皮むき機（ピーラー）は、一般的には下処理室（汚染作業区域）に設置されますが、「学校給食衛生管理基準」（平成21年4月1日）では、「泥つきの根菜類等の処理は、検収室で行い、下処理室を清潔に保つこと」と記されているため、学校給食では、球根皮むき機（ピーラー）は検収室に設置される。

2　主な下処理機器（図表7-13）

❶球根皮むき機（ピーラー）

全自動の球根皮むき機で、里いも、じゃがいもなどの根菜類を効率よく、短時間で洗いながら皮むきを行う。

❷フードカッター

人手でみじん切りの作業を行うように刃が食材に垂直にあたるため、手作りと同じように食感よくカットできる。キャベツ、ニラ、玉ねぎ、長ねぎなどの野菜類をカットするのに適している。

❸合成調理機（フードスライサー）

刃の交換で丸せん切り、おろし、輪切り、角せん切りなどに対応でき、野菜類を短時間で切截する。

図表7-13　主な下処理機器　　資料提供）㈱フジマック（※）

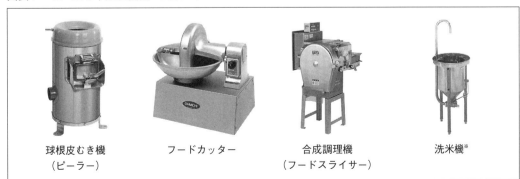

球根皮むき機（ピーラー）　　フードカッター　　合成調理機（フードスライサー）　　洗米機※

❹洗米機

貯米、計量、洗米、水加減機能を全自動で行う。

③ 主な調理機器（図表7-14）

❶レンジ

　加熱調理機器であるレンジは、点火方式、バーナーの種類や配列などのほか、ガス、電気または電磁誘導加熱（IH：Induction Heating）といった熱源によってさまざまな種類がある。

　なお、電気、ガス、蒸気といった熱源の違いによる一般的な特性は図表7-15のとおりである。

❷スチームコンベクションオーブン（コンビオーブン）（電気式、ガス式）

　熱風と蒸気を併用して加熱温度や湿度の調整などにより、焼く、蒸す、煮る、炒めるといった多種類の調理が可能である。中心温度の測定が可能で芯温設定が可能な機種が多いため、T-T・T（time-temperature tolerance：品温と賞味期限の関係）への応用や、再加熱、保温、真空調理、冷凍食品の解凍などにも活用できる。また、肉類と野菜類など異なった食材を同時に調理することも可能である。

❸回転釜（ガス式、蒸気式、電気式など）

　大量の食材を煮る、ゆでる、炒める場合などの加熱料理で幅広く利用され

図表7-14　主な調理機器　資料提供）㈱フジマック（※）

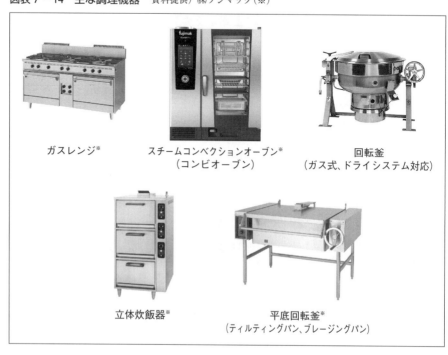

ガスレンジ※　　スチームコンベクションオーブン※　　回転釜
　　　　　　　　　（コンビオーブン）　　　　　（ガス式、ドライシステム対応）

立体炊飯器※　　平底回転釜※
　　　　　　（ティルティングパン、ブレージングパン）

図表7-15 熱源の違いによる特性の比較

	電気	ガス	蒸気
安全性	・爆発の危険性が極めて少ない。 ・立ち消えの心配がない。	・立ち消えによる引火・爆発の危険性がある。 ・不完全燃焼の恐れがある。	・構造体の耐圧強度に注意する必要がある。
衛生面・環境面	・空気を汚さず、フード・壁面などの汚れも少ない。	・排気により室内の温度上昇がある。 ・燃焼による空気の汚れがある。	・熱輻射による環境の悪化は少ない。
制御性	・無段階または多段階での出力調整が容易。 ・タイマー、温度センサーにより、時間管理が容易。 ・調理のマニュアル化が容易。	・無段階または多段階での出力調整が容易。 ・タイマー、温度センサーにより、時間管理が容易。 ・調理のマニュアル化が容易。	・自動化が難しい。
加熱性能	・電磁誘導式は極めて立ち上がりが早くエネルギーロスも少ない。 ・ヒーター式は予熱が必要で、かつ余熱もある。	・直火で立ち上がりが早い。 ・少面積で強力な火力が得られる。	・ジャケット式では立ち上がりが早い。
熱効率	・50〜95%と比較的高い。	・30〜60%と比較的低い。	・水加熱の場合には比較的効率がよい。
設備	・受電設備又は供給電力量により制限があるため、事前のチェックが必要。設備費は比較的高い。 ・排気フードは排気量が少なくてよい。	・設備費は比較的安い。 ・換気設備は十分考慮する必要があり、フードの設置、排気に注意。	・ボイラー設備、貯蔵タンク、配管と設備費が高い。 ・排気フードは排気量が少なくてよい。
運転費（ランニングコスト）	・ガス燃焼と比較すると少々高くなる傾向がある。	・温度制御装置などを装備していれば比較的安価である。	・低温調理の場合、安価である。
耐久性	・一般的に長寿命であり掃除も容易。	・電気に比較して耐用年数は短く、特に焼物機などは掃除が面倒。	・シンプルな構成であるため、耐久性はよい。
裸火規制	・地下街・高層ビルなどにおいても規制は少ない。	・地下街・高層ビルなどにおいて規制を受けやすい。	・ボイラー取扱作業主任者の選任が必要。

出所）㈱フジマック『病院給食設備機器総合カタログ』2004年　21頁

る。ドライシステム対応のものもある。

❹立体炊飯器（ガス式、蒸気式、電熱式）

　省スペースで大量の炊飯が可能である。一般に自動炊飯式が多いため、無洗米を使用する場合には、吹きこぼれによる立ち消えに注意する。無洗米対応及び手動式の場合は問題ない。

❺平底回転釜（ティルティングパン、ブレージングパン）

　平底の回転釜で、煮る、焼く、炒める、揚げるなどの調理が可能である。主に、煮魚、卵料理、ハンバーグ、揚げ物などに使用する。

4　主な盛りつけ・配膳機器（図表7-16）

❶ウォーマーテーブル

　温かい料理を保温する機器で、焦げつきを起こさないように湯煎式になっているなど間接熱で保温する。

❷コールドテーブル

　作業台の下に冷蔵庫を組み込み、保冷する。

図表7−16　主な盛りつけ・配膳機器　資料提供）㈱フジマック

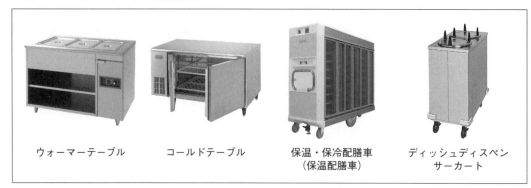

ウォーマーテーブル　　コールドテーブル　　保温・保冷配膳車　　ディッシュディスペン
　　　　　　　　　　　　　　　　　　　　（保温配膳車）　　　　サーカート

❸保温・保冷配膳車（保温配膳車）

　適温配膳車とも呼ばれる。配膳車が保温側と保冷側を間仕切りで2つに区分され、保温側（65〜70℃程度）、保冷側（5〜10℃程度）に1枚のトレイでセットする。季節に応じた温度管理ができ、利用者の満足度や衛生管理に効果的であるが、長時間の保管は食品の乾燥を進めるため、蓋やラッピングが必要となる。

❹ディスペンサー

　食器やトレイが、常に一定の高さに保たれるように収納できる。作業者の盛りつけ・配膳作業がスピードアップされ、省力化、作業時間の短縮を図ることができる。また、セルフサービスコーナーで多く使用される。

5　主な洗浄・消毒機器（図表7−17）

❶食器洗浄機

　食器の仕上げ洗浄には、自動食器洗浄機を用いる。自動食器洗浄機は、大別すると「ボックスタイプ（ドアタイプ）」と「コンベア式」とがある。ボックス式は、比較的小規模の給食施設で用いられることが多く、設置スペースに余裕がない場合などには適している。食器専用のラックをセットして使用する。コンベア式は、食器をコンベアに伏せて乗せると、動きにそって洗浄からすすぎまで自動洗浄される。コンベアの途中にはタンクがあり、洗浄用の槽とすすぎ用の槽がある。タンク数は、食器洗浄機の種類によって1槽式のものから4槽式のものまである。

❷食器消毒保管庫

　洗浄した食器をカゴに入れたまま収納し、乾燥、消毒、保管する。一度で大量に投入、取り出し作業を行うことができる。また、熱源に合わせて、電気式、蒸気式、ガス式などがある。

図表7−17 主な洗浄・消毒機器　資料提供）㈱フジマック

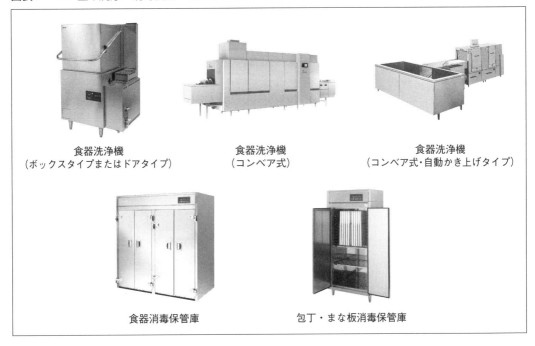

図表7−18 その他の機器　資料提供）㈱フジマック（※）

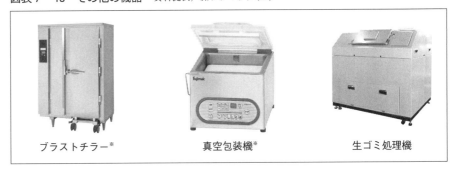

❸包丁・まな板消毒保管庫

　食器消毒保管庫と同様に、ヒーターによる熱風を庫内に強制循環させて、乾燥と同時に消毒・保管が行える器具用保管庫である。

6　その他の機器（図表7−18）

❶ブラストチラー

　加熱調理した料理を冷気の強制対流により短時間で冷却できる急速冷却機である。食材の状態に応じて4つの冷却方式を選択できる。また、急速冷却によって雑菌が増殖する温度帯を一気に通過させ、衛生上の問題を解決することができる。

❷真空包装機

食品を専用パックに入れ、真空状態にして長時間の保存ができる。また、不活性ガスを封入することにより食品の酸化・カビを防止したり、大気の圧力を緩和して、軟らかい食品の形状を崩さずにパックできるなどさまざまなタイプがある。

❸生ゴミ処理機

菌床に培養された微生物を使用して生ゴミを分解するなど、さまざまなタイプがある。

(5) 小型調理用具、食器

1 小型調理用具（什器）

小型調理用具（什器）とは、日常使用する用具のことで、調理室では、鍋、フライパン、ボール、ざるなどさまざまな小型調理用具が使用されている。また、大きさや材質も多種類で、給食施設に応じて選択する。

2 食器

料理は、最初に「目で見て味わう」といわれ、日常的に使用する食器の良し悪しによって食事のイメージが大きく左右される。したがって、色柄、材質、大きさ、安全性、耐久性、収納性、作業性などについて十分な検討が必要である。材質については、その性質によって取扱いが異なるため、熟知しておく必要がある。集団給食で使用される食器の主な材質と特性は、図表7-19のとおりである。なお、食器の中には、適温サービス用の食器である「保温食器」や「保温トレイ」、また、障害のある人の食事用の自助具なども開発されている。

❶保温食器

保温食器とは、適温を維持するために、プラスチック素材の内部に断熱材が入った容器である。主として、病院給食及び高齢者・介護福祉施設給食でご飯碗、汁椀、煮物碗などが使用される。他の適温サービス用器具と比較してイニシャルコストが安価であるため使用する施設は多い。しかし、器としてのデザイン性やバリエーションに欠けること、また、保温効果が限定的であることなどから、保温・保冷配膳車への移行が多くなっている。

❷保温トレイ

保温トレイとは、プラスチック素材の内部に断熱材が入ったトレイのことで、4品から5品程度の食器を保温トレイで覆うことで適温を維持する。給食施設での食事提供で使用するには、作業性から考えるとトレイが大きく、また、高価であるが、在宅への配食サービス[6]などの用途に使用されること

◐6 配食サービス
独居及び昼間独居（同居家族が昼間不在）の在宅高齢者は、配食サービスが食事の中心となることが多く、十分なたんぱく質やビタミン類の提供とともに、疾病（治療食）や食形態（軟菜食、きざみ食など）に対する配慮も必要である。2003（平成15）年、特別医療法人の要件や収益業務などが大幅に緩和され、特別医療法人が行える収益業務の範囲に配食サービスが加えられたことにより、個別対応、配送コスト、提供食数、利用者負担などについて課題はあるものの、高齢者向け配食サービスは広がりつつある。

図表 7 －19　主に給食で用いられる食器の材質と特性

	陶器	金属	熱硬化性	熱可塑性			
材質	強化磁器	アルマイト	メラミン樹脂（MF）	ポリプロピレン（PP）	ポリカーボネート（PC）	ABS樹脂	アクリル樹脂
耐熱温度（℃）	－	－	120	120	130	80～100	70～90
電子レンジの使用	可	不可	不可	可	可	－	－
比重	2.8	2.7	1.5	0.9	1.2	1.1	1.2
酸性	○	×	△	○	○	○	○
アルカリ性	○	×	○	○	△	○	○
重量	重い	軽い	やや重い	軽い	軽い	やや重い	軽い
耐衝撃性	破損しやすい	変形しやすい	やや破損しやすい	破損しにくい	破損しにくい	破損しにくい	破損しにくい
主な用途	食器全般	食器、食缶	食器全般、容器	食器全般、容器、食器カバー（蓋）	容器、トレイ、カップ	トレイ、汁椀、箸	コップ、サラダボール
その他	メーカーによって高強度である。リサイクルが可能である。	－	絵付けが容易である。紅生姜、梅酢、ソース、ドレッシングなど着色汚染がある。	西瓜、トマトケチャップ、カレーなどの着色汚染がある。	生姜、柑橘類の皮など着色汚染がある。	－	透明度が高い。

出所）日本プラスチック日用品工業組合及び信濃化学工業㈱「プラスチック製合器　そして安全と安心　第7版」2006年をもとに作成

図表 7 －20　食事用の自助具の例

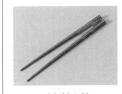 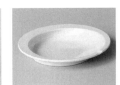 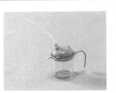

バネ付き箸　　太柄のスプーンなど　　すくいやすい皿　　ストロー付きカップ

が多い。

❸食事用の自助具

　高齢者・介護福祉施設などでは、身体の不自由な利用者や認知症の利用者などのADL[7]に配慮した食事用の自助具を検討することが大切である。自助具とは、障害のある利用者の残存機能を活かすように工夫された道具で、日常生活の自立を助けるものである。食事用の自助具とは、食べ物を口まで運びやすくするために工夫されている。たとえば、皿の底に傾斜がつけられていてすくいやすいようにしたもの、スプーンやフォークが太柄で握りやすく、さらに先を自由に曲げることができるもの、握りやすい持ち方で箸が使えるように間にバネが付いているものなどがある（図表 7 －20）。

○7　ADL
Activities of Daily Livingの略で日常生活動作のこと。日々の基本的な生活動作のうち、食事、衣類の着脱、整容、排泄、入浴、移動、歩行などの身体動作をいう。

4．作業区域・作業動線と施設・設備のレイアウト

(1) ゾーニング計画

　ゾーニング計画とは、調理室設計の目的（給食施設の構成、調理システム、規模、衛生など）にそった調理室の分割配置計画のことである。ドライシステムとウェットシステム、汚染作業区域と非汚染作業区域などについて、円滑な作業動線に配慮しながら調理工程、作業工程別に計画し、間仕切りや床面の色別などで区分する。

図表7-21　厨房設備図示記号

給水	◯	スイッチ（三相）	Ⓢ
給湯	●	コンセント	∵
排水	⊕	電動機（単相）	Ⓜ
床排水	⊖	電動機（三相）	Ⓜ
給気	◻	ヒーター（単相）	Ⓗ
排気	■	ヒーター（三相）	Ⓗ
ガス立上り	▲	電灯	Ⓛ
ガス栓	⌀	換気フード	⊠
分電盤	◢	換気扇	⊖
スイッチ（単相）	S	電話器	Ⓣ

注1）本図示記号は厨房設備の平面設計図において、その室と機器が必要とする関係諸設備位置などを端的に示すために用いるものである。
　2）必要により寸法、規格その他について、作図を見にくくない範囲内で本記号に傍記する。

図表7-22　平面表示記号（JIS A 0150）

出入口一般	⊐⊏	片開き戸	⊐⌐	上げ下げ窓	═
両開き扉	⌐⌙⌐	引き込み戸	⊐—⊏	両開き窓	
片開き扉	⌐⌙	雨戸	⊐ ⊏	片開き窓	
自由扉	⌐⋈⌐	網戸	⊐—⊏	引違い窓	
回転扉	⊗	シャッター	⊐ ⊏	格子付き窓	
折りたたみ戸	⌐⌒⌐	両開き防火戸及び防火壁	⌐⌙⌐	網窓	
伸縮間仕切（材質・様式を記入）	⌐〜⌐	窓一般	═	シャッター付き窓	
引違い戸	⌐⌐	はめ殺し窓 回転窓 すべり出し窓 突出し窓 （開閉方法を記入）	═	階段上り表示	

図7-23　厨房機器の単品統一図法（一部参考例）

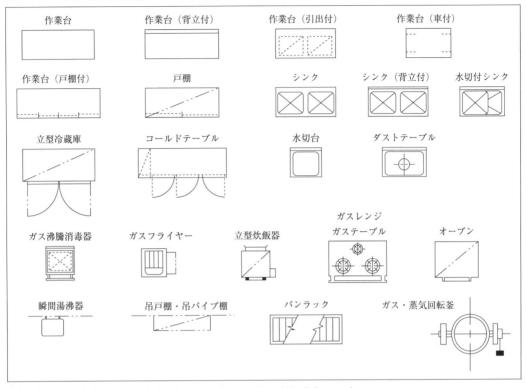

出所）厨房工学監修委員会「厨房設備工学入門 ―実務―」日本厨房工業会　2001年

　また、図面に用いられる主な厨房設備図示記号と平面表示記号は図表7-21、22のとおりである。また、主な厨房機器の図法は図表7-23のとおりである。

(2) 作業動線計画

　作業動線計画とは、食材の搬入から厨芥処理までの流れを考慮して機器を配置し、人、食材、食器及び小型調理用具の動線について以下のような点に留意して計画することである。いずれも、ワンウェイ（一方向の動線）を基本とすることで、二次汚染を防ぐことができる（図表7-24）。

① 人の動線

　給食業務従事者の作業動線は、一方向で最短の移動を考慮し、人員の交差や逆移動がないように工夫する。

② 食材の動線

　食材の動線は食品衛生上重要であり、二次汚染を防止するために交差や逆

図表7-24 調理室の平面図例

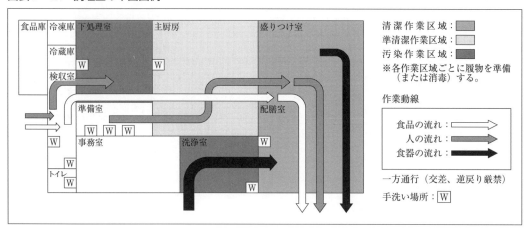

戻りをしない。特に、汚染作業区域と非汚染作業区域での移動には注意が必要である。

3 食器及び小型調理用具の動線

食器及び小型調理用具の動線は、保管庫から盛りつけ、配膳、下膳、洗浄、保管まで一方向で作業する。食材と同様に、汚染作業区域と非汚染作業区域での移動には注意が必要である。

(3) レイアウトに必要な基準寸法

前述したように調理室の面積は、機器の占有面積と作業スペースからなる。作業スペースを十分に確保するためには、特に通路の幅、人体の座位作業や立位作業といった諸動作を基準としてレイアウトする（図表7-25、26）。

2 食事環境の設計と設備

1．食事環境整備の意義と目的

給食施設の食堂は、単に喫食するだけの場所にとどまらず、リラクゼーション、仲間同士のコミュニケーションの場としての要素をあわせもつ。実際、病院では食堂加算があり、評価の対象として重要視されている。したがって、食堂は、明るく、清潔な環境であることが望ましく、絵画や観葉植物を設置したり、また、BGMを導入することも気分を落ち着かせ、憩いの場としての環境づくりにつながる。

図表7-25 作業スペースの基準（通路の幅）

（調査：飯野香、1976.8.30現在）

No.	条　件	限界寸法（mm）	普　通（mm）	適　当（mm）	備　考
1.	1人歩きの場合	750	1,000	1,100～1,200	
2.	すれ違いが多い	1,000	1,200	1,200	
3.	ワゴンが通る	ワゴンの幅　×1.5	ワゴンの幅　×2	ワゴンの幅　×2	
4.	ワゴンが曲がる	ワゴンの長さ×1.5	ワゴンの長さ×1.5	ワゴンの長さ×1.5	
5.	物を持って歩く	荷物の幅　×1.5	荷物の幅　×2.0	荷物の幅　×2.0	荷物の幅が体の幅より大きい場合
6.	火器の前（レンジなど）	1,000	1,200	1,200	
7.	セルフサービスのカウンタ前	カフェテリア1,000	1,200	1,200	
8.	セルフサービスの産業給食	2,000	2,200	2,500	チケットと交換に食事を受ける場合
9.	セルフサービスの車椅子	2,000	2,300	2,500	車椅子使用者用食堂

出所）飯野香「厨房設備の設計と積算」鹿島出版会　1977年

図表7-26　作業時の機能寸法

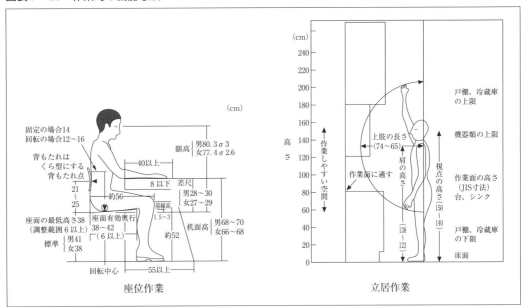

出所）日本建築学会編『建築設計資料集成―人間』丸善　2003年

2．食事環境の設計

(1) 食堂の立地条件

　庭などの緑地に面した眺望、採光のよい場所で、利用者が出入りしやすいように階段やエレベーターに近い場所にするなどの便宜を図る。

(2) 食堂のスペース

　食堂は、食事をする姿勢、食卓の形状と配列、配膳のサービス形式などの

要素に合わせて設計される。食堂の床面積は、労働安全衛生規則第630条によって1人当たり1m^2以上と定められており、人の接触がないようにテーブル間隔などに十分なスペースを確保する。

調理室と食堂の間には仕切りを設け、調理室からの臭いや音を防ぐとともに、双方の衛生面を考慮する。また、健康増進法第25条には「受動喫煙の防止」について定められており、食堂内に禁煙コーナーを設置する必要がある。

(3) 食堂の環境整備

食堂には、食卓、椅子を置き、採光、照明、換気、室温が調整できるようにする。また、BGMや観葉植物によって、快適でリラックスできるように配慮したり、行事食を提供する際には、それに応じた飾りつけなどを適切な場所で行う。なお、植物の設置にあたっては、虫の混入原因とならないような配慮が必要である。また、病院の食堂においては、感染、異物混入などの危険があるため、植物の設置は禁止されている。

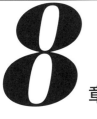

8章 給食の人事・事務

本章のねらい

本章では、人材と情報に関する管理について学ぶ。給食部門における人事管理は、企業（施設）を取り巻く環境の変化とそれに対応しようとする企業の経営戦略に基づいて行われる。管理栄養士は、栄養・食事管理部門に必要な人材を確保して、適材適所の配置、教育・訓練、人事考課を行う能力が求められる。

また、栄養・食事管理部門では、帳票を用いて日常のあらゆる給食業務に必要な情報の収集、記録、保管といった事務が行われている。帳票は多種多様であることから、事務を簡素化、省力化するとともに、個人情報の取扱いに十分注意しながら経営に活かすことができるように管理しなければならない。

1 人 事

1．人事管理の概要

(1) 人事管理と労務管理の意味

　人事管理とは、企業目標の達成に必要な従業員（労働力）を確保し、その合理的・効率的な利用を図るために行う管理活動である。具体的には、採用の管理、配置・異動の管理、能力開発の管理（教育・訓練）、人事考課、昇進・昇格の管理などである。労務管理とは、経営者などがその従業員に対して行う管理で、労働条件一般、福利厚生、労使関係などを含む管理活動である。なお、広義には、人事管理は労務管理を含めて用いられることもあり、本書では、広義の人事管理として記述する。

(2) 労働に関する法令

　日本国憲法第27条第2項によれば、勤労の権利及び義務として「賃金、就業時間、休息その他の勤労条件に関する基準は、法律でこれを定める」とされている。これに基づき、「労働基準法」「労働者災害補償保険法」「労働安全衛生法」「雇用の分野における男女の均等な機会及び待遇の確保等に関する法律」（通称「男女雇用機会均等法」）、「育児休業、介護休業等育児又は家族介護を行う労働者の福祉に関する法律」（通称「育児・介護休業法」）、「労

働者派遣事業の適正な運営の確保及び派遣労働者の保護等に関する法律」(通称「労働者派遣法」)などがある[1]。

労働基準法（1947（昭和22）年制定）は、労働者保護を目的として制定された法律である。従業員の労働時間や休憩などの労働条件を定めている。給食施設で勤務する管理栄養士・栄養士や調理員などすべての従事者がこの規定に基づいて働く。

また、日本国憲法第28条によれば、勤労者の団結権及び団体行動権として「勤労者の団結する権利及び団体交渉その他の団体行動をする権利は、これを保障する」と定められている。これに基づき、労働組合法、労働関係調整法などがある。

なお、本法と労働組合法、労働関係調整法をまとめて労働三法と呼ぶ。労働組合法は、労働者と使用者が労働条件について対等の立場で交渉できるようにすることを目的とし、主に労働協約の締結、団体交渉権、労働組合を組織することを定めている。労働関係調整法は、労働争議の予防、解決、労働関係の公正な調整のための法律である。

2．給食業務従事者の雇用形態

(1) 雇用形態の種類

労働基準法第9条によれば、「労働者とは、職業の種類を問わず、事業又は事務所に使用される者で、賃金を支払われる者をいう」と定義されている。雇用形態とは、企業と社員が結ぶ雇用契約の分類のことで、大きく分けて、「正社員」「契約社員」「派遣労働者」「パートタイム労働者（アルバイト含む）」の4つがある。かつては、正社員が企業の主な雇用形態だったが、企業と個人のニーズに合わせて、パートタイム労働者や派遣労働者など雇用形態が多様化している。

「正社員」は、企業と契約期間のない社員として契約し、定年まで長期的に仕事をすることが前提となっている。「契約社員」は、雇用契約書に雇用の期間と賃金が定められているが、パートタイム労働者などと比べて雇用期間は長く、賃金も固定給の場合があるなど安定的な労働力と考えられている。「派遣労働者」は、派遣元と契約を結んだ契約社員で、就業場所は派遣先になる。賃金は、多くは時給で支払われる雇用形態である。「パートタイム労働者」は、多くは雇用期間が短期間で1週当たりの労働時間も少ない。賃金は、ほとんど時給である。

他にも「委託（アウトソーシング）」などの雇用形態がある。

[1] 資料2（264頁）参照

(2) アウトソーシングと労働者派遣

委託と労働者派遣とは、ともに外部労働力を導入するわけだが、その権利義務関係は異なる（図表8-1）。

「委託」では、発注者（たとえば病院）は、個々の労働者に直接指揮命令をすることはできないが、図表8-1で示したように「労働者派遣」では、派遣先（たとえば病院）と労働者が使用関係にあるため、直接指揮命令をすることができる。すなわち、労働者派遣とは、派遣元会社（たとえば給食会社）が雇用する労働者を、雇用関係は保ったまま派遣先会社（たとえば病院）の指揮命令を受けて労働に従事させることをいう。労働者派遣の根拠法は、労働者派遣事業を適正に運営するための法律である、いわゆる労働者派遣法（正式名「労働者派遣事業の適正な運営の確保及び派遣労働者の保護等に関する法律」）である。

これまで、他人が雇用した労働者を自己の指揮命令のもとに働かせることは、職業安定法によって禁止されてきたが、1986（昭和61）年の労働者派遣法の施行に伴って種々の規制の下に適法化され、1996（平成8）年には対象業務の拡大、1999（平成11）年には原則自由化、2003（平成15）年には派遣期間の延長、2012（平成24）年には雇用期間が30日以内の日雇派遣は原則禁止、2020（令和2）年には同一労働同一賃金と改正されてきた。

しかし、病院などの医療関係の業務は、労働者派遣事業の適用除外業務（労働者派遣法施行令第2条）の1つになっている。したがって、栄養士法第1条第2項に規定する業務（傷病者に対する療養のため必要な栄養の指導に係るものであつて、病院等、介護老人保健施設、介護医療院又は居宅において行われるものに限る）は、紹介予定派遣、産前産後休業、育児休業、介護休

図表8-1 委託・労働者派遣の形態

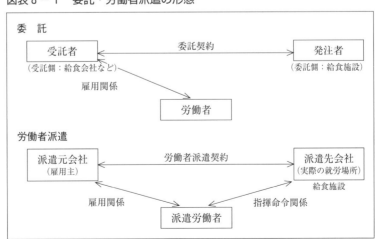

業を取得した労働者の業務の場合に限り、労働者派遣事業を行うことができる。

紹介予定派遣とは、派遣先会社の社員（正社員・契約社員・嘱託など）になることを前提として働く派遣契約のことである。なお、同一の派遣労働者が6か月を超えても派遣先会社に直接雇用されなければ、その理由を明示しなければならない。

3．給食業務従事者の教育・訓練

(1) 教育・訓練のニーズ

企業が教育・訓練を行う背景には、①従業員の組織人としての能力（課題設定能力、職務遂行能力、対人能力、問題解決能力）、②経営戦略にそった能力（創造的、専門的能力）、③個人のキャリアに対応した能力（キャリア段階にそった継続的な能力）の養成があげられる。

企業は、企業目標を達成するために、社会・経済情勢の変化、市場のニーズ、雇用形態の多様化などを勘案して経営戦略を立案するが、企業が行う教育・訓練は、その経営戦略を推進するために設定される教育課題に基づいて組み立てられる（図表8－2）。つまり、教育課題とは、経営戦略にそって設定されるものである。

(2) 教育・訓練の基本構成

教育・訓練を分類する場合、どこに基準を置くかによって体系の方法も異なってくるが、内容別の研修構成でみた場合、「知識の研修」「技能の研修」「態度の研修」「課題設定・問題解決の研修」がある。また、それぞれに対応する代表的な方法は、図表8－3のとおりである。

研修体系の分類方法には、この教育内容別の研修構成のほかに、対象者別

図表8－2　教育課程設定のプロセス

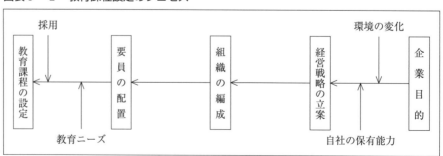

出所）桐村晋次『人材育成の進め方　第3版』日本経済新聞出版社　2005年　11頁

図表 8 − 3　研修内容と研修技法

教育・訓練の内容	関連する技法の例
知識の教育	講義法、デモンストレーション、見学
技能の教育	OJT
態度の教育	ロールプレーイング、感受性訓練
課題設定、問題解決の教育	ブレインストーミング、事例研究、ビジネスゲーム

出所）今野浩一郎『人事管理入門』日本経済新聞社　1996年　136頁

の研修構成（階層別研修、課題別研修）と方法別の研修構成（職場内教育、職場外教育、自己啓発）がある。

(3)　教育・訓練の方法

　前述のとおり、教育・訓練の「方法」を基準として体系を考えた場合には、①職場内教育（OJT：on-the-job training）、②職場外教育（OFF-JT：off-the-job training）、③自己啓発（SD：self development）がある。

　図表 8 − 4 の中で企業が重視し、教育・訓練のベースになっているのが自己啓発とOJTである。能力開発の基本が本人のやる気であることを考えると、企業人の能力開発の基本となるのは自己啓発であるといえ、また、日常業務を通じて行われるOJTは、日本的な人材育成の主柱といえる。OFF-JTは、自己啓発とOJTを補完する方法として位置づけられている。

　OJTは、業務に直結した具体的かつ実践的な指導が可能となる一方、指導者の能力に左右される。OFF-JTは、多人数に対して体系的な知識を、組織的に教育することが可能である。その一方で個人のレベルに合わせた教育が難しい。教育・訓練にあたっては、目的や内容を考慮したうえで教育方法を選択する。

　OJTの基本的な進め方は、以下のとおりである（図表 8 − 5 ）。
①業務上、どのような能力が必要とされているかについて整理する。
②部下の適性、個性、関心の方向性について本人と話し合いながら考える。
③育成目標を設定する。目標は、週、月、半年、長くても 1 〜 3 年の期間が
　ふさわしい。
④部下の現在の能力を把握する。
⑤具体的な教育必要項目を設定する。
⑥育成計画を作成する。
⑦実施する。また、途中経過をフォローアップする。
⑧教育効果を測定し、反省点を整理する。
　また、育成目標を立てて具体的にOJTを進めていくには、図表 8 − 6 のよ

図表8－4　方法を基準とした教育・訓練の体系

教育・訓練の体系	方　法
職場内訓練 （OJT）	主に上司や先輩が仕事を通して働きながら行う教育・訓練の方法で、直接必要な実践的な知識や技能が習得できる日常業務上の人材育成であり、個別にきめ細かく指導ができる。
職場外訓練 （OFF-JT）	職場を離れ、セミナーや研修会などの集合研修で教育スタッフが中心となって進める教育・訓練の方法で、社外の者との交流、情報交換の機会など幅広い視野を養うことが可能となる。
自己啓発 （SD）	本を読む、通信教育を受ける、あるいはセミナーなどに自主的に参加するなど本人自ら勉強する教育・訓練の方法である。

図表8－5　OJTのステップ

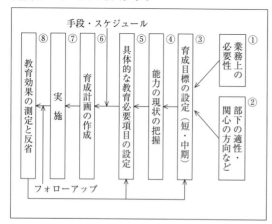

出所）図表8－2に同じ　48頁

図表8－6　OJTの具体的方法

①職場指導面接（業務目的の設定とフォローアップ）
②仕事の割り当て
③日常指導と機会教育
④権限拡大、職務充実
⑤職務の拡大、交代、教育的配置
⑥研究課題とレポート提出
⑦自己申告制度や目標管理との結合
⑧その他　（例）パーソナル・コーチング
　　　　　　　　人事考課と結びついたもの

出所）図表8－2に同じ　50頁

図表8－7　自己啓発の基本ステップ

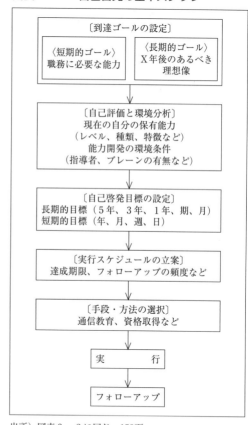

出所）図表8－2に同じ　158頁

うな方法がある。

　自己啓発の基本的な進め方については、図表8－7のように考えられる。

4．給食業務従事者の業績と評価

(1) 人事考課の理念

　人事考課とは、従業員の企業に対する貢献度を評価し、昇進や給与の決定

などに反映させる管理活動である。人事考課は、「客観性」「公平性」がある方法で行われ、従業員の「納得性」が得られる仕組みで設計される必要がある。また、人事考課のルールや基準を公開して納得性を高めようとする「透明性」、さらに、挑戦的、革新的な組織形成のための「加点主義」も人事考課の仕組みを設計するうえで重要となる。

(2) 評価基準

日本の企業が一般的に使っている評価基準には3つの領域がある。また、それらの領域は、仕事のプロセスによって図表8－8のように整理できる。

①個人の「能力」

経験や教育・訓練を通して蓄積されている安定した領域で、「能力評価」といわれる。

②仕事に取り組む「姿勢」

仕事によって短期間に変動する可能性がある領域で、「情意評価」といわれる。

③仕事の「業績」

目標の達成度を表す領域で、「業績評価」といわれる。

評価の方法としては、図表8－8から、インプットである①②の大きさを評価する、アウトプットである③の大きさを評価する、両者を組み合わせて評価するという3つの方法が考えられる。その中で、アウトプットを評価する方法は、企業業績というものが短期に変動するために同じ人の評価が不安定になること、アウトプットが出にくい仕事に配属された場合に不公平感が生まれること、短期的な業績は短期的であるため長期的な視野に立てないことなどの問題点があり、また、インプットを評価する方法は、業績を上げるインセンティブが働かないといった問題があるため、インプットとアウトプットの組み合わせによって、評価基準の体系化が図られてきた。

図表8－8　評価領域と仕事の関連

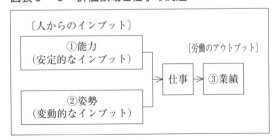

出所）図表8－3に同じ　90頁

図表8－9　評価基準の体系

評価基準の体系			社員区分（例）			評価手順	
分　野	名　称	評価基準の細項目（例）	一般社員	主任係長	課長部長	評価点	ウエート
能　力	能力評価	(1)知識技能	○	○	○	α点	a %
		(2)理解力	○				
		(3)説明力	○				
		(4)判断力		○	○		
		(5)計画力		○	○		
		(6)指導力		○	○		
		(7)折衝力		○	○		
取組姿勢	情意評価	(1)積極性	○	○		β点	b %
		(2)責任感	○	○	○		
		(3)協調性	○	○			
		(4)規律性	○				
		(5)革新性			○		
		(6)部下指導		○			
		(7)部下育成			○		
		(8)全社的視点			○		
業　績	業績評価	（目標管理による業績評価）				γ点	c %
総合評価（$\alpha \times a + \beta \times b + \gamma \times c$）						T点	

出所）図表8－3に同じ　92頁

　図表8－9は、評価基準の体系の例である。なお、評価は、誰が、いつ、どのように評価するかという評価の進め方を明確にしておくことが重要である。

(3) 業績の評価方法

　前述の業績評価をどのような方法で行うのかについて、その最も重要な仕組みが「目標管理による評価」である。目標管理による評価は、組織目標をふまえて従業員に個別に目標を設定し、それに向かって従業員が自立的に仕事を進めることによって効率的な組織形成を目指す方法である。目標の設定にあたっては、部門の方針、計画、目標に結びついていること、②担当業務の中で重要な目標に絞ること、③目標はできるだけ定量化することが重要である。

　評価方法について、図表8－10に一例を示す。この例では、「目標達成の評定」という要素で5段階、さらに難しい目標を達成した場合に高く評価されるように「目標の難易度」という要素で5段階設定されており、この2つの要素の組み合わせによって、最終的な評価がSからDまでの5段階で評価されるようになっている。

図表8-10 業績評定表の例

		目標達成の評定				
		目標を大幅に上回った S	目標を上回った A	目標通り B	目標を下回った C	目標を大幅に下回った D
目標の難易度	能力を大きく超えている S	S		A		B
	能力を上回っている A					
	能力通り B	A		B		C
	能力を下回っている C					
	能力を大きく下回っている D	B		C		D

出所）図表8-3に同じ　98頁

2　事　務

1．事務・情報の概要と目的

　事務とは、書類の作成など主として机の上で取り扱う仕事のことである。ほとんどの事務は文書をとおして行われるが、ただ文書を作成すればよいわけではなく、経営資源である組織内の情報を収集、記録、伝達、保管して、必要な情報を必要なときに正確に取り出すことができるようにすることを意味する。

　給食業務における事務は、主に帳票をとおして行われている。たとえば、病院で行われる入院時食事療養の帳票には、後述する図表8-13のような種類がある。このように栄養・食事管理、生産管理、安全・衛生管理、品質管理、施設・設備管理といった各サブシステムでは、それぞれの目的を達成するためにさまざまな帳票が使われている。さらに、それらをまとめ、整理することで、問題点の把握、検証、改善につなげ、経営の効率化に活かされなければならない。また、監査○2を受ける際には指導監督官庁の求めに応じて書類を提出しなければならないことになっている。

2．情報技術（IT）の活用と留意事項

　給食業務を円滑に実施するためには、事務を迅速かつ正確に行うことが重要である。また、多種多様な帳票には膨大な情報があり、それを常に活用できるように整理して一元化しておく必要がある。そのための方法として情報

○2　監査
法令や各種規制、通達などあらかじめ定められた遵守すべきルールや規範に照らし、実際の業務やその成果物がそれらに則っているかどうかを、客観的な第三者が適切な手法を用いて検証し、是正すべき点があればそれを指摘する業務である。

技術（Information Technology：IT）の活用が欠かせない。

図表8-11は、病院での給食業務における情報の流れとIT化が可能な業務の範囲について帳票を中心に示している。特に定型的な業務はIT化によって合理化することができるとともに、業務上の問題が発生したときなどは、業務実態を明らかにするためのトレーサビリティー（追跡調査）が容易になるというメリットがある。

一方、コンピュータを取り扱ううえでは、管理上の留意点がいくつかある。たとえば、1つの情報のミスや誤入力などがあったときには、場合によっては業務全般に支障をきたす可能性があるため注意が必要である。また、個々の患者のデータなどは個人情報が含まれているため、管理には十分注意する必要がある。民間の病院など個人情報取扱事業者に適用されるルールは図表8-12、また、入院時食事療養における主な帳票と「個人情報の保護に関する法律」（2003（平成15）年制定）との関係は図表8-13のとおりである。

図表8-11 帳票類を中心とした給食業務の情報の流れとコンピュータ処理可能業務（病院の例）

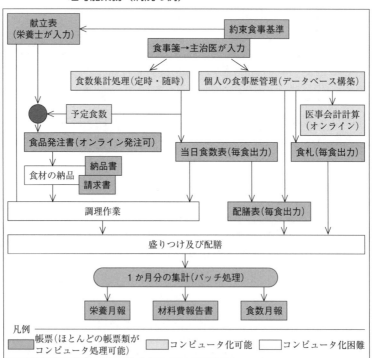

出所）外山健二・幸林友男編『給食経営管理論』講談社　2003年　102頁

図表8-12　個人情報取扱事業者に適用されるルール

利用、取得など （法第16〜18条）	・個人情報の利用目的を特定。目的外利用は原則禁止。 ・個人情報は適正に取得。 ・取得に際しては利用目的を通知または公表。 ・本人から直接書面で取得する場合は、利用目的をあらかじめ明示。
安全管理など （法第19〜22条）	・個人データの正確性を確保。 ・個人データを安全に管理。 ・従業者、委託先を監督。
第三者提供の制限 （法第23条）	・本人の同意を得ない個人データの第三者提供は原則禁止。 ・本人の求めに応じて第三者提供を停止することとしており、一定の事項をあらかじめ通知しているときなどは、本人の同意を得ずに第三者提供することが可能（オプトアウト）。
開示・訂正・利用停止、苦情処理 （法第25〜27、31条）	・本人からの求めに応じて保有個人データの開示、訂正、利用停止などに対応。 ・個人情報の取扱いに関する苦情を適切かつ迅速に処理。

注）法とは「個人情報の保護に関する法律」をさす。

図表8-13　入院時食事療養の帳票と個人情報の保護に関する法律

帳票名	法との関連	帳票名	法との関連
普通食(常食)患者年齢構成表	×	在庫食品受払簿	×
給与栄養量算出表	×	発注書	×
食品構成表	×	給与食品検討表	×
食事箋	○	栄養食事指導記録	○
院内食事箋規約(院内約束食事箋)	×	検食簿	×
患者入退院簿	○	給食日誌	△
食数集計表	×	栄養(給食)委員会記録	△
予定実施献立表	×	喫食調査記録	△
消費日計表	×	栄養管理報告書	×
栄養管理計画書	○		

注）○は取扱い、保存などに留意を要する。△は内容により法に関連する。×は特に問題はないと思われるもの。
出所）大阪府ほか監修『病院及び介護保険施設における栄養管理指針ガイドブック』大阪府栄養士会　2022年　148頁

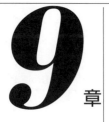

給食の会計・原価

本章のねらい

本章では、企業が行っている組織活動を経済的データからみることを学ぶ。企業の財務状況、経営成績、キャッシュフローなどの経済活動の成果を報告している会計情報をみて活用することは、給食経営管理を学ぶものにとって重要である。

なお、ここでは、栄養・食事管理部門にとらわれず、組織全体の経済活動の状態を財務諸表を中心にみる。必要に応じて専門書に進んでもらいたい。

1 企業会計

1．企業会計の目的

家の会計は「家計」、国や都道府県などの地方公共団体の会計は一般的には「財政」という言葉で表されており、企業には「企業会計」がある。

企業会計の目的は、経済活動を所定のルールにしたがって測定し、その経営成績や財政状態を報告書にまとめ伝達することにある。したがって、こうして生み出された会計情報は、「貸借対照表」「損益計算書」「キャッシュフロー計算書」などの財務諸表として、広く外部の利害関係者（株主、債権者、取引先など）に公開することになる。

2．会計情報の公開

会計の情報公開については、「会社法」「金融商品取引法」によって義務づけられている（図表9-1）。これを「ディスクロージャー（情報公開）」という。ディスクロージャーは、外部の利害関係者にとって有益なだけでなく、企業の従業員にとっても大変有益な

図表9-1 公表を義務づけている法と財務諸表

会社法	金融商品取引法
貸借対照表（B／S）	貸借対照表（B／S）
損益計算書（P／L）	損益計算書（P／L）
株主資本等変動計算書	キャッシュフロー計算書（C／F）
個別注記表	
事業報告	株主資本等変動計算書
附属明細書	附属明細書

注）会社法では、これらを「計算書類等」と呼ぶ。

ものである。これらは、企業の経営計画や経営方針を検討するためになくてはならないものである。したがって、管理栄養士らが財務諸表などの知識を身につけることは重要なことである。

また、企業における経営評価は、原則として損益基準によって判断される。評価のポイントは、収益性、成長性、安全性であり、特に前二者が重視されている。すなわち、優良企業は、損益基準による評価の高い企業であり、その判断には「損益計算書」「貸借対照表」「キャッシュフロー計算書」が重要になっている。

2 財務諸表

1. 貸借対照表

(1) 貸借対照表とは

貸借対照表（B／S：balance sheet）は、企業のある一定時点の財政状態を表すものである。その骨子は、図表9－2のとおりで、向かって右側を「貸方（かしかた）」と呼び、左側を「借方（かりかた）」と呼ぶ。貸方は、企業の資金がどこからきているか、すなわち、資金の調達源泉を示し、借方には、その資金が今どこに使われているか、すなわち、資金の運用の状況が示されている。

貸方（資金の調達先）における「負債」の代表的なものは、他の企業や銀行などから借りた資金、すなわち「借入金」で、負債のことを「他人資本」ともいう。「資本」（2006（平成18）年5月期決算以降は「純資産」となり、含まれる項目が若干増えている）の代表的なものは、株主が出資した資金、すなわち「資本金」である。

負債と純資産との違いは、借入金は返さなくてはならないが、資本金は返す必要がないことである。したがって、純資産が多い企業のほうが財政基盤は安定していることになる。

借方（資金の運用状況）における「資産」は、負債や資本で調達した資金が投下されている項目、たとえば、現金、預金、商品、原材料、生産設備、建物などを示している。また、現金、預金、商品、原材料は「流動資産」と呼ばれ、生産設備、建物は「固定資産」と呼ばれる。流動資産とするか固定資産とするかは「営業循環基準」及び「1年基準」で分類する[1]。

○1 営業循環基準
営業循環基準とは、原材料を購入し、製品とし、販売し代金を回収するという通常の営業循環に入っている資産であれば流動資産とする基準のことである。「1年基準」とは営業循環に入らない資産を対象とし、1年以内に現金化する資産を流動資産とする基準である。現金、受取手形、原材料などは営業循環に入っているので流動資産である。流動負債と固定負債も同じ基準で分類される。

図表9－2 貸借対照表（B／S）の構造

借方（資金の運用状況）	貸方（資金の調達先）
（資産の部） 流動資産	（負債の部） 流動負債 固定負債
固定資産	（純資産の部） 株主資本 評価・換算差額等
資産合計	負債純資産合計

それでは、①資本金を200万円、銀行からの借入金を100万円とし、②その後、現金で商品を150万円仕入れ、次に、③仕入れた商品を200万円で売って現金で回収した企業活動の例をもとに、簡単な貸借対照表を作成してみる。

①資金調達時点

(資産の部)		(負債の部)	
現金	300	借入金	100
		(純資産の部)	
		資本金	200
資産合計	300	負債純資産合計	300

②商品仕入時点

(資産の部)		(負債の部)	
現金	150	借入金	100
商品	150	(純資産の部)	
		資本金	200
資産合計	300	負債純資産合計	300

③売上完了時点

(資産の部)		(負債の部)	
現金	350	借入金	100
		(純資産の部)	
		資本金	200
		利益	50
資産合計	350	負債純資産合計	350

以上のように、貸借対照表の右側と左側は一致する。すなわち、「資産＝負債＋純資産」の等式が成り立つ。貸借対照表は、見るものに財務の流動性と収益性を教えてくれる計算書である。

図表9－3に貸借対照表の例を示した。

(2) 貸借対照表を用いた比率分析

貸借対照表は、過去の貸借対照表と数字を比較したり、同業他社と比較することで、その企業の現時点での特徴を把握することができる。分析の代表的な方法としては「比率法」があり、「流動比率」「固定比率」「当座比率」「自己資本比率」などがある。流動比率とは、流動資産と流動負債との割合を示し、以下の数式で求められる。

$$流動比率＝流動資産÷流動負債×100（％）$$

図表9-3 貸借対照表の例

(令和○年×月△日現在)
(単位:百万円)

資産の部		負債の部	
科　目	金額	科　目	金額
流　動　資　産	8,871	流　動　負　債	5,681
現　金　及　び　預　金	893	短　期　借　入　金	1,500
売　　掛　　金	8	一年内返済予定の長期借入金	2,933
短　期　貸　付　金	7,060	未　　払　　金	372
未　収　入　金	799	賞　与　引　当　金	29
繰　延　税　金　資　産	15	そ　　の　　他	847
そ　　の　　他	96	固　定　負　債	9,785
		社　　　　　債	642
固　定　資　産	19,111	長　期　借　入　金	8,687
有　形　固　定　資　産	563	役員退職慰労引当金	37
建　　　　　物	256	繰　延　税　金　負　債	418
器　具　及　び　部　品	86	そ　　の　　他	1
土　　　　　地	170	負　債　合　計	15,466
そ　　の　　他	51	純資産の部	
		株　主　資　本	12,515
無　形　固　定　資　産	339	資　　本　　金	2,977
ソ　フ　ト　ウ　ェ　ア	172	資　本　剰　余　金	5,142
そ　　の　　他	167	資　本　準　備　金	5,059
		その他資本剰余金	83
		利　益　剰　余　金	4,512
		その他利益剰余金	4,512
投資その他の資産	18,209	繰　越　利　益　剰　余　金	4,512
所　　有　　株　　式	13,601	自　己　株　式	△116
長　期　貸　付　金	3,957	評価・換算差額等	1
敷　金　及　び　保　証　金	376	その他有価証券評価差額金	1
そ　　の　　他	275	純　資　産　合　計	12,516
資　産　合　計	27,982	負　債　純　資　産　合　計	27,982

注)記載金額は、百万円未満を切り捨てて表示。

つまり流動比率とは、1年以内に支払う流動負債に対して1年以内に現金化できる支払い原資の流動資産を何倍もっているかを示す物差しのことで、通常200%以上が望ましいとされている。しかし近年は、業種にもよるが、130%以上あればよいとされている。

2．損益計算書と損益分岐点分析

(1) 損益計算書

1 損益計算書とは

損益計算書(P/L:profit and loss statement)は、企業が一定期間にどれだけ儲けたか、どのようにして儲けたかという経営活動の結果、すなわち経営成績を表したものである。損益計算書の基本構造は、図表9-4のとおりとなっており、5つの利益がある。

図表9-4 損益計算書（P/L）の構造

（単位：百万円）

科目	金額	
Ⅰ．売上高　（A）	446	
Ⅱ．売上原価　（B）	338	←原材料費等の製造コスト
売上総利益　（A）－（B）＝（C）	108	←いわゆる粗利益
Ⅲ．販売費及び一般管理費　（D）	95	←販売活動の費用や人件費等
営業利益　（C）－（D）＝（E）	13	←本業の儲け
Ⅳ．営業外収益　（F）	4	←受取配当金や受取利息等
Ⅴ．営業外費用　（G）	2	←支払利息や社債利息等
経常利益　（E）＋（F）－（G）＝（H）	15	←営業利益＋営業外収益－営業外費用
Ⅵ．特別利益　（I）	2	←固定資産（土地等）売却益等
Ⅶ．特別損失　（J）	3	←有価証券の売却損、災害による損失等
税引前当期純利益 　　（H）＋（I）－（J）＝（K）	14	←経常利益＋特別利益－特別損益
Ⅷ．法人税、住民税及び事業税　（L）	1	
当期純利益　（K）－（L）＝（M）	13	←税金を払った後の最終的な利益

注）金額は理解のため仮に入れた値である。

つまり「損益計算書」とは、一定期間（たとえば1年、あるいは中間期（6か月）など）の収益（主に売上高で、その他には受取配当金など）から費用を差し引いて純利益がどれだけ生まれたかを示すものである。5つの利益のうち「純利益」は、企業を代表する利益で最も重視されるものであり、その次に営業活動の成果を示す「営業利益」が重視されている。損益計算書は、見るものに企業の稼ぐ力を教えてくれる計算書である。

[2] 損益計算書を用いた比率分析

損益計算書を用いた分析に用いる比率法のうち、代表的な指標としては「売上高原価率」「売上総利益率」などがある。これらは比率となっているため、売上高や利益の金額では差がある企業間でも収益力を比較できることから、よく用いられる物差しといえる。

売上高原価率＝原価÷売上高×100（％）
売上総利益率＝売上総利益÷売上高×100（％）

[3] 損益計算書と貸借対照表を用いた比率分析

損益計算書と貸借対照表の双方を用いた比率分析の代表的なものとして「総資産利益率（ROA：Return On Asset）」「自己資本利益率（ROE：Return

On Equity)」などがあげられる。

$$\text{ROA} = 純利益 \div 総資産（負債純資産合計）\times 100（\%）$$

　純利益の代わりに、他の利益（経常利益など）が使われることもあるが、単にROAと呼ばれるときは、純利益をさすことが多い。

　純利益は損益計算書より用いるが、総資産は期首と期末の総資産の平均値を用いるようにする。これは、期中に設備投資等で資産が急増することなどを考慮したものである。たとえば、純利益を損益計算書の「令和4年4月1日から令和5年3月31日まで」のものを用いたときは、総資産は、貸借対照表の「令和4年3月31日現在」のものと「令和5年3月31日現在」のものとの平均値を用いることとなる。

　ROAは、理想的には10％程度が望ましいといわれているが、日本の企業の場合、優良企業でもROAは5％程度のところが多い。

(2) 損益分岐点分析

1 損益分岐点分析とは

　企業は製品をつくり、製品を売って利益を得る。売上が少ないと当然赤字になる。それは、製品の売上高に関係なく発生する費用があるからである。売上に関係なく発生する費用のことを「固定費」といい、人件費、家賃、減価償却費などをさす。これに対し、売上に比例して増減する費用のことを「変動費」といい、原材料費や販売手数料などをさす。

　また、全体の費用を固定費と変動費に分けて費用と売上高と利益の相互関係を分析する手法が「損益分岐点分析」である。「損益分岐点（Break Even Point）」とは、企業が赤字を出さないための最小限の売上をさす点のことで、この利益がプラスでもマイナスでもない0（ゼロ）の点の売上高を「損益分岐点売上高」と呼ぶ。また、この点の数量を「損益分岐点販売数量」と呼ぶ。損益分岐点売上高は、次の式で求められる。なお、分母にある変動費÷売上高の値を「変動費率」という。

$$損益分岐点売上高 = \frac{固定費}{1 - \dfrac{変動費}{売上高}} \quad \left(変動費率 = \frac{変動費}{売上高}\right)$$

2 損益分岐点分析の例

> **例1** Aカレー店の固定費は、月間180万円である。カレー1皿の売値が500円で、1皿当たりの変動費が200円であった場合、損益分岐点売上高はいくらか。

前述の式から、「変動費÷売上高＝200円÷500円＝0.4」であることから、「損益分岐点売上高＝180万円÷（1－0.4）＝300万円」となる。なお、損益分岐点販売数量は「300万円÷500円＝6000（皿）」となる。

> **例2** B社の売上高は2,000万円、固定費は960万円、変動費は800万円である。損益分岐点売上高はいくらか。

前述の式から、「変動費÷売上高＝800万円÷2,000万円＝0.4」であることから、「損益分岐点売上高＝960万円÷（1－0.4）＝1,600万円」となる。図で示すと、図表9－5のとおりである。

①正方形で横軸を売上高、縦軸を費用・損益とし、同じ金額単位とする。
②販売価格は一定と仮定するので、0（基点）とAを結ぶ対角線が売上高線となる。
③横軸2,000万円（売上高）、縦軸800万円（変動費）となる点（V点）と、0（基点）を結んだ線が「変動費線」である。
④縦軸上の960万円（固定費）の点（B点）と、V点から垂直に960万円（固

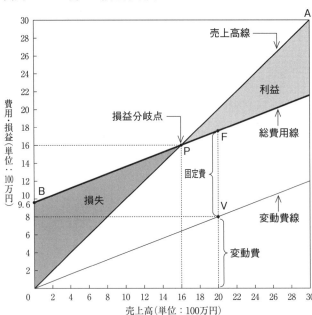

図表9－5　例2の損益分岐図

定費)分上がった点(F点)を結んだ線が「総費用線」で、変動費線とは平行の関係にある。

⑤BF線(総費用線)と、売上高線との交点(P点)が、損益分岐点である。P点の横軸の目盛り(1,600万円)が、損益分岐点売上高である。

損益分岐点分析において重要なのは、「損益分岐点売上高÷売上高×100」を損益分岐点対売上高比率として、経営指標の1つとして用いることである。この損益分岐点対売上高比率が100%を超えているとその企業は赤字であるので、売上高を伸ばす、または固定費を削減するなどの対策をとることになる。

3 減価償却

企業が毎年帳簿をつける際に建物や機械などの資産の価値の目減り分を「損金」として計上して利益から差し引くことができる。この仕組みが「減価償却」である。減価償却費の計算方法には、「定額法」と「定率法」がある。定額法とは、固定資産の価値は毎期一定額ずつ減少するという前提で計算する方法であり、定率法とは、固定資産の価値は取得直後に著しく減少するが、その減少幅が小さくなるという前提で計算する方法である。

十分な利益がある場合には、初年度に大きな金額で減価償却できる定率法によって計上する場合が多い。なお、定率法においては、償却費がある値(償却保証額)を下回るようになると、それ以後は定額法に切り替える仕組みとなっている(図表9-6)。

耐用年数は、「減価償却資産の耐用年数等に関する省令」(財務省)において建物、車両、備品などの項目別に定められている。たとえば、厨房設備(10万円以上は固定資産として減価償却の対象とする)の耐用年数は、図表9-7、

定額法:減価償却費=取得価額÷耐用年数
定率法:減価償却費=未償却残高(取得価額-減価償却費累計額)×償却率
　　　　償却率=(1÷耐用年数)×2.0

図表9-6　償却費(取得金額100万円、耐用年数10年の償却費の額計算例)

(単位:円)

	1年目	2年目	3年目	4年目	5年目	6年目	7年目	8年目	9年目	10年目
定額法	100,000	100,000	100,000	100,000	100,000	100,000	100,000	100,000	100,000	99,999
定率法	200,000	160,000	128,000	102,400	81,920	65,536	65,536	65,536	65,536	65,535

注1)定率法の償却率により計算した償却額が「償却補償額」に満たなくなった年分以後は、毎年同額となる。
　2)定率法、定額法とも耐用年数経過時点に1円(備忘価格)となる。
　3)2007(平成19)年3月31日以前に取得した減価償却資産については、「旧定額法」や「旧定率法」などの償却方法で減価償却を行う。

図表9－7　機械及び装置以外の有形減価償却資産の耐用年数表

種類	構造又は用途	細目	耐用年数
器具及び備品	家具、電気器具、ガス器具及び家庭用品	電気冷蔵庫、電気洗濯機その他これらに類する電気又はガス機器	6

出所）「減価償却資産の耐用年数等に関する省令（別表第一）」昭和40年3月31日大蔵省令第15号

図表9－8　機械及び装置の耐用年数表

番号	設備の種類	細目	耐用年数
358	ホテル、旅館又は料理店業用設備及び給食用設備	その他設備	9

出所）「減価償却資産の耐用年数等に関する省令（別表第二）」昭和40年3月31日大蔵省令第15号

8によって耐用年数6年または9年とする。ただしリース購入の場合には、リース期間によって変化する。

なお、製造メーカーによる調理機器の耐用年数は、冷機器で5～7年、熱機器のうち、ガス機器で5年、電気機器で7年（ただし、ヒーターなどは取り替えが必要な場合がある）である。ただし、この年数は機械的な耐用年数で、減価償却の耐用年数とは異なる。

3．キャッシュ・フロー計算書

キャッシュ・フロー計算書（C／F：statement of cash flow）は、現金の流出入の状況を報告するもので、2000（平成12）年3月期から作成が義務づけられた財務諸表である。損益計算書が黒字でも、たとえば、売掛金[2]などの回収が遅れた場合には倒産することもある。しかし、キャッシュ・フロー計算書を見ることで利益の裏づけが明らかになり、企業の安全性も評価できることになる。

企業の活動の種類に応じて、キャッシュ・フローを区分するほうがより適切であるということから、キャッシュ・フロー計算書は、①営業活動、②投資活動、③財務活動の3つに分類されている。基本構造は、図表9－9のとおりである。

営業活動によるキャッシュ・フローがマイナス、すなわち赤字であるときは、その内訳の検討が必要であるが、資金繰りが厳しいと判断される。企業は、この赤字を解消するために土地などを売って投資活動によるキャッシュ・フローを黒字にして穴埋めをするなどの対応をしている。

図表9－9の「Ⅶ．現金及び現金同等物の期末残高」は「手元流動性」といわれ、キャッシュの潤沢さを示している。このような企業は、新製品の開発などの戦略的投資を積極的に行うことになる。

○2　売掛金
一般的に企業は、代金を取引先から現金でただちに受け取るのではなく掛け売りにし、後日、回収する。この未収金をさす。

図表9-9　キャッシュ・フロー計算書（C／F）の構造

（単位：百万円）

区　分	2013年度	
Ⅰ．営業活動によるキャッシュ・フロー	7	←本来の営業活動で生じた現金（預金）の増減内容（当期純利益、減価償却費等）
Ⅱ．投資活動によるキャッシュ・フロー	△13	←工場建物、自動車、機械等の取得や売却の収支内訳で支出超過になるのが一般的
Ⅲ．財務活動によるキャッシュ・フロー	△5	←金融機関からの借り入れや返済、社債の発行による資金調達、配当金の支払い等
Ⅳ．現金及び現金同等物に係る換算差額	1	←外貨建て資金の円への換算差額
Ⅴ．現金及び現金同等物の増加（減少）額	△10	←期末残高－期首残高を示す
Ⅵ．現金及び現金同等物の期首残高	33	←期首（2013年4月1日）の現金及び現金同等物の残高
Ⅶ．現金及び現金同等物の期末残高	23	←期末（2014年3月31日）の現金及び現金同等物の残高

注1）Ⅶの数値＝Ⅵ＋Ⅰ＋Ⅱ＋Ⅲ＋Ⅳの数値となっている。
　2）現金には、当座預金、普通預金などが含まれ、現金同等物には、3か月以内に満期を迎える定期預金、譲渡性預金などが含まれる。3か月以内という期限が重要である。

図表9-10　経営分析の指標

	指　標	計算式	評価のポイント
収益性	売上高経常利益率	経常利益÷売上高×100（％）	高いほうがよい。傾向は3～5年で比較する。
	総資本経常利益率	経常利益÷総資本×100（％）、総資本＝総資産	企業の投下資本の運用効率を表す。
	総資産利益率（ROA）	純利益÷総資産（負債純資産合計）×100（％）	理想的には10％程度であるが、日本では優良企業でも5％程度が多い。
	自己資本利益率（ROE）	当期純利益÷自己資本×100（％）	「株主の投資額に対してどれだけ効率的に利益を獲得したか」を判断する。
成長性	売上高原価率	原価÷売上高×100（％）	売上高原価率と売上総利益率の計は100％となる。
	売上総利益率	売上総利益÷売上高×100（％）	企業の収益力を計る指標である。
	売上高増加率	（当期売上高－前期売上高）÷前期売上高×100（％）	前期に対する売上高の伸びで成長性を評価する。
	経常利益増加率	（当期経常利益－前期経常利益）÷前期経常利益×100（％）	経常利益の増加率で成長性を評価する。
	自己資本増加率	（当期自己資本－前期自己資本）÷前期自己資本×100（％）	自己資本の増加率で成長性を評価する。
安全性	流動比率	流動資産÷流動負債×100（％）	流動負債にあてる支払い能力を計る指標である。
	自己資本比率	自己資本÷総資産×100（％）	比率が高いほど企業の財務基盤が強いことを表す。

注1）ROAの純資産は205頁参照のこと。
　2）ROEは、売上高純利益率（当期純利益÷売上高）、総資産回転率（売上高÷総資産）、財務レバレッジ（総資産÷自己資本）といった3要素に分解することができる。
　3）ROE＝（当期純利益÷売上高）×（売上高÷総資産）×（総資産÷自己資本）×100
　4）「ROE＝ROA×財務レバレッジ」となり、ROEとROAの2つに分解して分析する方法を「デュポンシステム」と呼ぶ。

4．経営分析の評価

経営分析を評価する際には、「収益性」「成長性」「安全性」の3つの視点から評価する。

収益性とは、投資した資本の利益達成度を計ることで、収益向上能力とも考えられる。成長性とは、企業の発展性を見ることで、売上高の成長に伴い、利益、費用と資本、設備投資などの変化を分析する。安全性とは、企業がもつ負債に対する支払能力や堅実な経営を行っているかを分析することである。

この3つの視点を計る際に使用される指標は、図表9-10のとおりである。

3 予算及び売上・原価と給食経営

1．予算の作成と原価計算

「予算」とは、利益計画と資金計画のもとで、販売、製造、購買、財務などの個々の部門における活動を調整して総合的に計画したものであり、売上高予算、製造予算、購買予算、販売費予算、一般管理費予算などの原案をもとに総合予算が作成される。

原価計算は、売上高予算にとって重要であり、予算作成の出発点である。売上原価の資料を提供するということは、原価計算の役割である外部の利害関係者に貸借対照表や損益計算書を公表するための財務管理目的（財務諸表作成目的）、また、企業内の経営者や管理者などの利害関係者に対して、経営管理活動に必要な会計情報を提供する管理会計目的のための手続きとなる。

また、原価を構成する要素のことを「原価要素」というが、これを形態別に分類すると「材料費」「労務費」「経費」に分けられる。また、製品との関連で分類すると、原価の発生が製品の生成に直接的に認識される「直接費」とそうでない「間接費」に分けられる。製品と原価要素を図示すれば、図表9-11のとおりである。さらに、病院の原価構成例は、図表9-12のとおりである。

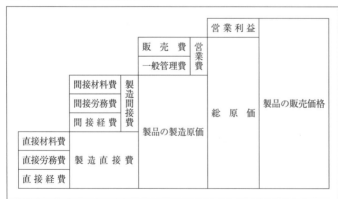

図表9-11　製品と原価要素

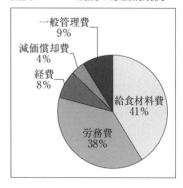

図表9-12　病院の原価構成例

2．給食売上原価の引き下げ

　給食売上原価を引き下げるためには、原価要素である食材料費、労務費、経費を削減することになる。食材料費及び労務費の評価指標については、次のとおりである。また、無駄な経費を削減するためには、一定期間（月間、年間）における項目別の経費の推移や総経費に占める割合などを分析して対策を講じたり、スタッフに啓蒙することが必要である。

(1) 食材料費の評価指標

　食材料費を評価する際には、①一定期間の実質使用金額、②食材料費比率（収入に対する食材料費の割合）、③提供する食事1食当たりの単価といった指標がある。また、1食当たりの単価については、「予備調理食数を除く実質食単価」と「予備調理食数を含む原価による食単価」による評価指標がある。それぞれの計算方法は、以下のとおりである。

---
①実質使用金額＝期首の棚卸残高＋その期間に購入した合計金額－期末の棚卸額
②食材料費比率＝実質使用金額÷食事収入×100（％）
③実 質 食 単 価：1食当たりの食単価＝実質使用金額÷提供食数
　原価による食単価：1食当たりの食単価＝実質使用金額÷調理食数

---

(2) 労務費の評価指標

　労務費を評価する際には、①人件（労務）費比率、②常勤換算数、③労働生産性といった指標が用いられる。

　人件（労務）費比率とは、売上に占める人件費の比率をみることで評価する指標である。常勤換算数（FE：Fulltime Equivalent）とは、短期間または短時間勤務者を含むパート、アルバイトスタッフを1人1日の労働時間（8時間など）に換算して正規職員何人にあたるかを表す指標である。労働生産性とは、業務の効率化、投資対効果などによって評価する指標である。それぞれの計算方法は、以下のとおりである。

---
①人件（労務）費比率＝総人件（労務）費÷売上高×100（％）
②常勤換算数＝パート及びアルバイトの総労働時間÷1人1日の労働時間数
③時間労働当たりの売上高＝売上合計÷総労働時間数
　時間労働当たりの提供食数＝食数合計÷総労働時間数
　1食当たりの労働時間数＝総労働時間数÷食数合計

なお、①に関連して、中小企業庁による「中小企業の経営指標（平成15年度調査）」によれば、「売上高対営業利益率」及び「売上高対人件費率」の飲食店平均は、それぞれ8.6％、27.1％となっている。

3. 費用・収益の分類と収益向上のための視点

病院を例として、栄養・食事管理部門の売上、原価などを損益計算書における収益・費用の発生源泉別分類をベースにして収益の向上について考える。図表9－13は、栄養・食事管理部門の費用・収益の分類である。

図表9－13から、栄養・食事管理部門が収益を向上させるには、「給食売上高の向上」「給食外収益の向上」「給食売上原価の引き下げ」「一般管理費等の節減」「給食外費用の節減」があげられる。具体的には、次のとおりである。

❶給食売上高の向上（入院時食事療養費の収入を伸ばす）
　①病床利用率のアップ
　②喫食率のアップ
　③特別加算食比率のアップ
　④特別メニューの導入
　⑤食堂加算の算定
❷給食外収益の向上（診療報酬点数の向上）
　①栄養食事指導加算件数のアップ
　②栄養サポートチーム加算の算定件数のアップ
❸給食売上原価の引き下げ（食材料費の削減）
　①事前の献立見直しによる食材の原価計算の徹底
　②発注ロスの削減
　③材料ロスの削減（調理ロス、つくりすぎロス、在庫ロスなど）
　④低コストメニューの導入
　⑤食材高騰時の適切な対応
　⑥検収の適正化

図表9－13　栄養・食事管理部門の費用・収益の分類（損益計算書）

（費用）	（収益）
給食売上原価 一般管理費等 給食外費用	給食売上高 給食外収益
純利益	

❹一般管理費等の節減(労務費や経費の節減)
　①労働分配率の引き下げ
　②労働生産性のアップ
　③人員構成の見直し(パート化、アルバイト化、平均年齢のダウン)
　④委託、派遣制度の導入
　⑤労働時間の短縮(残業の削減、出勤時間調整)
　⑥光熱水費の節減
　⑦備品消耗品費の節減
　⑧修繕費の節減
　⑨通信費の節減
　⑩衛生費の節減
　⑪諸会費の見直し
　⑫事務消耗品費の節減
　⑬図書費の節減
❺給食外費用の節減(栄養食事指導・栄養管理実施に関わる経費の節減)
　①教材・資料のスリム化
　②帳票のスリム化と記入方法の簡素化

このようにして質の向上と確保を図りつつ、収入の増加と費用の節減を同時に進めることが大切である。

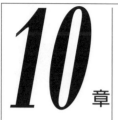

各種給食施設における給食の意義と特徴

本章のねらい

　1章でふれたように、各給食施設における食事サービスの目的は施設ごとに異なる。また、各給食施設の特性、利用者のニーズやウォンツに対応するためには、与えられた経営資源を有効活用し、食事の質的な担保（栄養量・栄養素のバランス、おいしさ・食べやすさ、安全・安心など）と経済効率を考慮した給食経営管理が要求される。

　本章では、各給食施設とその利用者の特性をふまえて施設ごとの給食の目的や意義を理解するとともに、給食に関わる公費負担及び評価に伴う加算、食費などの自己負担について理解する。

1 病院

1. 病院給食の意義と目的

　病院給食は、疾病治療を目的とする入院患者に対する食事であることから、①疾病の治療、病状の改善、②必要な栄養量の確保、③食事を媒体とした食生活の改善などを目的に医療の一環として行われる。したがって、糖尿病、肝臓病、腎臓病などの疾病を治療または病状を改善するために栄養成分を制限したり、付加するなど医学に基づく適切な食事の提供が求められる。

　また、入院患者に対しては栄養管理体制として、栄養スクリーニングとアセスメントを行い、必要な患者には栄養管理計画書を作成している。栄養状態の悪い患者に対しては栄養サポートチーム（NST：Nutrition Support Team）による栄養介入を行うが、それ以外にも褥瘡対策チームや心臓リハビリテーションチーム、緩和ケアチームなどのチーム医療に管理栄養士が加わるなど、管理栄養士が担う役割の重要性が増している。

2．病院給食の種類と院内食事箋規約

(1) 加算特別食と非加算特別食

　病院の食事には多彩な食事形態があるが、大きく分けて「一般食」と「特別食」がある。そのうち、特別食については、診療報酬上の加算対象である特別食として、「治療食」「無菌食」「特別な場合の検査食」があり、詳細は、後述する図表10－5のとおりである。

　また、非加算特別食には、高血圧症に対する減塩食、食物アレルギー食、鉄欠乏以外の原因に由来する入院患者の貧血食、肥満症食（BMI35未満）、加算対象の病名を除く濃厚流動食などがある。しかし、非加算特別食であっても特別に栄養成分や食事形態などに配慮しているため、治療効果が上がらない食事ということではない。

(2) 院内食事箋規約

　治療食は、「院内食事箋規約（院内約束食事箋）」に基づいて疾病治療のために調整した食事である。院内食事箋規約とは、限られた人員、設備、予算の関係で入院患者個々人に対応した食事を提供することが困難であるため、あらかじめ必要と思われる代表的な食種に対して治療効果の上がる基準を栄養管理委員会で審議し、院内での統一基準として定めた規約のことである。

　院内食事箋規約には、疾病別の分類である「疾病別管理方式」[1]と主成分別の分類である「栄養成分別管理方式」[2]がある。疾病別管理方式とは、腎臓病食、肝臓病食、糖尿病食、胃潰瘍食などと疾病別に分類して栄養管理する方法であり、栄養成分別管理方式とは、エネルギーコントロール食、たんぱく質コントロール食、脂肪コントロール食、ナトリウムコントロール食（減塩食、食塩制限食）などの「栄養成分調整食」、つまり食事に含まれる栄養素の特徴で分類する栄養管理の方法で、献立の合理化を図ることができる。

　なお、いずれもすべての入院患者を規約の栄養基準にあてはめるのは困難であるため、入院患者個々人に対して栄養アセスメントを実施し、栄養素に関する特別な指示やコメントによって個人対応を行うこととなる。

3．病院給食の食事管理計画に関する留意点

①食材の選択
　食材の持ち味を生かした新鮮で旬の素材であれば、塩や砂糖の制限につながる。
②適当な固さと調理法を考慮する

●1　疾病別管理方式の特徴

病名に適応した食事提供であるため、周知が簡便で医師や関係職員にも馴染みやすく、また、特別食加算の算定に便利である。一方で、合併症の増加などすべての疾病に対応することが困難であったり、同じ栄養量であっても病名によって食種を複数作成するために、食種数が多くなりやすい。また、患者は、食事名に具体的な病名がつくことにより、心理的に好ましくない場合もある。

●2　栄養成分別管理方式の特徴

多くの傷病や合併症など入院患者個々人にきめ細かく栄養管理ができ、また、栄養成分別に食種を分類することで献立の合理化を図ることもできる。ただし、特別食加算の算定時には病態分類を行う必要で対象病名の確認がある。

消化器症状がある場合には消化吸収しやすい調理法（煮る、蒸す）や大きさなど工夫が必要である。また摂食嚥下機能に障害がある場合には、食形態（きざみ食、ミキサー食、ムース食など）に配慮が必要となる。

③分量を守る

疾患に応じた栄養になるように量を守る。

④料理に適した温度で提供する（図表10-1、2）

温かい料理は温かく、冷たい料理は冷たい温度で提供する。また、中央配膳、病棟配膳、混合配膳などの配膳の形態、保温・保冷配膳車や保温食器を上手に活用する。

⑤衛生面に注意する

食材の鮮度や調理後料理の保管はもちろんのこと、調理器具や調理人の手指・服装などの衛生に気をつける。

⑥食欲が出るように工夫する

盛りつけ方、色彩、香り、温度、季節感、食器との調和など多彩な献立にするための工夫をする。また、入院患者が特に食欲がないときは、量や味つけ、調理法など治療に差し支えない範囲で嗜好を取り入れて喫食率を高める。

⑦作業効率を考える

1回に多種類の食事を提供する場合が多いので、作業効率を考えて献立を作成する必要がある。たとえば、一般食（常食）を基本として、疾病に応じた食事基準、食品構成に合わせた調理形態、食材の種類、使用量などを基本献立である一般食（常食）から差し引きして展開させる献立を作成する。

4．病院における栄養士の配置基準

医療法施行規則第19条第2項によれば、病床数100以上の病院では栄養士または管理栄養士の配置が義務づけられている。また、1章で述べたとおり、健康増進法施行規則第7条によれば、医学的な管理を必要とする者に食事を

図表10-1　各種食べ物の適温

温かい料理		冷たい料理	
食品名	適温℃	食品名	適温℃
コーヒー	67〜73	水	10〜15
牛乳	58〜64	冷やし麦茶	10
みそ汁	62〜68	冷やしコーヒー	6
スープ	60〜66	牛乳	10〜15
かけうどん	58〜70	ジュース	10
てんぷら	64〜65	ビール	10〜20

出所）小俣靖『美味しさと味覚の科学』日本工業新聞　1986年

図表10-2　味に対する温度の影響

	低温	体温	高温
塩味	感じやすい		感じにくい
苦味	感じやすい		感じにくい
酸味	温度による変化なし		
甘味	感じにくい	感じやすい	感じにくい
うま味	感じにくい	感じやすい	感じにくい

10章　各種給食施設における給食の意義と特徴

供給する特定給食施設であって、継続的に1回300食以上または1日750食以上の食事を供給する病院では、管理栄養士の配置が義務づけられている。

5．食費の自己負担と負担軽減措置

(1) 入院時食事療養費及び入院時生活療養費とは

入院時食事療養費とは、入院時の食事に係る費用のうち、食事療養標準負担額（自己負担額）を控除した額のことで、これらは各種医療保険が負担する。利用者は、食費のうち1食当たりの食材料費相当を自己負担することになる（図表10−3）。

入院時生活療養費とは、療養病床[3]に入院する65歳以上の高齢者が要した費用のうち、生活療養標準負担額（自己負担額）を控除した額のことで、同様に各種医療保険が負担する。入院患者は、1食当たりの食費（食材料費＋調理費相当）と1日当たりの居住費（光熱水費相当）を自己負担することになる。

なお、標準負担額には、どちらも低所得者に対する減免制度がある。また、被保険者が負担する標準負担額は高額療養費の対象にはならない。

●3　療養病床
病床には、医療法で定められた区分があり、一般病床、療養病床、結核病床、感染症病床、精神病床があり、特定の疾患を対象とした結核病床、感染症病床、精神病床以外が一般病床、療養病床となっている。一般病床が主に急性期の疾患による患者の病床であるのに対し、療養病床は、主に慢性期の疾患による患者が入院し、長期にわたる療養を目的とした病床のことである（医療法第7条第2項第4号）。

図表10−3　食事療養の費用額算定表（令和7年4月現在）

入院時食事療養（Ⅰ）	基礎	(1) (2)以外の食事療養を行う場合は690円／1食（1日に3食を限度として算定） (2) 流動食（市販されているものに限る）のみを提供する場合は625円／1食		
	加算	特別食加算：76円／1食（1日に3食を限度として加算） 食堂加算　：50円／1日		
	患者の自己負担（食事療養標準負担額）	対象者の分類		1食あたりの負担額
		住民税課税世帯（一般）		510円
		住民税非課税世帯	低所得者Ⅱ　過去1年間の入院期間が90日以内	240円
			過去1年間の入院期間が90日超	190円
			低所得者Ⅰ	110円
		指定難病・小児慢性特定疾患の患者		280円
		注1）食材料費および調理費の負担。 　2）65歳以上で療養病床に入院する場合は別の取扱いとなる。		
入院時食事療養（Ⅱ）	基礎	(1) 556円／1食（1日に3食を限度として算定） (2) 流動食（市販されているものに限る）のみを提供する場合は510円／1食		
	加算	考慮されない。		
	患者の自己負担	入院時食事療養（Ⅰ）と同じ。		

注）加算部分は、入院時食事療養費（Ⅰ）を地方社会保険事務局長に届け出て、要件を満たせば医療機関が保険者（患者ではない）へ請求し、医療機関が給付を受ける。
患者の自己負担は、「健康保険及び国民健康保険の食事療養標準負担額及び生活療養標準負担額及び後期高齢者医療の食事療養標準負担額及び生活療養標準負担額の一部を改正する告示案」（案の公示日：令和6年12月27日）に基づく見込み額である。

出所）「入院時食事療養費に係る食事療養及び入院時生活療養費に係る生活療養の費用の額の算定に関する基準」平成18年3月6日厚生労働省告示第99号（改正文令和7年2月20日厚生労働省告示第29号）をもとに作成

(2) 入院時食事療養（Ⅰ）及び入院時生活療養（Ⅰ）とは

　入院時食事療養及び入院時生活療養にはそれぞれ2種類あり、保険医療機関が都道府県知事に届出を行うことで算定できる入院時食事療養（Ⅰ）及び入院時生活療養（Ⅰ）と、届出をせずに算定できる入院時食事療養（Ⅱ）及び入院時生活療養（Ⅱ）がある。具体的には、「入院時食事療養及び入院時生活療養の食事の提供たる療養の基準等」（1994（平成6）年厚生省告示）に基づいて運営され、その経費は「入院時食事療養費に係る食事療養及び入院時生活療養費に係る生活療養の費用の額の算定に関する基準」（2006（平成18）年厚生労働省告示）に定められている。

　さらに、入院時食事療養または入院時生活療養を実施する際の一般的な留意事項や、入院時食事療養（Ⅰ）または入院時生活療養（Ⅰ）として届け出る場合の手続きの取扱いについての詳細は、図表10-4のように厚生労働省通知においてそれぞれ定められている。

図表10-4　入院時食事療養（Ⅰ）または入院時生活療養（Ⅰ）の届出にあたって必要な事項

①入院時食事療養及び入院時生活療養の食事の提供たる療養を担当する部門が組織化されており、常勤の管理栄養士又は栄養士が食事の提供たる療養部門の責任者であること。
②入院時食事療養及び入院時生活療養の食事の提供たる療養の質が確保される場合には、保険医療機関の最終的責任の下で第三者に委託することができる。
③一般食を提供している患者の栄養補給量については、患者個々に算定された医師の食事箋又は栄養管理計画による栄養補給量を用いることを原則とするが、これらによらない場合には、推定エネルギー必要量及び栄養素（脂質、たんぱく質、ビタミンA、ビタミンB_1、ビタミンB_2、ビタミンC、カルシウム、鉄、ナトリウム（食塩）及び食物繊維）については、食事摂取基準の数値を適切に用いる。
④患者の病状により、特別食を必要とする患者については、適切な特別食が提供されていること。
⑤当該保険医療機関の療養の実態、当該地域における日常の生活サイクル、患者の希望等を総合的に勘案し、適切な時間に適切な温度の食事が提供されていること。
⑥提供食数（日報、月報）、食事箋、献立表、患者入退院簿、食料品消費日計表等の入院時食事療養及び入院時生活療養の食事の提供たる療養関係の帳簿が整備されている。
⑦栄養管理体制を整備している施設又は栄養管理実施加算を算定している施設においては、場合によっては、各帳簿を必ず備えなくても差し支えない。
⑧帳簿等については、電子カルテやオーダリングシステム等により電子的に必要な情報が変更履歴等を含め作成し、保存されていれば、紙で保管する必要はない。
⑨適時の食事の提供が行われていること。なお、夕食に関しては午後6時以降であること。
⑩保温食器等を用いた適温の食事の提供が行われていること。即ち、適温の食事の提供のために、保温・保冷配膳車、保温配膳車、保温トレイ、保温食器、食堂のいずれかを用いており、入院患者全員に適温の食事を提供する体制が整っていること。
⑪職員に提供される食事と患者に提供される食事との区分が明確になっていること。
⑫入院時食事療養及び入院時生活療養の食事の提供たる療養に伴う衛生管理は、医療法及び同法施行規則の基準並びに食品衛生法に定める基準以上のものである。
⑬障害者施設等入院基本料を算定している病棟又は特殊疾患入院施設管理加算若しくは特殊疾患病棟入院料を算定している病棟については、個々の患者の病状に応じた食事の提供が行われている場合には、必ずしも（9）の要件を満たす必要はない。

出所）「入院時食事療養及び入院時生活療養の食事の提供たる療養の基準等に係る届出に関する手続きの取扱いについて（別添）」令和6年3月5日保医発第0305第13号厚生労働省通知をもとに作成

(3) 特別食加算

特別食加算とは、入院時食事療養（Ⅰ）または入院時生活療養（Ⅰ）の届出を行っている保険医療機関において「入院時食事療養及び入院時生活療養の食事の提供たる療養の基準等」（1994（平成6）年厚生省告示）に定めら

図表10-5　特別食加算の対象となる食事

治療食	腎臓食	・心臓疾患、妊娠高血圧症候群等に対して減塩食療法（食塩相当量が総量（1日量）6g未満）を行う場合は、腎臓食に準じて取り扱うことができる。ただし、妊娠高血圧症候群の減塩食の場合は、日本高血圧学会、日本妊娠高血圧学会等の基準に準じていること。 ・高血圧症に対して減塩食療法を行う場合は、このような取り扱いは認められない。
	肝臓食	・肝庇護食、肝炎食、肝硬変食、閉鎖性黄疸食（胆石症及び胆嚢炎による閉鎖性黄疸の場合も含む。）等をいう。
	糖尿食	
	胃潰瘍食	・十二指腸潰瘍の場合も胃潰瘍食として取り扱って差し支えない。 ・手術前後に与える高カロリー食は加算の対象としないが、侵襲の大きな消化管手術の術後において胃潰瘍食に準ずる食事を提供する場合は、特別食の加算が認められる。 ・クローン病、潰瘍性大腸炎等により腸管の機能が低下している患者に対する低残渣食については、特別食として取り扱って差し支えない。
	貧血食	・血中ヘモグロビン濃度が10g／dl以下であり、その原因が鉄分の欠乏に由来する患者。
	膵臓食	
	脂質異常症食	・空腹時定常状態LDL-コレステロール値が140mg／dl以上又はHDL-コレステロール値が40mg／dl未満若しくは中性脂肪値150mg／dl以上である者。高度肥満症（肥満度＋70％以上又はBMIが35以上）に対して食事療法を行う場合は、脂質異常症食に準じて取り扱うことができる。
	痛風食	
	てんかん食	・難治性てんかん（外傷性のものを含む。）の患者に対し、炭水化物量の制限及び脂質量の増加が厳格に行われた治療食。 ・グルコーストランスポーター1欠損症又はミトコンドリア脳筋症の患者に対し、治療食として当該食事を提供した場合は、「てんかん食」として取り扱うことができる。
	フェニールケトン尿症食	
	楓糖尿症食（メープルシロップ尿症食）	
	ホモシスチン尿症食	
	ガラクトース血症食	
	治療乳	・乳児栄養障害（離乳を終わらない者の栄養障害）に対する直接調製する治療乳をいい、治療乳既製品（プレミルク等）を用いる場合及び添加含水炭素の選定使用等は含まない。
無菌食		・無菌治療室管理加算を算定している患者。
特別な場合の検査食		・潜血食をいう。また、大腸X線検査・大腸内視鏡検査のために特に残渣の少ない調理済食品を使用した場合は、「特別な場合の検査食」として取り扱って差し支えない。ただし、外来患者に提供した場合は、保険給付の対象外である。

出所）「入院時食事療養費に係る食事療養及び入院時生活療養費に係る生活療養の実施上の留意事項について」令和6年3月5日保医発0305第14号厚生労働省通知をもとに作成

れた特別食が提供された場合に、1食単位で1日3食を限度として算定される加算のことである。加算の対象となる特別食は、疾病治療の直接手段として、医師の発行する食事箋に基づいて提供される患者の年齢、病状などに対応した栄養量及び内容を有する「治療食」「無菌食」及び「特別な場合の検査食」であって、治療乳を除く乳児の人工栄養のための調乳、離乳食、幼児食等並びに治療食のうちで単なる流動食及び軟食は除かれる（図表10－5）。

なお、患者が経口摂取不能のために鼻腔栄養を行った場合について、薬価基準に収載されていない流動食（市販されているものを除く）を提供し、特別食の算定要件を満たしているときは、特別食の加算を算定して差し支えない。また、食道癌を手術した後、胃瘻（いろう）より流動食を点滴注入した場合についても、鼻腔栄養に準じて取り扱うこととなっている。

(4) 食堂加算

食堂加算とは、入院時食事療養（Ⅰ）または入院時生活療養（Ⅰ）の届出を行っている保険医療機関のうち、食堂を備えている病棟または診療所に入院している患者（療養病棟に入院している患者を除く）に対して食事の提供が行われたときに1日につき、病棟または診療所単位で算定される。ただし、加算の算定要件を満たすには、病床1床当たり0.5m^2以上の床面積が必要である。

(5) 特別メニューの食事に関する自己負担

特別メニューの食事とは、入院患者が選択できる複数の献立の中で、病院の基本献立と異なる特別なメニューの食事を選択した入院患者に対して、それを準備するために係る追加的な費用を別料金として求めることができる負担である。ただし、病院は、入院患者に十分な情報を提供し同意書による同意を得る、主治医に確認する、毎年8月1日に食事の内容・料金などを地方厚生（支）局長に報告するなど一定の要件を満たす必要がある。なお、標準負担額は17円だが、負担額は、提供される特別メニューにふさわしい範囲内で保険医療機関が設定できる。

6. 栄養管理に関わる診療報酬

(1) 栄養食事指導料

栄養食事指導料は、1978（昭和53）年に外来患者の指導に対して診療報酬（健康保険）で算定できるようになり、入院患者に対しては、1994（平成6）年10月に行われた診療報酬の改定時に算定できるようになった。現在、栄養食事指導料には、図表10－6のとおり「入院栄養食事指導料」「外来栄養食

図表10-6　栄養食事指導料（令和6年6月現在）

分類		点数	条件	指導時間	回数
入院栄養食事指導料1[※1]		260点	初回	概ね30分以上	入院中2回、週1回を限度
		200点	2回目	概ね20分以上	
入院栄養食事指導料2[※2]		250点	初回	概ね30分以上	
		190点	2回目	概ね20分以上	
外来栄養食事指導料1[※1]	対面	260点	初回	概ね30分以上	初回の月は2回、その他の月は1回
		200点	2回目以降	概ね20分以上	
	情報通信機器	235点	初回	概ね30分以上	
		180点	2回目以降	概ね20分以上	
外来栄養食事指導料2[※2]	対面	250点	初回	概ね30分以上	
		190点	2回目以降	概ね20分以上	
	情報通信機器	225点	初回	概ね30分以上	
		170点	2回目以降	概ね20分以上	
集団栄養食事指導料		80点	1回15人以下	40分以上	月1回
在宅患者訪問栄養食事指導料1[※1]	イ	530点	単一建物診療患者が1人の場合	30分以上	月2回
	ロ	480点	単一建物診療患者が2人以上9人以下の場合		
	ハ	440点	イ及びロ以外の場合		
在宅患者訪問栄養食事指導料2[※2]	イ	510点	単一建物診療患者が1人の場合		
	ロ	460点	単一建物診療患者が2人以上9人以下の場合		
	ハ	420点	イ及びロ以外の場合		

※1は保険医療機関の医師の指示に基づき当該保険医療機関の管理栄養士が指導を行った場合。
※2は保険医療機関の医師の指示に基づき当該保険医療機関以外の管理栄養士が指導を行った場合。
出所）「診療報酬の算定方法の一部を改正する告示」令和6年3月5日厚生労働省告示第57号、「診療報酬の算定方法の一部改正に伴う実施上の留意事項について」令和6年3月5日保医発0305第4号厚生労働省通知

事指導料」「集団栄養食事指導料」「在宅患者訪問栄養食事指導料」がある。
　「診療報酬の算定方法の一部改正に伴う実施上の留意事項について」（2024（令和6）年厚生労働省通知）によれば、栄養食事指導料は、①厚生労働省が定める特別食（図表10-7）を医師が必要と認めた患者又は、「がん患者」「摂食機能又は嚥下機能が低下した患者」「低栄養状態にある患者」に対し、②管理栄養士が医師の指示に基づき、③患者ごとにその生活条件、し好を勘案した食事計画案等を必要に応じて交付し、所定の時間の指導を行った場合に算定できる。また、管理栄養士は常勤である必要はなく、要件に適合した指導が行われていれば栄養食事指導料として算定できる。
　なお、在宅患者訪問栄養食事指導料は、食事計画案または具体的な献立等を示した栄養食事指導箋を患者またはその家族に交付し、その指導箋にしたがい、食事の用意や摂取等に関する具体的な指導を行った場合に算定する。

図表10-7　外来栄養食事指導料、入院栄養食事指導料、集団栄養食事指導料、在宅患者訪問栄養食事指導料に規定する特別食

腎臓食[※1,2]	てんかん食	糖原病食
肝臓食	フェニールケトン尿症食	ガラクトース血症食
糖尿食	楓糖尿症食	治療乳
胃潰瘍食[※3]	ホモシスチン尿症食	無菌食
貧血食	尿素サイクル異常症食	小児食物アレルギー食[※5]
膵臓食	メチルマロン酸血症食	特別な場合の検査食[※6]
脂質異常症食[※4]	プロピオン酸血症食	
痛風食	極長鎖アシルCoA脱水素酵素欠損症食	

※1：心臓疾患及び妊娠高血圧症候群などの患者に対する減塩食を含む。なお、妊娠高血圧症候群の患者に対する減塩食は、日本高血圧学会、日本妊娠高血圧学会などの基準に準じていること。
※2：入院時食事療養（Ⅰ）または入院時生活療養（Ⅰ）の特別食加算の場合と異なり、高血圧症の患者に対する減塩食（塩分の総量が6g未満のものに限る。）を含む。
※3：十二指腸潰瘍の患者に対する潰瘍食、侵襲の大きな消化管手術後の患者に対する潰瘍食、クローン病及び潰瘍性大腸炎などにより腸管の機能が低下している患者に対する低残渣食を含む。
※4：高度肥満症（肥満度が+40％以上又はBMIが30以上）の患者に対する治療食を含む。
※5：入院時食事療養（Ⅰ）または入院時生活療養（Ⅰ）の特別食加算の場合と異なり、特別食に含まれる。ただし、16歳未満の小児（食物アレルギー検査の結果による）で、外来栄養食事指導料、入院栄養食事指導料に限る。
※6：単なる流動食及び軟食を除く。
※7：入院栄養食事指導料、外来栄養食事指導料、在宅患者訪問栄養食事指導の対象に「がん患者」「摂食障害又は嚥下機能が低下した患者」「低栄養状態にある患者」を含む。
出所）「特掲診療料の施設基準等（別表第3）」令和6年3月5日厚生労働省告示第59号、「診療報酬の算定方法の一部改正に伴う実施上の留意事項について」令和6年3月5日保医発0305第4号厚生労働省通知

(2) 栄養管理体制

　栄養管理体制は、入院基本料の施設基準の1つとされており、その基準としては、管理栄養士をはじめとして、医師、看護師、その他の医療従事者が共同して栄養管理を行う体制を整備し、あらかじめ栄養管理手順（標準的な栄養スクリーニングを含む栄養状態の評価、栄養管理計画、退院時を含む敵機的な評価など）を作成しておく必要がある。この標準的な栄養スクリーニングには、MUST、NRS-2002、MNA®-SFが推奨されている。
　その他の栄養管理体制の基準として、入院時に患者の栄養状態を医師、看護師、管理栄養士が共同して確認し、特別な栄養管理の必要性の有無について入院診療計画書に記載すること、「有」の場合には、栄養管理計画を作成することとなっている。

(3) 栄養サポートチーム加算

　急性期の入院医療を行う一般病棟等において、栄養障害を生じている患者または栄養障害を生じるリスクの高い患者に対して、医師、看護師、薬剤師及び管理栄養士などからなるチームを編成し、栄養状態を改善する取り組みとしてカンファレンス及び回診を週1回程度開催している場合に診療報酬として200点算定するものである。

(4) 糖尿病透析予防指導管理料

糖尿病性腎症から透析移行への予防を目的として、糖尿病性腎症第2期以上の外来糖尿病患者に対して、透析予防診療チーム（専任の医師、看護師または保健師、管理栄養士など）が、重点的な医学管理を行った場合に診療報酬として月に1回に限り350点算定するものである。

(5) その他の診療報酬

上記以外にも管理栄養士が関わる診療報酬は多数ある。一部を以下に示すが、算定にはさまざまな条件があり、診療報酬改定に伴いその条件は変更されていく。

- 入院栄養管理体制加算（270点）：特定機能病院入院基本料を算定している患者に対して、当該病棟に専従で配置された常勤管理栄養士が、必要な栄養管理を行った場合。
- 周術期栄養管理実施加算（270点）：手術の前後に必要な栄養管理を行った場合であって、マスク又は気管内挿管による閉鎖循環式全身麻酔を伴う手術を行った場合。
- 早期栄養介入管理加算（7日を限度として250点（早期に経腸栄養を開始した場合は400点））：特定集中治療室入室後早期から必要な栄養管理を行った場合。
- 個別栄養食事管理加算（70点）：緩和ケアチームに管理栄養士が参加し、緩和ケア診療加算[4]を算定している患者に対して緩和ケアに係る必要な栄養食事管理を行った場合。
- 栄養情報連携料（70点）：入院栄養食事指導料を算定する患者に対して、栄養管理に関する情報を示す文書を用いて説明し、これを他の保険医療機関等の医師又は管理栄養士に情報提供した場合。入院栄養食事指導料を算定していない患者に対しては、入院中の栄養管理に関する情報を示す文書を用いて他の保険医療機関等の管理栄養士に対面または電話等による説明のうえ、情報提供した場合。
- 慢性腎臓病透析予防指導管理料（1年以内300点、1年超250点）：外来の慢性腎臓病患者に対して、医師、看護師又は保健師及び管理栄養士等が共同して必要な指導を行った場合。

---

[4] 緩和ケア診療加算
一般病床に入院する悪性腫瘍、後天性免疫不全症候群または末期心不全の患者の症状緩和に対して緩和ケアチーム（身体症状緩和担当医師、精神症状緩和担当医師、看護師、薬剤師）による診療が行われた場合に算定する。

7．病院給食の外部委託

(1) 委託の範囲

　2章で述べたとおり、病院給食は、原則として直営で行われてきたが、1986（昭和61）年に外部委託が認められ、増加傾向にある[5]。委託給食には、部分委託や全面委託があるが、最終責任は保険医療機関にある。

　法的根拠は、医療法第15条の2及び医療法施行規則第9条の10で示されており、委託にあたっては、的確な契約書の作成がその後の運営の重要な要素となる。なお、委託する場合にも、病院が自ら実施すべき業務内容については、「医療法の一部を改正する法律の一部の施行について」（2020（令和2）年厚生省通知）に示されている（図表10－8）。

[5] 40頁参照

図表10－8　病院が自ら実施すべき業務

区　分	業務内容	備　考
栄養管理	病院給食運営の総括 栄養管理委員会の開催、運営 院内関係部門との連絡・調整 献立表作成基準の作成 献立表の確認 食数の注文・管理 食事箋の管理 嗜好調査・喫食調査等の企画・実施 検食の実施・評価 関係官庁等に提出する給食関係の書類等の確認・提出・保管管理	受託責任者等の参加を求めること。 治療食等を含む。 受託責任者等の参加を求めること。
調理管理	作業仕様書の確認 作業実施状況の確認 管理点検記録の確認	治療食の調理に対する指示を含む。
材料管理	食材の点検 食材の使用状況の確認	病院外の調理加工施設を用いて調理する場合を除く。
施設等管理	調理加工施設、主要な設備の設置・改修 使用食器の確認	病院内の施設、設備に限る。
業務管理	業務分担・従事者配置表の確認	
衛生管理	衛生面の遵守事項の作成 衛生管理簿の点検・確認 緊急対応を要する場合の指示	
労働衛生管理	健康診断実施状況等の確認	

出所）「医療法の一部を改正する法律の一部の施行について（別表）」令和2年8月5日医政発0805第8号厚生省通知

(2) 院外調理

病院外の調理加工施設における患者給食業務の実施は、「医療法施行規則の一部を改正する省令の施行について」(1996(平成8)年厚生省通知)によって認められた。

1996(平成8)年4月に公表された「院外調理における衛生管理ガイドラインについて」によれば、院外調理とは、「病院の入院患者等(産婦、妊婦、じょく婦、外来透析患者、デイケア利用者等を含む。)に対して、当該病院外の施設において調理加工された食品を病院内において提供することをいうものである。ただし、一般消費者向けに販売、製造され、一般市場に流通している食品(パン、牛乳、アイスクリーム等)を提供する場合は、院外調理とは考えない」とされている。

(3) 院外調理における衛生管理ガイドラインについて

通常の食事提供(クックサーブ)に比べて、加熱調理後の冷却及び保存、配送の工程が加わるため、さらに充実した衛生管理が必要となったことから、「院外調理における衛生管理ガイドラインについて」(1996(平成8)年厚生省通知)が定められ、HACCPによる具体的な衛生管理方法などが示されることとなった。

院外調理の衛生管理指針に基づいた衛生管理の例を図表10－9に示す。

2 高齢者・介護福祉施設

1. 高齢者・介護福祉施設給食の意義と目的

高齢者・介護福祉施設は、入所者または入院患者(以下「入所者」)の有する能力に応じて自立した日常を営むことができるように、大きく分けて施設サービスと居宅サービスを行う施設である。

高齢者・介護福祉施設給食の目的は、①利用者の健康の保持・増進、②必要栄養量の確保、③正しい食生活やライフスタイルによる生活習慣病の予防、④コミュニケーションを通じての社会参加を含めた生活の質(QOL)の向上などがあげられる。

利用者は高齢であるため、味覚の低下、咀嚼力の低下、嚥下力の低下、消化吸収能力の低下及び便秘の増加などがみられることが特徴である。したがって、摂取栄養量の不足から褥そうや低栄養対策などが必要となる。

図表10－9　献立別の衛生管理ポイントの例

献立の分類	揚げもの（フライ（冷凍食品）の場合）			献立の分類	焼きもの（魚の照り焼きの場合）		
準備	再凍結したものではないか確認したか	専用容器に食材は入っているか 器具・鮮度・汚染状況等十分に確認したか 機械・器具の洗浄・消毒をしたか		準備	下味をつける	魚は専用容器に入っているか 機械・器具の洗浄・消毒をしたか	
作業手順	油 ↓ 揚げる ↓ ↓ 配缶	作業動線は他の調理とクロスしていないか 油の温度は適温か 手は清潔か フライの中心温75℃1分以上加熱できたか確認したか※ 冷凍食品の専用容器は熱湯をかけてから洗浄・消毒したか 魚の火の通り・味の確認をしたか 配食器具・容器は清潔か 配食時の服装は清潔か 素手で配食していないか	作業区分ごとに手指を洗浄・消毒したか	作業手順	油ひき ↓ 鉄板にのせる ↓ 焼く ↓ タレをかける ↓ 配缶 ↓ みりん しょうゆ さとう ↓ 水とでん粉 ↓ 配食した魚にかける	作業動線は他の調理とクロスしていないか 手は清潔か 魚にふれた手で他の器具に触れていないか 魚の中心温75℃1分以上加熱できたか確認したか 魚の入っていた容器は熱湯をかけてから洗浄・消毒したか 手は清潔か 食缶は清潔か 配食時の服装は清潔か 十分に煮立ったか	作業区分ごとに手指を洗浄・消毒したか

注）※二枚貝などノロウイルス汚染のおそれがある食品の場合は85～90℃、90秒以上。

2．高齢者・介護福祉施設給食における栄養アセスメント

　高齢者・介護福祉施設において栄養ケア・マネジメントによる栄養管理は、図表10－10のように進められる。栄養アセスメントは、まずは入所者ごとに栄養スクリーニングを行って、低リスク者、中リスク者、高リスク者と判断され、そのうえで、栄養アセスメントを行う。高齢者・介護福祉施設の入所者は、年齢幅が広く、身体機能にも個人差がある。身体状況、食習慣、食環境、嗜好、味覚機能、咀嚼力、嚥下能力、消化器機能など幅広い情報を把握することが必要となる。また、中リスク者、高リスク者に対しては、さらに詳細な栄養アセスメントが行われる。

図表10-10 栄養ケア・マネジメント(NCM)の実務

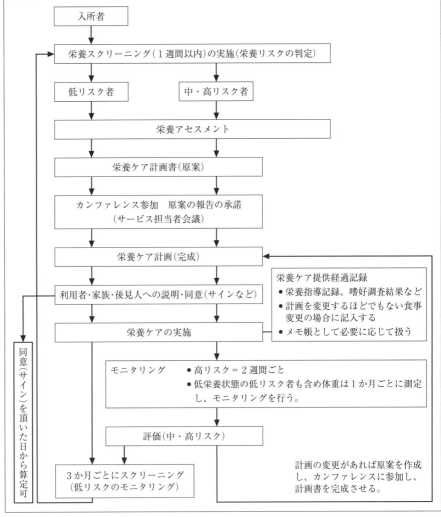

出所) 大阪府ほか監修『病院及び介護保険施設における栄養管理指針ガイドブック』大阪府栄養士会 2020年 117頁を一部改変

なお、栄養ケア・マネジメントの体制の整備などについては、栄養ケア・マネジメントに対する評価を参照されたい[6]。

◯6 231頁参照

3. 高齢者・介護福祉施設給食の食事管理計画に関する留意点

高齢者・介護福祉施設給食については、病態栄養の面など病院給食と同様の食事上の配慮が必要である。その中でも、特に以下の点に留意する。

(1) 形態調整食

高齢者は、前述のとおり、低栄養状態の者、咀嚼・嚥下障害のある者、あるいは単一疾病だけでなく合併症を有する者などに対して、食事形態を工夫

したり、疾病治療の一環である特別食を提供するなど個々人に対応した食事の提供が要求される。その中でも、義歯や歯周病によって咀嚼力や嚥下能力が低下し、誤嚥などの危険性がある場合が多い。したがって、一口切りやきざみ（粗きざみ・中きざみ、ミンチ、ミキサー）など食べやすさに配慮した食事、誤嚥を防止するために増粘多糖類を使用したトロミやゼリーで固めたソフト食などその形態を工夫することによって、摂取量の向上を図ったり、安全性を保つことが重要である。

このような介護食は、原則的には一般食に含まれ、自力での食事摂取が困難または不可能な入所者に提供するために、二次的な調理などによって摂取しやすい形態に調整した形態調整食といわれる。なお、一般食は、栄養素の特別な制限がなく、入所者の栄養状態を良好に保ち、自然治癒力や体力を回復させることで間接的に治療に役立つことを目的としている。

(2) 食器の形態

食器類については、身体機能の障害を補助するために、すくいやすい形状や重量の自助食器を使用するなどきめ細かい気配りが必要となる[7]。

○7 図表7-20（183頁）参照

咀嚼力や嚥下能力が低下しても経口摂取を推進していくことは、利用者のQOLを高めることとなり、「経口移行加算」または「経口維持加算」の算定によって評価される。非経腸栄養法（静脈栄養補給法）から経口経腸栄養法に積極的に取り組むとともに、喫食率の向上とあわせて、身体的、精神的な自立への支援や「食べる楽しみ」を満足させることが重要である。

(3) 家庭的な雰囲気のある明るい楽しい食事

入所者にとって施設は生活の場であり、また、食事によせる関心が高く、楽しみであることを認識して、家庭的な雰囲気のある明るく楽しい食事に心がける。食事に季節感をもたせるために年間行事に伝統的な行事食や誕生食などを積極的に取り入れるなど食生活に変化と潤いをもたせることが大切である[8]。さらに、行事食や誕生日にはメッセージカードを付けるなどの工夫をして、明るい家庭的な雰囲気とコミュニケーションが図られるアメニティーを重視した食環境にすることも重要である。

○8 図表3-22（86頁）参照

4．主な高齢者・介護福祉施設の概要と栄養士の配置基準

食事が提供される高齢者・介護福祉施設には、介護保険法に定められているサービスのうち、施設サービスである介護保険施設及び居宅サービスで通所と短期入所を行う施設と、老人福祉法に定められている老人福祉施設のうち入所と通所に関わる施設がある。その主な施設の目的と栄養士の配置基準

図表10-11　食事の提供に関わる介護保険法上の主な施設サービス(介護保険施設)と居宅サービス

施　設	施設の目的	栄養士の配置基準
介護老人福祉施設	老人福祉法に規定する特別養護老人ホーム（入所定員が30人以上であるものに限る。）であって、当該特別養護老人ホームに入所する要介護者に対し、施設サービス計画に基づいて、入浴、排せつ、食事等の介護その他の日常生活上の世話、機能訓練、健康管理及び療養上の世話を行う。	1人以上（入所定員が40人を超えない指定介護老人福祉施設にあっては、他の社会福祉施設等の栄養士との連携を図ることにより効果的な運営を期待することができ、入所者の処遇に支障がない場合には、栄養士を置かないことができる）。
介護老人保健施設	病状が安定期にある要介護者について、施設サービス計画に基づいて、看護、医学的管理の下における介護及び機能訓練その他必要な医療並びに日常生活上の世話を行う。	入所定員100以上の場合1人以上。
介護医療院	要介護者であって、主として長期にわたり療養が必要である者に対し、施設サービス計画に基づいて、療養上の管理、看護、医学的管理の下における介護及び機能訓練その他必要な医療並びに日常生活上の世話を行う。	入所定員100以上の場合1人以上。
通所介護	居宅要介護者について、特別養護老人ホーム、養護老人ホーム、老人福祉センター、老人デイサービスセンター等に通わせ、入浴、排せつ、食事等の介護、相談・助言、機能訓練を行う（認知症対応型通所介護に該当するものを除く。）。	
通所リハビリテーション	病状が安定期にある居宅要介護者について、介護老人保健施設、病院、診療所に通わせ、心身の機能の維持回復を図り、日常生活の自立を助けるために、診療に基づき実施される計画的な医学的管理の下における理学療法、作業療法その他必要なリハビリテーションを行う。	
短期入所生活介護	居宅要介護者について、特別養護老人ホーム、養護老人ホーム、老人短期入所施設等に短期間入所させ、入浴、排せつ、食事等の介護その他の日常生活上の世話及び機能訓練を行う。	1人以上（利用定員が40人を超えない指定短期入所生活介護事業所にあっては、他の社会福祉施設等の栄養士との連携を図ることにより効果的な運営を期待することができる場合であって、利用者の処遇に支障がないときは、栄養士を置かないことができる）。
短期入所療養介護	病状が安定期にある居宅要介護者について、介護老人保健施設、療養病床を有する病院または診療所等に短期間入所させ、看護、医学的管理の下における介護及び機能訓練その他必要な医療並びに日常生活上の世話を行う。	介護老人保健施設、療養病床を有する病院または診療所として必要とされる数が確保されるために必要な数以上。

は図表10-11、12のとおりである。

5．栄養管理に関わる介護報酬

　介護報酬とは、介護保険制度において、事業者が利用者（要介護者または要支援者）に介護サービスを提供した場合に、その対価として介護給付費単位数表に基づいて事業者に対して支払われる報酬のことで、単位数表は国が定めている。事業者は、提供した介護サービスの単位数を月ごとに計算し、保険者である市町村に請求する。1単位当たりの単価は10円が基本だが、地域ごとやサービスの種類によって異なる。なお、保険者から事業者に直接支

図表10-12　食事の提供に関わる老人福祉法上の主な施設（老人福祉施設）

施　設	施設の目的	栄養士の配置基準
特別養護老人ホーム	65歳以上の者であって、身体上または精神上著しい障害があるために常時の介護を必要とし、かつ、居宅においてこれを受けることが困難なものが、やむを得ない事由により介護保険法に規定する地域密着型介護老人福祉施設または介護老人福祉施設に入所することが著しく困難である者を入所させ、養護する。	1人以上（入所定員が40人を超えない特別養護老人ホームにあっては、他の社会福祉施設等の栄養士との連携を図ることにより効果的な運営を期待することができ、入所者の処遇に支障がない場合には、栄養士を置かないことができる）。
養護老人ホーム	65歳以上の者であって、環境上の理由及び経済的理由により居宅において養護を受けることが困難な者を入所させ、養護するとともに、その者が自立した日常生活を営み、社会的活動に参加するために必要な指導及び訓練その他の援助を行う。	1人以上（特別養護老人ホームに併設する入所定員50人未満の養護老人ホームで、併設する特別養護老人ホームの栄養士との連携を図ることにより効果的な運営を期待することができ、入所者の処遇に支障がない場合には、栄養士を置かないことができる）。
軽費老人ホーム	身体機能の低下等により自立した日常生活を営むことについて不安があると認められる者であって、家族による援助を受けることが困難なものを無料または低額な料金で入所させ、食事の提供その他日常生活上必要な便宜を供与する。	・1人以上（入所定員が40人以下または他の社会福祉施設等の栄養士との連携を図ることにより効果的な運営を期待することができ、入所者に提供するサービスに支障がない場合には、栄養士を置かないことができる）。 ・都市型軽費老人ホーム（入所定員20人以下の小規模な軽費老人ホーム）の場合1人以上（入所者に提供するサービスに支障がない場合には、栄養士を置かないことができる）。 ・現存する軽費老人ホームA型の場合1人以上（併設する特別養護老人ホームの栄養士との連携を図ることにより効果的な運営を期待することができ、入所者に提供されるサービスに支障がない場合には、栄養士を置かないことができる）。
老人デイサービスセンター（老人デイサービス事業）	65歳以上で身体上、精神上の障害により日常生活を営むのに支障がある者が、やむを得ない事由で介護保険法の通所介護、認知症対応型通所介護、介護予防通所介護、介護予防認知症対応型通所介護を利用できない場合に、特別養護老人ホーム、養護老人ホーム、老人福祉センター、老人デイサービスセンター等に通わせ、入浴、排せつ、食事等の介護、機能訓練、介護方法の指導、相談・助言等を供与する。	
老人短期入所施設（老人短期入所事業）	65歳以上で養護者の疾病その他の理由により、居宅において介護を受けることが一時的に困難となった者が、やむを得ない事由により介護保険法の短期入所生活介護、介護予防短期入所生活介護を利用できない場合に、特別養護老人ホーム、養護老人ホーム、老人短期入所施設等に短期間入所させ、養護する。	

払われるのは単位数表の9割で、残りの1割は利用者負担として、利用者が直接事業者に支払う。

(1) 介護保険施設における栄養管理に対する評価

1 栄養ケア・マネジメントに対する評価

　入所者の栄養状態の維持及び改善を図り、自立した日常生活を営むことができるよう、入所者個々を適切にアセスメントし、その状態に応じて多職種の共同により栄養ケア・マネジメントを計画的に行う。栄養ケア・マネジメントの実務について図表10-10を参照し、栄養ケア・マネジメントの体制については図表10-13を参照すること。栄養ケア・マネジメントは施設の基本サービスという位置づけであり、未実施の場合は1日に14単位の減算となるが、入所者全員への丁寧な栄養ケアの実施や、体制を強化した場合は、「栄養マネジメント強化加算」として1日に11単位評価される。算定要件は以下のとおりである。

①管理栄養士を常勤換算方式で、入所者の数を50（施設に常勤栄養士を1人以上配置し、給食管理を行っている場合は70）で除して得た数以上配置すること。

②低栄養状態のリスクが高い入所者に対し、医師、管理栄養士、看護師等が共同して作成した栄養ケア計画[9]に従い、食事の観察（ミールラウンド）を週3回以上行い、入所者ごとの栄養状態、嗜好等を踏まえた食事の調整等を実施すること。

③入所者が退所する場合、管理栄養士が退所後の食事に関する相談支援を行うこと。

④低栄養状態のリスクが低い入所者に、食事の際に変化を把握し、問題がある場合は、早期に対応すること。

⑤入所者ごとの栄養状態等の情報を厚生労働省に提出し、継続的な栄養管理

[9] 図表3-8（73頁）参照

図表10-13　栄養ケア・マネジメントの体制

①栄養ケア・マネジメントは、ケアマネジメントの一環として、個々人に最適な栄養ケアを行い、その実務遂行上の機能や方法手順を効率的に行うための体制をいう。
②施設長は、管理栄養士と医師、歯科医師、看護師及び介護支援専門員その他の職種（以下「関連職種」という。）が共同して栄養ケア・マネジメントを行う体制を整備すること。
③施設長は、各施設における栄養ケア・マネジメントに関する手順（栄養スクリーニング、栄養アセスメント、栄養ケア計画、モニタリング、評価等）をあらかじめ定める。
④管理栄養士は、入所者又は入院患者（以下「入所（院）者」という。）に適切な栄養ケアを効率的に提供できるよう関連職種との連絡調整を行う。
⑤施設長は、栄養ケア・マネジメント体制に関する成果を含めて評価し、改善すべき課題を設定し、継続的な品質改善に努める。

出所）「リハビリテーション・個別機能訓練、栄養、口腔の実施及び一体的取組について」令和6年3月15日老高発0315第2号、老認発0315第2号、老老発0315第2号厚生労働省通知

の実施に当たって、当該情報その他継続的な栄養管理の適切かつ有効な実施のために必要な情報を活用していること。

2 経口摂取への移行に対する評価

経管により食事を摂取する入所者について、経口摂取を進めるために医師の指示に基づく栄養管理及び支援を行う場合に、「経口移行加算」として1日28単位（180日を限度）を評価する（栄養マネジメント加算を算定していること）。

なお、経口による食事の摂取が一部可能な者であって、医師の指示に基づき、継続して経口による食事の摂取を進めるための栄養管理及び支援が必要とされるものに対しては、180日を超えても、引き続き当該加算を算定できる。

3 経口摂取の維持に対する評価

継続して経口による食事の摂取を進めるために、医師の指示に基づく特別な管理を行った場合に、図表10-14のとおり評価する。

なお、摂食機能障害を有し、誤嚥が認められる入所者であって、医師の指示に基づき、継続して誤嚥防止のための食事の摂取を進めるための特別な管理が必要とされるものに対しては、6か月を超えても、引き続き当該加算を算定できるものとする。

4 療養食に対する評価

医師の発行する指示箋に基づく療養食を提供した場合に、「療養食加算」として1回6単位（短期入所生活介護・短期入所療養介護の場合1回8単位）を評価する（1日につき3回が限度）。

療養食とは、疾病治療の直接手段として、医師の発行する食事せんに基づき提供された適切な栄養量及び内容を有する糖尿病食、腎臓病食、肝臓病食、胃潰瘍食、貧血食、膵臓病食、脂質異常症食、痛風食及び特別な場合の検査食である。なお、算定条件は、以下のとおりである。

図表10-14　経口維持加算の分類

分類	単位数	基準
経口維持加算（Ⅰ）	400単位／月	経口により食事を摂取する者であって、摂食機能障害を有し、誤嚥が認められる者に対して栄養管理をするための食事の観察及び会議等を行い、入所者ごとに経口による継続的な食事の摂取を進めるための経口維持計画を作成し、栄養管理を行った場合。
経口維持加算（Ⅱ）	100単位／月	協力歯科医療機関を定めている指定介護老人福祉施設が経口維持加算（Ⅰ）を算定し、入所者の経口による継続的な食事の摂取を支援するための食事の観察及び会議等に医師（人員基準に規定する医師を除く。）、歯科医師、歯科衛生士または言語聴覚士が加わった場合。

①食事の提供が管理栄養士または栄養士によって管理されていること。
②入所者の年齢、心身の状況によって適切な栄養量及び内容の食事が行われていること。
③食事の提供が、別に厚生労働大臣が定める基準に適合していること。

5 再入所時栄養連携加算に対する評価

　介護保険施設を退所し、医療機関に入院していた利用者が、必要な治療を終えて再び介護保険施設に再入所することがある。医療機関を退院し、引き続き特別食◯10等を介護保険施設で提供する必要がある利用者に対して、医療機関の管理栄養士が栄養に関する指導またはカンファレンスを実施する際、介護保険施設の管理栄養士が同席し、医療機関の管理栄養士と連携して栄養ケア計画書を作成した場合に、「再入所時栄養連携加算」として1回200単位を評価する。当該者等の同意を得たうえで、同席ではなくテレビ電話装置等を活用して参加する場合も認められる。

6 退所者の栄養管理に対する評価

　介護保険施設に入所していた利用者が、他の介護保険施設や医療機関等に退所する場合、介護保険施設の管理栄養士が栄養管理に関する情報を退所先に提供する場合に、「退所時栄養情報連携加算」として1回70単位（1か月につき1回を限度）を評価する（特別食を必要とする入所者または低栄養状態と医師が判断した入所者に対して）。提供内容は、栄養補給に関することや食事に関する留意事項、入所中の経過や栄養食事相談の内容など、シームレスな栄養管理が継続できるような情報とする。

　また、2021（令和3）年の介護報酬改定からは、多職種で行う取り組みについて管理栄養士の役割や関与を強化する観点から、看取り介護加算やターミナルケア加算、褥瘡マネジメント加算などに関与する算定要件の専門職として、新たに管理栄養士が明記された。

　このように、管理栄養士の活躍が期待されていることから、経口維持加算、経口移行加算、再入所時栄養連携加算については、栄養ケアマネジメントが未実施の場合は算定できないという点も留意する。

(2) 通所介護等の栄養改善加算

　通所介護や通所リハビリテーションなどで、低栄養状態やそのおそれのある利用者の状態を改善するために、当該事業所の職員として、又は外部（他の介護事業所、医療機関又は栄養ケアステーション◯11）との連携により、管理栄養士を1名以上配置し、看護職員、介護職員、生活相談員などと共同し

◯10　特別食
疾病治療の直接手段として、医師の発行する食事箋に基づき提供された適切な栄養量及び内容を有する腎臓病食、肝臓病食、糖尿病食、胃潰瘍食、貧血食、膵臓病食、脂質異常症食、痛風食、嚥下困難者のための流動食、経管栄養のための濃厚流動食及び特別な場合の検査食（単なる流動食及び軟食を除く。）。

◯11　栄養ケアステーション
対象となる栄養ケアステーションは、日本栄養士会または都道府県栄養士会が設置・運営する「栄養ケアステーション」に限る。

て栄養ケア計画に基づいた個別的な栄養管理を実施した場合に「栄養改善加算」として、3か月以内の期間に限り1か月に2回を限度として1回につき200単位を所定単位数に加算する。

ただし、栄養改善サービスの開始から3か月ごとの利用者の栄養状態を評価した結果、低栄養状態が改善せず、引き続き栄養改善サービスを行う必要があると認められた利用者については、引き続き算定することができる。

(3) 居宅療養管理指導費

介護保険の居宅サービスの1つである居宅療養管理指導[12]とは、要介護者に対して、医師、歯科医師、薬剤師、管理栄養士、歯科衛生士などが行う療養上の管理及び指導のことであり、それを行った場合に居宅療養管理指導費が算定される。

管理栄養士が、計画的な医学的管理を行っている医師の指示に基づいて、通院または通所が困難な利用者の居宅を訪問し、栄養管理に関する情報提供及び指導・助言を30分以上行った場合に、1か月に2回を限度として単一建物住居者が1人で545単位、2～9人で487単位、10人以上で444単位算定される。

> [12] 居宅療養管理指導
> 事業所以外の管理栄養士が行った場合、単一建物居住者が1人で525単位、2～9人で467単位、10人以上で424単位を算定できる。

6. 介護保険の保険給付における利用者負担

介護保険の保険給付における利用者負担は、所得に関係なく受けたサービスの内容に応じて対価を支払う応益負担が原則で、利用者は、サービスの利用にかかった費用の1割を負担する。

さらに、施設サービスである介護保険施設の入所者や居宅サービスの短期入所の利用者については居住費や食費などを自己負担する。ただし、一定の基準を満たす低所得者（特定利用者）には「特定入所者介護サービス費」が支給され、負担が軽減されている。また、居宅サービスの通所系のサービス利用者についても、食費は自己負担である。

食費の範囲は、食材料費と調理費相当分（人件費など）を基本とする。厚生労働省が示す基準費用額は1日につき1,445円となっている。なお、負担の水準は、利用者と施設の契約により定められることとなっている。

3 児童福祉施設

1. 児童福祉施設給食の意義と目的

○13 児童
児童福祉法第4条では、児童を満18歳に満たない者と定義し、さらに①乳児：満1歳に満たない者、②幼児：満1歳から、小学校就学の始期に達するまでの者、③少年：小学校就学の始期から、満18歳に達するまでの者と定義している。さらに、障害児とは、身体障害、知的障害、精神障害のある児童、または難病等のある児童としている。

　児童福祉施設において給食の対象となる児童○13は18歳未満であり、発育・発達がめざましく、その個人差も大きい。したがって、月齢、年齢で一律の対応や支援を行うのではなく、個々の児童の発育・発達状況、栄養状態、生活状況など個人の状態に合わせた対応や支援を行うことが求められる。

　また、子どもの頃からの正しい食習慣が生活習慣病予防には重要であることから、施設で食べる食事そのものが栄養教育（食育）につながる。「児童福祉施設における食事の提供に関する援助及び指導について」（2015（平成27）年厚生労働省通知）には、「食育」の実践に努めるよう援助及び指導を行うこととされており、児童福祉施設の給食は、単に必要栄養量を補給するだけではなく、児童の心身がともに健全な発育・発達を担うものでなければならない（図表10-15）。

図表10-15　食事の提供に関する援助及び指導に係る留意事項について

①児童福祉施設の食事の提供に関する援助及び指導に当たっては、児童福祉施設の所管部（局）が主体となり、栄養改善及び衛生管理等に関し、衛生主管部（局）と連携を図り、必要に応じて助言を得ながら実施すること。なお、認定こども園について、教育委員会が所管している場合には、教育委員会とも連携を図ること。

②子どもの特性に応じて提供することが適当なエネルギー及び給与栄養量が確保できる食事の提供について、必要な援助及び指導を行うこと。

③食事の提供に当たっては、子どもの発育・発達状況、栄養状態、生活状況等について把握し、提供する食事の量と質についての食事計画を立てるとともに、摂食機能や食行動の発達を促すよう食品や調理方法に配慮した献立作成を行い、それに基づき食事の提供が行われるよう援助及び指導を行うこと。特に、小規模グループケア、グループホーム化を実施している児童養護施設や乳児院においては留意すること。

④食事を適正に提供するため、定期的に施設長を含む関係職員による情報の共有を図るとともに、常に施設全体で、食事計画・評価を通して食事の提供に係る業務の改善に努めるよう、援助及び指導を行うこと。また、家庭的養護の観点から、小規模グループケアやグループホーム化を推進する施設においては、調理をすることにより食を通じた関わりが豊かに持てることの意義を踏まえ、施設の栄養士などが施設内での調理に積極的に関わることができるよう支援を行うこと。

⑤施設職員、特に施設長に対して、食事の提供に係る業務の重要性についての認識の向上を図るとともに、食事の提供に関係する職員に対しては、適時、講習会、研究会等により知識及び技能の向上を図るよう、援助及び指導を行うこと。

⑥適切な食事のとり方や望ましい食習慣の定着、食を通じた豊かな人間性の育成等、心身の健全育成を図る観点から、食事の提供やその他の活動を通して「食育」の実践に努めるよう、援助及び指導を行うこと。

⑦食物アレルギー対策の観点から、児童福祉施設に適切な情報を提供するとともに、施設が適確に対応できるよう、施設や関係機関等と調整を行い、必要な支援体制を構築するよう努めること。

⑧災害発生に備えて、地域防災計画に栄養・食生活支援の具体的な内容を位置づけるよう、関係部局と調整を行うこと。

出所）「児童福祉施設における食事の提供に関する援助及び指導について」令和2年3月31日子発0331第1号・障発0331第8号厚生労働省通知

「児童福祉施設の設備及び運営に関する基準」(1948(昭和23)年厚生省令)には、児童福祉施設の設備運営の最低基準が定められており、この基準を超えて常に設備運営を向上させなければならない。その中で食事については、次のように定められている。

> 第11条　児童福祉施設(助産施設を除く。以下この項において同じ。)において、入所している者に食事を提供するときは、当該児童福祉施設内で調理する方法(第8条の規定により、当該児童福祉施設の調理室を兼ねている他の社会福祉施設の調理室において調理する方法を含む。)により行わなければならない。
> 2　児童福祉施設において、入所している者に食事を提供するときは、その献立は、できる限り、変化に富み、入所している者の健全な発育に必要な栄養量を含有するものでなければならない。
> 3　食事は、前項の規定によるほか、食品の種類及び調理方法について栄養並びに入所している者の身体的状況及び嗜好を考慮したものでなければならない。
> 4　調理は、あらかじめ作成された献立に従つて行わなければならない。ただし、少数の児童を対象として家庭的な環境の下で調理するときは、この限りでない。
> 5　児童福祉施設は、児童の健康な生活の基本としての食を営む力の育成に努めなければならない。

2．児童福祉施設給食における給与栄養目標量　～保育所の例～

　図表10-16は、保育所の給与栄養目標量を算出した一例である。保育所は、児童福祉法第39条に規定される「保育を必要とする乳児・幼児を日々保護者の下から通わせて保育を行うこと」を目的とする児童福祉施設であり、0～5歳児の乳幼児を保育する。したがって、献立は主に調乳、離乳食、1～2歳児、3～5歳児に分けられ、給与栄養目標量は1～2歳児、3～5歳児で設定される。

　乳児期の離乳食については、厚生労働省が2019(平成31)年3月に改定した「授乳・離乳の支援ガイド(2019年改定版)」に基づいて進める。これは、妊産婦や子どもに関わる保健医療従事者において、望ましい支援のあり方に関する基本的事項を共有化し支援を進めていくことができるようにするものである。また、調乳に関しては、世界保健機関(WHO)及び国連食糧農業機関(FAO)が「乳児用調製粉乳の安全な調乳、保存及び取扱いに関するガイドライン」を作成しており、わが国でも医療機関及び家庭における乳児用調製粉乳の衛生的な取扱いについて普及啓発が行われている。

図表10-16 ある特定の保育所における給与栄養目標量（設定例）

I　1〜2歳児の給与栄養目標量（男子）

	エネルギー (kcal)	たんぱく質 (g)	脂質 (g)	炭水化物 (g)	食物繊維 (g)	ビタミンA (µgRAE)	ビタミンB$_1$ (mg)	ビタミンB$_2$ (mg)	ビタミンC (mg)	カルシウム (mg)	鉄 (mg)	食塩相当量 (g)
食事摂取基準（A）（1日当たり）	950	31〜48	22〜32	119〜155	7	400	0.4	0.6	35	450	4.0	3.0
昼食＋おやつの比率（B％）※	50%	50%	50%	50%	50%	50%	50%	50%	50%	50%	50%	50%
1日（昼食）の給与栄養目標量（C＝A×B/100）	475	16〜24	11〜16	60〜78	3.5	200	0.20	0.30	18	225	2.0	1.5
保育所における給与栄養目標量（Cを丸めた値）	480	20	14	70	4	200	0.20	0.30	18	225	2.0	1.5

注）※昼食及び午前・午後のおやつで1日の給与栄養量の50％を給与することを前提とした。

II　3〜5歳児の給与栄養目標量（男子）

	エネルギー (kcal)	たんぱく質 (g)	脂質 (g)	炭水化物 (g)	食物繊維 (g)	ビタミンA (µgRAE)	ビタミンB$_1$ (mg)	ビタミンB$_2$ (mg)	ビタミンC (mg)	カルシウム (mg)	鉄 (mg)	食塩相当量 (g)
食事摂取基準（A）（1日当たり）	1,300	43〜65	29〜44	163〜212	8	500	0.5	0.8	40	600	5.0	3.5
昼食＋おやつの比率（B％）※1	45%	45%	45%	45%	45%	45%	45%	45%	45%	45%	45%	45%
1日（昼食）の給与栄養目標量（C＝A×B/100）	585	20〜29	13〜20	74〜96	3.6	225	0.23	0.36	18	270	2.3	1.5
家庭から持参する米飯110gの栄養量（D）※2	172	2	0	38	1.7	0	0.02	0.01	0	3	0.1	0
E＝C−D	413	18〜27	13〜20	36〜58	1.9	225	0.21	0.35	18	267	2.2	1.5
保育所における給与栄養目標量（Eを丸めた値）	400	22	17	45	2	225	0.21	0.35	18	267	2.2	1.5

注）※1　昼食（主食は家庭より持参）及び午前・午後のおやつで1日の給与栄養量の45％を給与することを前提とした。
　　※2　家庭から持参する主食量は、主食調査結果（過去5年間の平均105g）から110gとした。
出所）厚生労働省「日本人の食事摂取基準（2025年版）策定検討会報告書」2024年　406-407頁をもとに作成

3．児童福祉施設の概要と栄養士の配置基準

　児童福祉施設は、児童福祉法に定められている施設である。そのうち、食事を提供する主な入所施設、通所施設の目的及び栄養士の配置基準は図表10-17のとおりである。

図表10-17 食事の提供に関わる主な児童福祉施設

施　設	施設の目的	栄養士の配置基準
助産施設	保健上必要があるにもかかわらず、経済的理由により、入院助産を受けることができない妊産婦を入所させて、助産を受けさせる。	病床数100以上で必置（第一種助産施設のみ）
乳児院	乳児（保健上、安定した生活環境の確保その他の理由により特に必要のある場合には、幼児を含む。）を入院させて、これを養育し、あわせて退院した者について相談その他の援助を行う。	必置（乳幼児10人未満の乳児院を除く）
母子生活支援施設	配偶者のない女子またはこれに準ずる事情にある女子及びその者の監護すべき児童を入所させて、これらの者を保護するとともに、これらの者の自立の促進のためにその生活を支援し、あわせて退所した者について相談その他の援助を行う。	
保育所	保育を必要とする乳児・幼児を日々保護者の下から通わせて保育を行う。	
幼保連携型認定こども園	義務教育及びその後の教育の基礎を培うものとしての満3歳以上の幼児に対する教育及び保育を必要とする乳児・幼児に対する保育を一体的に行い、これらの乳児または幼児の健やかな成長が図られるよう適当な環境を与えて、その心身の発達を助長する。	
児童養護施設	保護者のない児童（乳児を除く。ただし、安定した生活環境の確保その他の理由により特に必要のある場合には、乳児を含む。）、虐待されている児童その他環境上養護を要する児童を入所させて、これを養護し、あわせて退所した者に対する相談その他の自立のための援助を行う。	必置（児童40人以下の施設では置かないことができる）
障害児入所施設	（福祉型障害児入所施設）障害児を入所させて、保護、日常生活の指導、独立自活に必要な知識技能の付与を行う。	主として知的障害児、自閉症児、盲ろうあ児、肢体不自由児を入所させる施設は必置（児童40人以下の施設では置かないことができる）
	（医療型障害児入所施設）障害児を入所させて、保護、日常生活の指導、独立自活に必要な知識技能の付与及び治療を行う。	主として自閉症児、肢体不自由児、重症心身障害児を入所させる施設は病床数100以上で必置
児童発達支援センター	（福祉型児童発達支援センター）障害児を日々保護者の下から通わせて、日常生活における基本的動作の指導、独立自活に必要な知識技能の付与または集団生活への適応のための訓練を提供する。	必置（児童40人以下の施設では置かないことができる）
	（医療型児童発達支援センター）障害児を日々保護者の下から通わせて、日常生活における基本的動作の指導、独立自活に必要な知識技能の付与または集団生活への適応のための訓練及び治療を提供する。	病床数100以上で必置
児童心理治療施設	家庭環境、学校における交友関係その他の環境上の理由により社会生活への適応が困難となった児童を短期間入所させ、または保護者の下から通わせて、社会生活に適応するために必要な心理に関する治療及び生活指導を主として行い、あわせて退所した者について相談その他の援助を行う。	必置
児童自立支援施設	不良行為をなし、またはなすおそれのある児童及び家庭環境その他の環境上の理由により生活指導等を要する児童を入所させ、または保護者の下から通わせて、個々の児童の状況に応じて必要な指導を行い、その自立を支援し、あわせて退所した者について相談その他の援助を行う。	必置（児童40人以下の施設では置かないことができる）

4. 児童福祉施設の利用者負担 ～障害児施設の例～

障害児施設のサービスに係る費用は、利用者（障害児の保護者）の負担能力に応じて負担する[14]。原則としては、利用者の世帯における所得に応じて4段階に区分されて負担上限月額が設定されており、負担上限月額に至るまではサービスの利用に係る費用の1割を負担することになる。残りの費用は、入所施設の場合には都道府県が「障害児入所給付費」として、通所施設の場合には市町村が「障害児通所給付費」として施設に支払う。したがって、障害児施設のサービスを受けるためには、まず給付費の支給を都道府県または市町村に申請し、支給が決定された場合に施設と契約を結ぶことになる。

医療型の障害児施設を利用した場合は、医療サービスに係る費用についても利用者が自己負担する。残りの費用は、入所施設の場合には都道府県が「障害児入所医療費」として、通所施設の場合には市町村が「肢体不自由児通所医療費」として施設に支払う。したがって、医療型の障害児施設を利用した場合には、福祉部分と医療部分で自己負担することとなる。

事業者に支払われる障害児入所給付費、障害児通所給付費は国が定めた単位数表に基づいて算定される。その中で、栄養士が配置されていたり、栄養

[14] 就学前の障害児の利用者負担の無償化
2019（令和元）年10月1日に施行された「子ども・子育て支援法の一部を改正する法律」により、3～5歳までの障害児を対象として、「児童発達支援」「医療型児童発達支援」「居宅訪問型児童発達支援」「保育所等訪問支援」「福祉型障害児入所施設」「医療型障害児入所施設」のサービスについては、利用者負担が無料となった。ただし、利用者負担以外の医療費や食費等については実費で負担する。

図表10-18 障害児施設において算定される加算

加算の種類	算定基準	対象施設と単位数
栄養士配置加算（Ⅰ） 栄養士配置加算（Ⅱ）	栄養士配置加算（Ⅰ）については、次の①②に掲げる基準のいずれにも適合する場合、入所あるいは利用する定員に応じて1日につき所定単位数を加算する。 ①常勤の管理栄養士または栄養士を1名以上配置していること。 ②障害児の日常生活状況、嗜好等を把握し、安全及び衛生に留意した適切な食事管理を行っていること。 栄養士配置加算（Ⅱ）については、②の基準は上記と同様だが、①が非常勤の管理栄養士または栄養士を1名以上配置している場合に加算する。ただし、（Ⅰ）を算定している場合は算定しない。	福祉型障害児入所施設 （Ⅰ） 5～27単位／日 （Ⅱ） 3～15単位／日 福祉型児童発達支援センター （Ⅰ） 16～37単位／日 （Ⅱ） 9～20単位／日
栄養マネジメント加算	次の基準に適合するものとして支援を行った場合、1日につき所定単位数を加算する。 ①常勤の管理栄養士を1名以上配置していること。 ②障害児の栄養状態を施設入所時に把握し、医師、管理栄養士、看護師その他の職種が共同して、障害児ごとの摂食・嚥下機能及び食形態にも配慮した栄養ケア計画を作成していること。 ③障害児ごとの栄養ケア計画にしたがい栄養管理を行っているとともに、障害児の栄養状態を定期的に記録していること。 ④障害児ごとの栄養ケア計画の進捗状況を定期的に評価し、必要に応じて当該計画を見直していること。	福祉型障害児入所施設 12単位／日
食事提供加算（Ⅰ） 食事提供加算（Ⅱ）	児童発達支援センターが低所得・中間所得世帯の児童に対して利用する障害児の栄養面や特性に応じた配慮等を行い、食事の提供を行う場合、食事提供加算（Ⅰ）は栄養士、食事提供加算（Ⅱ）は管理栄養士が助言、指導を行った場合に令和9年3月31日までの間、1日につき所定単位数を加算する。	福祉型児童発達支援センター 医療型児童発達支援センター （Ⅰ） 30単位／日 （Ⅱ） 40単位／日

注）栄養マネジメント加算における栄養ケア・マネジメントの概要は、後掲の図表10-21を参照。

管理が行われた場合に、所定の単位数が加算されて事業者に支払われる（図表10‒18）。

5．食費の自己負担及び負担軽減措置

その他に利用者の実費負担として、入所施設では食費、光熱水費、被服費、日用品費などがあり、通所施設についても食費や日用品費などがある。食費とは、食事の提供に要する費用に係る利用料で、食材料費及び調理などに係る費用（基本的には調理員の人件費を想定。栄養士の人件費は除く。）に相当する額が基本とされている。

福祉型障害児入所施設を利用する場合の実費負担については、地域で子どもを養育する費用と同様の負担となるように補足給付（「特定入所障害児食費等給付費」の支給）が行われる。また、医療型障害児入所施設などを利用する場合も、地域で子どもを養育する費用と同様の負担となるように負担限度額が設定されており、それを上回る額について減免が行われる。

通所施設である児童発達支援センターなどについては、低所得世帯（市町村民税非課税世帯）などの食費の負担を軽減するために、2027（令和9）年3月31日までは「食事提供体制加算」（図表10‒18）を行うこととし、食材料費のみの負担となっている。なお、食材料費は施設ごとに額が設定される。

4　障害者福祉施設

1．障害者福祉施設給食の意義と目的

「障害者の日常生活及び社会生活を総合的に支援するための法律」（通称「障害者総合支援法」）は、身体障害、知的障害、精神障害、難病などの障害の種別にかかわらず、すべての障害のある人が必要とするサービスの体系、利用の仕組みなどについて定めた法律である。

サービスは、予算の位置づけによって大きく2種類に分けられる。義務的経費による部分が、介護給付、訓練等給付、自立支援医療、補装具などの自立支援給付である。一方、裁量的経費と位置づけられ、市町村の創意工夫によって利用者の状況に応じて柔軟に実施できるのが「地域生活支援事業」である。

自立支援給付のうち、介護を受ける場合の「介護給付」と訓練等の支援を受ける場合の「訓練等給付」は「障害福祉サービス」と定義されており、個々の障害のある人の障害程度や勘案事項（社会活動や介護者、居住などの状況）をふまえて個別に支給決定が行われる。

同法は、障害のある人が基本的人権を享受する個人としての尊厳にふさわ

しい自立した日常生活または社会生活を営むことができるように一人ひとりの能力や適性に応じて支援することを目指す法律である。それは結果として、障害の有無にかかわらず、国民が相互に人格と個性を尊重し、安心して暮らすことのできる地域社会を実現することとなる。すなわち、障害者総合支援法は、単に障害者福祉の充実だけではなく、住みやすい地域づくり、まちづくりを目指しており、食事の提供もそのための支援の一環である。

障害福祉サービスを提供する施設の利用者は、障害の種類や程度がさまざまであり、食事も多様である。また、個々の障害に応じたエネルギーや栄養素を設定するための根拠も不十分であることから、食事を提供する際には、個々人に対して栄養アセスメントと継続的な経過をみながら、食事摂取基準を参考にして、一人ひとりの状況に少しでも対応したエネルギーや栄養素を設定していく必要がある。

障害福祉サービスの提供に関わる施設のうち、入所施設は利用者の希望に応じて食事を提供しなければならない応諾義務があり、また、医療機関と同様に施設外調理による外部委託が認められている。通所施設については、食事の提供は事業者の任意である（食事提供の有無に関する事前説明は義務）。食事の提供に関する人員配置について、管理栄養士や栄養士の指定基準上の義務づけはないが、特別な栄養管理が必要な障害者が入所しており、栄養士を配置してそれに対応している場合には「栄養士配置加算」として報酬上評価される。また、通所施設では、調理員を配置して食事を提供する場合には「食事提供体制加算」として調理員の人件費について報酬上評価することで低所得者などの食費を軽減している。

なお、障害者福祉施設の中で、主として夜間において日常生活上の必要な支援を行う「施設入所支援」に加えて「生活介護」「自立訓練」「就労移行支援」「就労継続支援B型」といった日中活動のサービスを組み合わせた施設のことを「障害者支援施設」という。障害者支援施設において提供される食事については、「障害者の日常生活及び社会生活を総合的に支援するための法律に基づく障害者支援施設の設備及び運営に関する基準」（2006（平成18）年厚生労働省令）によって次のように定められている。

> **第29条** 障害者支援施設（施設入所支援を提供する場合に限る。）は、正当な理由がなく、食事の提供を拒んではならない。
> 　2　障害者支援施設は、食事の提供を行う場合には、当該食事の提供に当たり、あらかじめ、利用者に対しその内容及び費用に関して説明を行い、その同意を得なければならない。
> 　3　障害者支援施設は、食事の提供に当たっては、利用者の心身の状況及び嗜好を考慮し、適切な時間に食事の提供を行うとともに、利用者の年齢及び障害の特性に応じた、適切な栄養量及び内容の食事の提供を行うため、必要な栄養管理を行

わなければならない。
4 調理はあらかじめ作成された献立に従って行われなければならない。
5 障害者支援施設は、食事の提供を行う場合であって、障害者支援施設に栄養士を置かないときは、献立の内容、栄養価の算定及び調理の方法について保健所等の指導を受けるよう努めなければならない。

2．障害福祉サービスと栄養管理等に関わる報酬算定上の評価

図表10-19は、主な日中活動と夜間の入所支援のサービス内容である。各サービスには、前述のとおり栄養士の配置や栄養管理の実施による加算、低所得者の食費の減免を目的とした加算などが設けられている。図表10-20は、その中の施設入所支援による報酬にあたって食事に関わる算定基準である。

なお、食事提供体制加算は、令和9年度より、現行の要件に加え、管理栄養士等が献立作成に関与または献立の確認を行い、利用者ごとの摂食量の記録、利用者ごとの体重の記録を行った場合に、所定単位数を加算することができるようになる。

図表10-19 食事に関わる加算等が設けられている障害福祉サービス

サービス類型	内　容	加算等
短期入所	居宅においてその介護を行う者の疾病その他の理由により、障害者支援施設、児童福祉施設等への短期間の入所を必要とする障害者等につき、当該施設に短期間の入所をさせ、入浴、排せつ及び食事その他の必要な保護を行う。	栄養士配置加算 （Ⅰ）　　22単位／日 （Ⅱ）　　12単位／日 食事提供体制加算 　　　　48単位／日
療養介護	病院において機能訓練、療養上の管理、看護、医学的管理の下における介護、日常生活上の世話その他必要な医療を要する障害者であって常時介護を要するものにつき、主として昼間において、病院において行われる機能訓練、療養上の管理、看護、医学的管理の下における介護及び日常生活上の世話を行う。また、療養介護のうち医療に係るものを療養介護医療として提供する。	（療養介護を利用して限度額を上回った場合には、医療費と食費の減免がある）
生活介護	障害者支援施設等において、入浴、排せつ及び食事等の介護、創作的活動または生産活動の機会の提供等を要し、常時介護を要する障害者につき、主として昼間において、入浴、排せつ及び食事等の介護、調理、洗濯及び掃除等の家事並びに生活等に関する相談及び助言その他の必要な日常生活上の支援、創作的活動または生産活動の機会の提供その他の身体機能または生活能力の向上のために必要な援助を行う。	食事提供体制加算 　　　　30単位／日
自立訓練 （機能訓練）	身体障害を有する障害者につき、障害者支援施設もしくはサービス事業所に通わせ、または当該障害者の居宅を訪問することによって、理学療法、作業療法その他必要なリハビリテーション、生活等に関する相談及び助言その他の必要な支援を行う。	食事提供体制加算 　　　　30単位／日
自立訓練 （生活訓練）	知的障害または精神障害を有する障害者につき、障害者支援施設もしくはサービス事業所に通わせ、または当該障害者の居宅を訪問することによって、入浴、排せつ及び食事等に関する自立した日常生活を営むために必要な訓練、生活等に関する相談及び助言、その他の必要な支援を行う。	食事提供体制加算 （Ⅰ）　　48単位／日 （Ⅱ）　　30単位／日

サービス類型	内容	加算等
宿泊型自立訓練	知的障害または精神障害を有する障害者につき、居室その他の設備を利用させるとともに、家事等の日常生活能力を向上させるための支援、生活等に関する相談及び助言その他の必要な支援を行う。	食事提供体制加算（Ⅰ）48単位／日
就労移行支援	就労を希望する65歳未満の障害者であって、通常の事業所に雇用されることが可能と見込まれる者につき、生産活動、職場体験等の機会の提供、就労に必要な知識及び能力の向上のために必要な訓練、求職活動に関する支援、適性に応じた職場の開拓、就職後における職場への定着のために必要な相談等の支援を行う。	食事提供体制加算 30単位／日
就労継続支援A型（雇用型）	企業等に就労することが困難な者につき、雇用契約に基づき、継続的に就労することが可能な65歳未満の者等に対し、生産活動等の機会の提供、就労に必要な知識及び能力の向上のために必要な訓練等の支援を行う。	食事提供体制加算 30単位／日
就労継続支援B型（非雇用型）	通常の事業所に雇用されることが困難な障害者のうち、通常の事業所に雇用されていた障害者であって、その年齢、心身の状態等により、引き続きその事業所に雇用されることが困難となった者、就労移行支援によっても通常の事業所に雇用されるに至らなかった者、その他の通常の事業所に雇用されることが困難な者につき、生産活動等の機会の提供、就労に必要な知識及び能力の向上のために必要な訓練等の支援を行う。	食事提供体制加算 30単位／日
施設入所支援	施設に入所する障害者につき、主として夜間において、入浴、排せつ及び食事等の介護、生活等に関する相談及び助言、その他の必要な日常生活上の支援を行う。	栄養士配置加算 栄養マネジメント加算 12単位／日 経口移行加算 28単位／日 経口維持加算 （Ⅰ） 28単位／日 （Ⅱ） 5単位／日 療養食加算 23単位／日

注）1単位当たりの単価は10円が基本だが、地域ごとやサービスの種類によって異なる。

図表10-20 施設入所支援による報酬のうち栄養・食事に関わる算定基準

加算の種類	算定基準
栄養士配置加算（Ⅰ） 栄養士配置加算（Ⅱ）	・利用定員及び障害支援区分に応じ、1日につき算定する。ただし、管理栄養士・栄養士が配置されていない場合、または配置されている管理栄養士・栄養士が常勤でない場合は、利用定員に応じて1日につき所定単位数が減算される。 ・派遣労働者を配置している場合については、配置されているものとして取り扱う。なお、調理業務の委託先のみ管理栄養士等が配置されている場合には、減算の対象になる。
栄養マネジメント強化加算	・管理栄養士を常勤換算方式で入所者の数を50（施設に常勤栄養士を1人以上配置し、給食管理を行っている場合は70）で除して得た数以上配置すること。 ・低栄養状態のリスクが高い入所者に対し、医師、管理栄養士、看護師等が共同して作成した、栄養ケア計画に従い、食事の観察（ミールラウンド）を週3回以上行い、入所者ごとの栄養状態、嗜好等を踏まえた食事の調整等を実施すること。 ・低栄養状態のリスクが低い入所者にも、食事の際に変化を把握し、問題がある場合は、早期に対応すること。 ・入所者ごとの栄養状態等の情報を厚生労働省に提出し、継続的な栄養管理の実施に当たって、当該情報その他継続的な栄養管理の適切かつ有効な実施のために必要な情報を活用していること。

経口移行加算	・医師の指示に基づき、医師、管理栄養士、看護師等が共同して、経管により食事を摂取している入所者ごとに経口移行計画を作成し、その計画にしたがって医師の指示を受けた管理栄養士・栄養士が、経口による食事の摂取を進めるための栄養管理を行った場合に、計画が作成された日から180日以内の期間に限り加算される。 ・管理栄養士・栄養士が行う経口移行計画に基づく経口による食事の摂取を進めるための栄養管理が、計画が作成された日から180日を超えた期間に行われた場合であっても、経口による食事の摂取が一部可能な者であって、医師の指示に基づき、継続して経口による食事の摂取を進めるための栄養管理が必要とされるものに対しては、引き続き加算を算定することができる。
経口維持加算（Ⅰ） 経口維持加算（Ⅱ）	・医師または歯科医師の指示に基づき、医師、歯科医師、管理栄養士、看護師等が共同して、摂食機能障害を有し、誤嚥が認められる入所者ごとに摂食・嚥下機能に配慮した経口維持計画を作成している場合、その計画にしたがって医師または歯科医師の指示を受けた管理栄養士・栄養士が、継続して経口による食事の摂取を進めるための特別な管理を行った場合には、以下の経口維持加算（Ⅰ）と（Ⅱ）の区分に応じ、計画が作成された日から180日以内の期間に限り、1日につきそれぞれ所定単位数を加算する。ただし、この場合において、経口移行加算を算定している場合は算定しない。また、経口維持加算（Ⅰ）を算定している場合は、経口維持加算（Ⅱ）は、算定しない。 ・経口維持加算（Ⅰ）は、経口により食事を摂取する者であって、著しい摂食機能障害を有し造影撮影または内視鏡検査により誤嚥が認められる者を対象としている。 ・経口維持加算（Ⅱ）は、経口により食事を摂取する者であって、摂食機能障害を有し誤嚥が認められる者を対象としている。 ・管理栄養士・栄養士が行う経口維持計画に基づく経口による食事の摂取を進めるための特別な管理が、計画が作成された日から180日を超えた期間に行われた場合であっても、摂食機能障害を有し、誤嚥が認められる入所者であって、医師または歯科医師の指示に基づき、継続して誤嚥防止のための食事の摂取を進めるための特別な管理が必要とされるものに対しては、引き続き加算を算定できる。
療養食加算	・管理栄養士または栄養士が配置されている指定障害者支援施設等において、厚生労働大臣が定める療養食を提供した場合に、1日につき所定単位数を加算する。ただし、この場合において、経口移行加算または経口維持加算を算定している場合は、算定しない。 ・厚生労働大臣が定める療養食は、疾病治療の直接手段として、医師の発行する食事箋に基づき提供された適切な栄養量及び内容を有する糖尿食、腎臓病食、肝臓病食、胃潰瘍食（流動食は除く。）、貧血食、膵臓病食、脂質異常症食、痛風食及び特別な場合の検査食とする。
栄養スクリーニング加算	・利用開始及び利用中6か月ごとに利用者の栄養状態について確認を行い、当該利用者の栄養状態に関する情報を、当該利用者を担当する相談支援専門員に提供した場合、1回につき所定単位数を加算する。
栄養改善加算	・次の(1)から(4)までのいずれにも適合する指定生活介護事業所等において、低栄養又は過栄養状態にある利用者又はそのおそれのある利用者に対して、当該利用者の栄養状態等の改善等を目的として、個別的に実施される栄養食事相談等の栄養管理であって、利用者の心身の状態の維持又は向上に資すると認められるもの（以下「栄養改善サービス」という。）を行った場合は、3か月以内の期間に限り1か月に2回を限度として所定単位数を加算する。ただし、栄養改善サービスの開始から3か月ごとの利用者の栄養状態の評価の結果、栄養状態が改善せず、栄養改善サービスを引き続き行うことが必要と認められる利用者については、引き続き算定することができる。(1) 当該事業所の従業者として又は外部との連携により管理栄養士を1名以上配置していること。(2) 利用者の栄養状態を利用開始時に把握し、管理栄養士等が共同して、利用者ごとの摂食・嚥下機能及び食形態にも配慮した栄養ケア計画を策定していること。(3) 利用者ごとの栄養ケア計画に従い、必要に応じて当該利用者の居宅に訪問し、管理栄養士等が栄養改善サービスを行っているとともに、利用者の栄養状態を定期的に記録していること。(4) 利用者ごとの栄養ケア計画の進捗状況を定期的に評価していること。

注）栄養マネジメント加算における栄養ケア・マネジメントの概要は、図表10-21のとおりである。
出所）厚生労働省「令和6年度障害福祉サービス等報酬改訂の概要」

10章　各種給食施設における給食の意義と特徴

図表10−21　栄養マネジメント加算における障害児及び障害者への栄養ケア・マネジメントの概要（イメージ図）

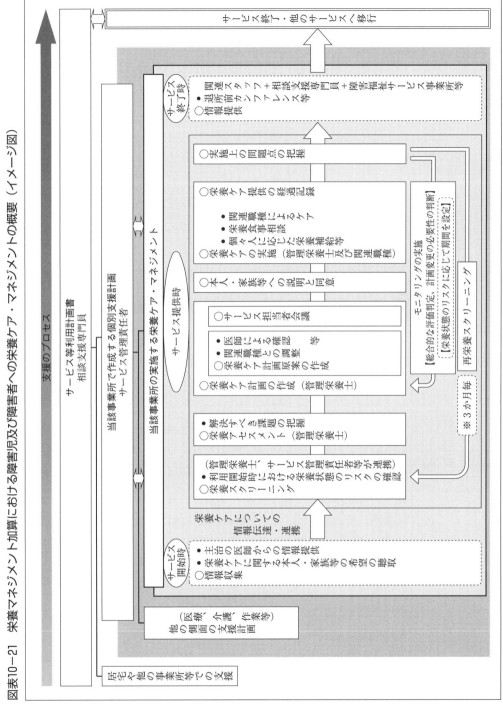

出所）「栄養マネジメント加算及び経口移行加算等に関する事務処理手順例及び様式例の提示について」平成21年3月31日障障発第0331002号厚生労働省通知

3．障害福祉サービスの利用者負担

　障害福祉サービスの利用者負担は、障害児施設と同じように、障害福祉サービスにかかる費用は、利用者またはその保護者の負担能力に応じて負担する応能負担である。原則としては、利用者の世帯における所得に応じて4段階に区分されて負担上限月額が設定されており、負担上限月額に至るまではサービスの利用に係る費用の1割を負担することになる。残りの費用は、市町村が給付費として事業者に支払う。したがって、障害福祉サービスを受けるためには、まず給付費の支給を市町村に申請し、支給が決定された場合に事業者と契約を結ぶことになる。

　療養介護を利用する場合には、医療型の障害児施設を利用した場合と同様に、福祉部分と医療部分で自己負担することとなるが、上限額が設定されており、それを上回る額については減免される。

4．食費等の実費負担及び負担軽減措置

　障害福祉サービスの実費負担には、障害児施設と同じように、入所施設では食事の提供に要する費用（食費）、光熱水費、被服費、日用品費などがあり、通所施設についても食費、創作的活動や生産活動に係る材料費、日用品費などがある。

　入所施設の実費負担のうち、食費と光熱水費については、1か月54,000円を限度として施設ごとに額が設定されている。また、低所得者などについては、自己負担相当額と食費・光熱水費の実費負担をしても一定額以上が利用者の手元に残るように補足給付が行われる。

　また、前述のとおり、「食事提供体制加算」は、通所施設を利用する低所得者などの食費の負担が食材料費相当のみとなるように、原則として障害福祉サービス事業所などの調理員が当該施設内の調理室を利用して調理し、食事が提供された場合に2027（令和9）年3月31日まで算定される。その場合、調理業務を当該施設の責任において第三者に委託することは差し支えない。食材料費は施設ごとに額が設定されるが、食材料費のみの負担とは、実際にかかる額のおおよそ3分の1である（月22日利用の場合、約5,100円程度）。

　なお、図表10-19の食事提供体制加算（Ⅰ）は、低所得者などのうち自立訓練（生活訓練）の短期滞在加算が算定されている者、または宿泊型自立訓練の利用者に限り算定されるもので、それ以外の低所得者などについては食事提供体制加算（Ⅱ）が算定される。

5　学　校

1．学校給食の目的

　学校給食は、義務教育諸学校（小学校、中学校、中等教育学校の前期課程、特別支援学校（盲学校・聾学校・養護学校）の小学部もしくは中学部）の児童と生徒、特別支援学校の幼稚部及び高等部の幼児と生徒、夜間課程を置く高等学校の生徒を対象に、年間を通じ、原則として毎週5回以上、授業日の昼食時に実施されるものである。

　学校給食の目的は、①発育・成長に応じた必要栄養量の供給、②食事を通した食生活に対する正しい知識の獲得などがあり、学校給食法第2条には次のように定められている。

学校給食の目標

> 第二条　学校給食を実施するに当たつては、義務教育諸学校における教育の目的を実現するために、次に掲げる目標が達成されるよう努めなければならない。
> 　一　適切な栄養の摂取による健康の保持増進を図ること。
> 　二　日常生活における食事について正しい理解を深め、健全な食生活を営むことができる判断力を培い、及び望ましい食習慣を養うこと。
> 　三　学校生活を豊かにし、明るい社交性及び協同の精神を養うこと。
> 　四　食生活が自然の恩恵の上に成り立つものであることについての理解を深め、生命及び自然を尊重する精神並びに環境の保全に寄与する態度を養うこと。
> 　五　食生活が食にかかわる人々の様々な活動に支えられていることについての理解を深め、勤労を重んずる態度を養うこと。
> 　六　我が国や各地域の優れた伝統的な食文化についての理解を深めること。
> 　七　食料の生産、流通及び消費について、正しい理解に導くこと。

　1889（明治22）年、山形県鶴岡町（現：鶴岡市）の私立忠愛小学校で、貧困児童を対象に昼食を与えたのが学校給食の始まりといわれている。1947（昭和22）年には、主要都市の約300万人の児童にララ物資を利用した学校給食が開始された。1954（昭和29）年に学校給食法、学校給食法施行規則が制定されてからは、教育の一環として義務教育諸学校の昼食として実施されるようになり、国民の体位の向上及び平均寿命の延伸に大きく影響してきたといわれている。

　現代社会は、肥満児の増加、生活習慣病の若年化、朝食の欠食、孤食、家庭の団欒の減少、不適切な健康情報や栄養情報の氾濫など多くの問題を抱えている。学校給食は、心身ともに成長が著しい大切な時期にある児童生徒に対して、栄養バランスのよい食事を継続して実施できるため、健康の保持・増進、栄養教育を進めるうえで極めて重要である。

2. 学校給食の種類

学校給食法施行規則の第1条によれば、学校給食の種類には、「完全給食」「補食給食」「ミルク給食」がある（図表10－22）。また、図表10－23の学校給食実施状況調査によれば、2023（令和5）年5月1日現在、国公私立学校において学校給食を受けている幼児・児童・生徒数は、全体で約917万人で96.1%であった。また、「完全給食」の実施率は、小学校では99.2%、中学校では90.0%が実施し、全体では95.5%が実施している。

なお、学校によっては、ランチルームの活用、セレクト給食、バイキング給食、また、異学年交流給食や親子給食などを実施して、その教育効果が期待されている。

3. 学校給食の運営形態

学校給食の運営形態には、自校内に調理場がある単独調理場方式と複数の学校給食を一括して調理する共同調理場方式（給食センター方式）、その他の調理方式がある（図表10－24）。

図表10－22　学校給食の種類

完全給食	パン又は米飯（これらに準ずる小麦粉食品、米加工食品その他の食品を含む）、ミルク及びおかずである給食をいう。
補食給食	完全給食以外の給食で、給食内容がミルク及びおかず等である給食をいう。
ミルク給食	給食内容がミルクのみである給食をいう。

図表10－23　学校給食実施状況

（国公私立）
（令和5年5月1日現在）

区分		全国総数	完全給食 百分比	補食給食 百分比	ミルク給食 百分比	計 実施数	計 百分比
小学校	児童数	6,049,683	99.2	0.0	0.1	6,008,406	99.3
中学校	生徒数	3,178,910	90.0	0.1	1.6	2,914,095	91.7
義務教育学校	児童・生徒数	76,172	99.7	0.0	0.0	75,907	99.7
中等教育学校（前期課程）	生徒数	18,005	56.9	0.0	8.8	11,820	65.6
特別支援学校	幼児・児童・生徒数	151,362	94.3	0.0	0.5	143,492	94.8
夜間定時制高等学校	生徒数	62,151	22.1	2.5	0.1	15,286	24.6
計	幼児・児童・生徒数	9,536,283	95.5	0.1	0.6	9,169,006	96.1

出所）文部科学省「令和5年度学校給食実施状況調査」

図表10-24　公立学校における調理方式別完全給食実施状況

(2023(令和5)年5月1日)

	学校数(校)	単独調理場方式		共同調理場方式		その他の調理方式	
		学校数(校)	比率(%)	学校数(校)	比率(%)	学校数(校)	比率(%)
小学校	18,381	8,522	46.4	9,765	53.1	94	0.5
中学校	8,762	2,183	24.9	5,575	63.6	1,004	11.5
義務教育学校	199	94	47.2	103	51.8	2	1
中等教育学校（前期課程）	26	8	30.8	7	26.9	11	42.3

出所)　文部科学省「学校給食実施状況等調査」をもとに作成

図表10-25　学校給食における外部委託状況

(単位:%)

区分	調理	運搬	物資購入・管理	食器洗浄	ボイラー管理
平成20年	25.5	39.8	8.4	25.2	18.4
平成30年	50.6	46.4	10.8	49.8	24.8
令和5年	59.6	51.9	12.7	57.3	32.5

注)　委託比率は、完全給食及び補食給食を実施している学校数に対する外部委託学校数の比率である。
出所)　図表10-24に同じ

　また、学校給食における外部委託の状況について、図表10-25によれば、2023(令和5)年5月1日現在、公立の小・中学校の単独調理場及び共同調理場における業務別の外部委託状況は、「調理業務」については59.6%の学校が外部に委託しており、15年前と比べ34.1%増えている。

4．学校給食における栄養アセスメントと給与栄養目標量の設定

(1)　学校給食における栄養アセスメント

　学校給食は、健全な発育・発達と健康教育の一環として望ましい食習慣の形成を目的としている。就学期の児童生徒は成長が著しく、また、成人に比べて身体状況の変化が大きいため、身長、体重、体格指数（肥満とやせの状況）、成長の状況、その他の身体状況、栄養状態、食習慣、家庭環境、社会環境、身体活動量、嗜好、食物アレルギーの有無などを可能な範囲で定期的に把握し、適宜、食事管理計画に反映させることが望ましい。また、当該学校の各学年や学級が地域内外の状況とどのような関係にあるのかについて比較・検討しておくことは重要である。仮に、給与栄養目標量にこれらの状況を反映できない場合であっても、把握した一連のデータは食育や健康教育にとって重要な示唆を与えるものであり、必要に応じて児童生徒、保護者、教職員、その他の関係者に対して、適切な情報提供を行うことが必要と思われる。

図表10－26　個別的な相談指導の詳細な方法（例）

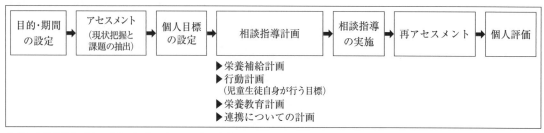

出所）文部科学省『食に関する指導の手引　―第2次改訂版―』2019年　242頁

　今後の課題としては、食物アレルギーや治療食を必要とする児童生徒が増加しており、その対応について保護者からの要望が強い。校医や校長、学級担任や学校給食栄養管理者などが十分に連携し、学校内でのシステムを明確にする必要がある。また、健康状態は、保護者からの情報や医療機関との連携を図り、適切な対応が重要である。食物アレルギーや疾病のある児童生徒の栄養管理は、本来、学校給食で実施するものと思われるが、学校教育現場でどこまで対応できるかが課題といえる。
　そこで近年では、肥満傾向や偏食などを有する児童生徒、食物アレルギーの児童生徒への集団指導を進めるだけでなく、個別の事情に応じた対応や相談指導を行うことが推進されてきている（図表10－26、図表2－27[15]）。

●15　60頁参照

(2)　学校給食における給与栄養目標量

　学校給食法第8条第1項によれば、学校給食を実施する学校の設置者は、「学校給食実施基準」に照らして適切な学校給食に努めることになっており、栄養内容の基準として「児童又は生徒1人1回当たりの学校給食摂取基準」が示されている（図表10－27）。
　学校給食摂取基準は、日本人の食事摂取基準（2020年版）を参考とし、その考え方をふまえるとともに、厚生労働科学研究費補助金による循環器疾患・糖尿病等生活習慣病対策総合研究事業「食事摂取基準を用いた食生活改善に資するエビデンスの構築に関する研究」及び「食事状況調査」の調査結果より算出した、小学3年生、5年生、中学2年生が昼食である学校給食において摂取することが期待される栄養量等を勘案し、児童生徒の健康の増進及び食育の推進を図るために望ましい栄養量として算出されたものである。したがって本基準を活用する際には、「児童生徒の1人1回当たりの全国的な平均値を示したものであるから、適用に当たっては、児童生徒の個々の健康及び生活活動等の実態並びに地域の実情等に十分配慮し、弾力的に適用すること」とされている。

図表10-27　児童又は生徒1人1回当たりの学校給食摂取基準

区　分	基準値			
	児童（6歳～7歳）	児童（8歳～9歳）	児童（10歳～11歳）	生徒（12歳～14歳）
エネルギー	530 kcal	650 kcal	780 kcal	830 kcal
たんぱく質	学校給食による摂取エネルギー全体の13％～20％			
脂質	学校給食による摂取エネルギー全体の20％～30％			
ナトリウム（食塩相当量）	1.5 g未満	2 g未満	2 g未満	2.5 g未満
カルシウム	290 mg	350 mg	360 mg	450 mg
マグネシウム	40 mg	50 mg	70 mg	120 mg
鉄	2.5 mg	3 mg	3.5 mg	4.5 mg
ビタミンA	160 μgRAE	200 μgRAE	240 μgRAE	300 μgRAE
ビタミンB_1	0.3 mg	0.4 mg	0.5 mg	0.5 mg
ビタミンB_2	0.4 mg	0.4 mg	0.5 mg	0.6 mg
ビタミンC	20 mg	25 mg	30 mg	35 mg
食物繊維	4 g以上	4.5 g以上	5 g以上	7 g以上

注1）表に掲げるもののほか、次に掲げるものについても示した摂取について配慮すること。
　　亜鉛…児童（6～7歳）2 mg、児童（8～9歳）2 mg、児童（10～11歳）2 mg、児童（12～14歳）3 mg
2）この摂取基準は、全国的な平均値を示したものであるから、適用に当たっては、個々の健康及び生活活動等の実態並びに地域の実情等に十分配慮し、弾力的に運用すること。
3）献立の作成に当たっては、多様な食品を適切に組み合わせるよう配慮すること。
出所）「学校給食実施基準（別表）」平成21年3月31日文部科学省告示第61号（最終改正：令和3年2月12日文部科学省告示第10号）を一部改変

5．学校給食の食事管理計画に関する留意点

●16　学校給食の献立作成
図表10-28のように献立作成委員会で承認後、教育委員会で決定する。そのため献立作成業務は委託できない。

　学校給食の献立は、図表10-28の流れで作成される●16。なお、献立を実施するまでに、さらに「物資購入委員会」において納入物資を選定し、各学校から報告される給食人数で物資を発注する。物資購入委員会に参加できるのは、業者資格審査委員会で承認された業者である。
　また、「学校給食衛生管理基準」（2009（平成21）年文部科学省告示）によれば、献立作成に関する衛生管理基準は図表10-29のとおりである。

6．学校給食栄養管理者

●17　学校給食栄養管理者の配置基準
学校給食栄養管理者の配置は義務化されていないが、配置にあたっての栄養教諭及び学校栄養職員の標準定数の算定方法は、「公立義務教育諸学校の学級編制及び教職員定数の標準に関する法律」に定められている。

　義務教育諸学校または共同調理場において、学校給食の栄養に関する専門的事項をつかさどる職員は、「学校給食栄養管理者」として学校給食法第7条に定められている●17。学校給食栄養管理者のうち「栄養教諭」は、その学校のすべての児童生徒の栄養の指導（食に関する指導）と管理（学校給食の管理）をつかさどる職責を担う教育職員である（図表10-30）。地場産物を活用して給食と食に関する指導を実施するなど、食に関する指導と給食管理

図表10-28　学校給食の献立作成の流れ（例）

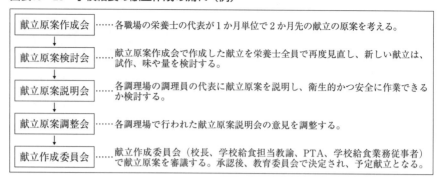

献立原案作成会	……	各職場の栄養士の代表が1か月単位で2か月先の献立の原案を考える。
献立原案検討会	……	献立原案作成会で作成した献立を栄養士全員で再度見直し、新しい献立は、試作、味や量を検討する。
献立原案説明会	……	各調理場の調理員の代表に献立原案を説明し、衛生的かつ安全に作業できるか検討する。
献立原案調整会	……	各調理場で行われた献立原案説明会の意見を調整する。
献立作成委員会	……	献立作成委員会（校長、学校給食担当教諭、PTA、学校給食業務従事者）で献立原案を審議する。承認後、教育委員会で決定され、予定献立となる。

図表10-29　学校給食の献立作成に関する衛生管理基準

一　献立作成は、学校給食施設及び設備並びに人員等の能力に応じたものとするとともに、衛生的な作業工程及び作業動線となるよう配慮すること。
二　高温多湿の時期は、なまもの、和えもの等については、細菌の増殖等が起こらないように配慮すること。
三　保健所等から情報を収集し、地域における感染症、食中毒の発生状況に配慮すること。
四　献立作成委員会を設ける等により、栄養教諭等、保護者その他の関係者の意見を尊重すること。
五　統一献立（複数の学校で共通して使用する献立をいう。）を作成するに当たっては、食品の品質管理又は確実な検収を行う上で支障を来すことがないよう、一定の地域別又は学校種別等の単位に分けること等により適正な規模での作成に努めること。

出所）「学校給食衛生管理基準」平成21年3月31日文部科学省告示第64号

図表10-30　栄養教諭の職務内容

栄養教諭の職務
教育に関する資質と栄養に関する専門性を生かして、教職員や家庭・地域との連携を図りながら、食に関する指導と学校給食の管理を一体のものとして行うことにより、教育上の高い相乗効果をもたらす。

（1）食に関する指導
①給食の時間の指導
　給食の時間における食に関する指導
②教科等の指導
　教科等における食に関する指導
③個別的な相談指導
　食に関する健康課題を有する児童生徒に対する個別的な指導

一体として推進

（2）学校給食の管理
①栄養管理（献立作成）
　学校給食実施基準に基づく、適切な栄養管理
②衛生管理
　学校給食衛生管理基準に基づく危機管理、検食、保存食、調理指導、調理・配食　等

教職員、家庭や地域との連携・調整

出所）文部科学省「栄養教諭を中核としたこれからの学校の食育」平成29年3月より作成

図表10-31　栄養教諭・学校栄養職員配置状況の推移（国公私立、平成25～27年）

（各年5月1日現在）

区分	小・中学校								特別支援学校		夜間定時制高等学校		教育委員会等		計	
	小学校	内栄養教諭	中学校	内栄養教諭	共同調理場	内栄養教諭	小計	内栄養教諭		内栄養教諭		内栄養教諭		内栄養教諭		内栄養教諭
平成25年	5,609	2,165	1,358	417	3,782	1,754	10,749	4,336	764	291	110	-	520	76	12,143	4,703
平成26年	5,514	2,243	1,347	461	3,827	1,971	10,688	4,675	749	325	106	1	490	63	12,033	5,064
平成27年	5,590	2,448	1,403	527	3,710	2,019	10,703	4,994	770	366	105	1	496	67	12,074	5,428

注）中学校には中等教育学校前期課程を含む。
出所）文部科学省「平成27年度学校給食実施状況等調査」

を一体のものとして行うことにより、教育上の高い相乗効果をもたらすことが期待されている。

図表10-31の学校給食実施状況等調査によれば、2010（平成27）年5月1日現在、国公私立学校等における栄養教諭・学校栄養職員[18]数は12,074人であり、そのうち、栄養教諭は5,428人である（学校基本調査によれば、2023（令和5）年5月1日現在の栄養教諭数は、6,924人である）。

◯18　学校栄養職員
学校栄養職員とは、栄養教諭以外の栄養士免許を有する者をいう。

学校給食栄養管理者

> 第7条　義務教育諸学校又は共同調理場において学校給食の栄養に関する専門的事項をつかさどる職員（第10条第3項において「学校給食栄養管理者」という。）は、教育職員免許法第4条第2項に規定する栄養教諭の免許状を有する者又は栄養士法第2条第1項の規定による栄養士の免許を有する者で学校給食の実施に必要な知識若しくは経験を有するものでなければならない。

7. 学校給食を活用した食に関する指導

(1) 食に関する指導の目標

食に関する指導とは、学校給食を生きた教材として活用した指導のことである。文部科学省『食に関する指導の手引―第2次改訂版―』によれば、食育の推進によって、児童生徒が健全な食生活を実践し、健康で豊かな人間性を育んでいけるよう、栄養や食事のとり方などについて、正しい知識に基づいて自ら判断し、実践していく能力を身につけるために、「食育の視点」（図表10-32）が設定されている。

(2) 個別的な相談指導

児童の健康の保持・増進のためには、食に関する課題を有する児童や保護者に対する専門的な相談指導が求められる。その際には、学級担任や養護教諭、栄養教諭、必要に応じて、主治医や専門医、校医と密接に連携を図るこ

図表10-32　食育の視点

① 食事の重要性
　食事の重要性、食事の喜び、楽しさを理解する。
② 心身の健康
　心身の成長や健康の保持・増進の上で望ましい栄養や食事のとり方を理解し、自ら管理していく能力を身に付ける。
③ 食品を選択する能力
　正しい知識・情報に基づいて、食物の品質及び安全性等について自ら判断できる能力を身に付ける。
④ 感謝の心
　食物を大事にし、食物の生産等に関わる人々へ感謝する心をもつ。
⑤ 社会性
　食事のマナーや食事を通じた人間関係形成能力を身に付ける。
⑥ 食文化
　各地域の産物、食文化や食に関わる歴史等を理解し、尊重する心をもつ。

出所）文部科学省『食に関する指導の手引　—第2次改訂版—』2019年

とが大切である[19]。

　個別的に指導する際には、場合によっては「がんばりノート」をつくって毎日の状況を記録に残して励ましたり、振り返ったりする。解決を急いで焦ることがないように長い期間をかけて指導する必要がある。また、指導にあたっては、プライバシーの保護にも十分留意して進める。主に次のような児童生徒への指導が考えられる。

① 偏食傾向のある児童生徒に、偏食が及ぼす健康への影響について指導・助言を行う。
② 食物アレルギーを有する児童生徒に対し、原因物質を除いた給食実施の検討や不足する栄養素を補給する食品などについて指導を行う。
③ 肥満傾向のある児童生徒に対し、適度な運動とバランスのとれた栄養摂取の必要性について意識できるようにし、肥満解消に向けた指導を行う。
④ 痩身(そうしん)傾向の強い児童生徒に対して、無理なダイエットが健康に及ぼす影響について指導を行う。
⑤ 運動部活動などでスポーツをする児童生徒に対し、必要なエネルギーや栄養素の摂取などについて指導を行う。

(3) 各教科等における食に関する指導

❶ 全体計画の作成

　学校において食育を推進するためには、まず、各学校で食に関する指導の全体計画を作成する必要がある。その際には、各学年における年間にわたる指導と各教科等における指導内容を系統的に整理し、各教職員の役割と相互の連携を明確にすることが重要である。

[19] 図表2-27 (60頁) 参照

全体計画には、学校全体の食に関する指導の目標、学年ごとの食に関する指導の目標（評価の観点）、年間を通した給食時間の指導内容、年間を通した各教科、特別活動、総合的な学習の時間における食に関する指導の内容を学年ごとに抽出し、個別的な相談指導のあり方、地場産物の活用のあり方、保護者や地域との連携のあり方、隣接する学校（園）との接続について掲げる。

❷各教科等における指導の展開

学習指導要領では給食の時間や特別活動をはじめ、各教科、道徳、総合的な学習の時間における目標を達成する観点から食に関する領域や内容が取り扱われており、食との関連の程度はそれぞれ異なる（図表10-33）。

図表10-33　小学校の各教科等における食に関する指導の内容

教科等	内容
社会	【第5学年】 わが国の農業や水産業における食料生産は、自然条件を生かして営まれていることや国民の食料を確保する重要な役割を果たしていること、生産に関わる人々は生産性や品質の向上、輸送・販売の工夫など食料生産を支えていることを理解できるようにする。
理科	【第6学年】 食べ物は、口、胃、腸などを通る間に消化、収集され、吸収されなかった物は排出されるなど、人や他の動物の呼吸、消化、排出及び循環の働きを調べ、体のつくりと働きについて考えることができるようにする。
生活	【第1・2学年】 家庭での自分の役割や地域の人々の関わりについて考えたり、自然の様子や季節の変化に気付いたりして、生活に取り入れることができるようにする。また、動植物の成長に関心をもち、生き物を大切にすることができるようにする。
家庭	【第5・6学年】 健康・快適・安全で豊かな生活のために、食事の大切や仕方、調理器具などの取扱いや基礎的な調理、食品の栄養的な特徴を知り、日常の食事に関心をもって、料理や食品を組み合わせた調和のよい食事を理解することができるようにする。
体育 （保健）	【第3・4学年】 健康な生活及び体のよりよい発育・発達を目指して、運動、食事、休養及び睡眠の調和のとれた生活の必要性を理解し、それを身に付けることができるようにする。 【第5・6学年】 生活習慣病など生活行動が主な要因となって起こる病気の予防には、適切な運動、栄養の偏りのない食事や口腔の衛生など、望ましい生活習慣を身に付けることが必要であるなど、病気の予防について理解できるようになる。
道徳	主として、①自分自身に関すること、②人との関わりに関すること、③集団や社会との関わりに関すること、④生命や自然、崇高なものとの関わりに関することで、食生活や食への感謝、食文化などの視点から関連のある内容にする。 【第3・4学年】 ①自分でできることは自分でやり、節度のある生活をする。 ②家族や高齢者に尊敬と感謝の気持ちをもって接する。 ③国や郷土の伝統と文化を大切にし、国や郷土を愛する心をもつ。 ④生命の尊さを知り、生命のあるものを大切にする。
総合的な学習の時間	健康をテーマとした学習では、心身の成長や健康の保持増進のうえで望ましい栄養や食事のとり方について探求を深めたり、農業体験を通して自分の食生活全般を振り返り、よりよい生活習慣や食習慣を考えたりすることなどが考えられる。

出所）文部科学省『食に関する指導の手引　―第2次改訂版―』2019年をもとに作成

給食時間で食に関する指導を行う際の主な留意事項としては、以下の点があげられる。
① 学級担任、教科担任、養護教諭と十分連携をとり、発達段階を考慮した栄養バランス、地域の食材、旬、健康との関連、食文化、行事などをふまえて献立を作成し、また、その献立のねらいを栄養教諭が活用しやすい教材にして、給食時間に学級担任と連携して指導する。
② その日の給食の食材（たとえば、えんどう、とうがんなど）を児童生徒が観察できるようにする。給食時間には、担任から食品をつくって下さった方への感謝の気持ちを喚起しておいしく味わう。また、発達段階に応じた資料を提供し、効果的に指導を進める。
③ 共同調理場兼務の栄養教諭は、複数の受配校を兼務するため、地域全体の食育を充実させる観点から計画的に取り組む。

また、各教科等との関連で食に関する指導を行う際の主な留意事項としては、以下の点があげられる。
① 小学生用食育教材『たのしい食事つながる食育』（文部科学省、平成28年2月）、中学生用食育教材『「食」の探究と社会への広がり』（文部科学省、令和3年3月）を活用する。
② 各教科それぞれに指導案を作成する（図表10-34）。また、指導案に設定した目標を達成するために必要な教材や資料を準備する（図表10-35）。
③ 指導する時間は各教科を発展的にとらえ、特別活動の時間で実施することが多くなる。

(4) 学校・家庭・地域との連携・調整

① 学校は、積極的に情報を収集し発信することにより、児童生徒の食生活の状況や基本的な食生活の課題などについて共通理解を図る。
　例）実態調査の結果を通して、献立内容や学校での指導を発信するなど
② 学校における食育の目標や食に関する指導の内容、方法、学校給食の意義、役割などについて家庭や地域社会の理解を図る。
　例）参観日に食育の授業を実施する、PTA学校給食試食会を開催するなど
③ 学校から家庭に対する啓発活動、食育に関する情報提供を積極的に行い、家庭での食育を促す。
　例）給食だより・食育通信の発信、朝食レシピの募集・紹介、親子料理教室の開催など
④ 学校での食に関する指導において、地域の教育・医療関係者、生産者や関係機関・団体などの協力を得ることや地域での食育の取り組みとの連携を図る。

図表10-34　教科と関連した食に関する指導の指導案（例）

学級活動における食育学習指導案

指導者：学級担任　○○○○○
栄養教諭：○○○○○

1. 日　　時：○○年○月○日（金）　第5校時（13：45～14：30）
2. 場　　所：教室
3. 学年・組：第1学年1組（在籍16名）
4. 主　　題：「ひとつぶのまめのひみつ」
5. 主題設定の理由：国語科と生活科と日々の給食指導で学んだことを、学級活動の時間における食に関する学習として位置づけた。自分の健康のために大豆や大豆製品を食べる子どもにしていきたい。
6. 指導目標：①給食にも使われている大豆から、たくさんの食品が作られていることや、その名前や形が分かるようにする。
　　　　　　②大豆のパワーについて知り、大豆で作られたものを好き嫌いなく食べようと努力するようにする。
7. 評価基準：①大豆から作られている食品の名前や形が分かる。
　　　　　　②給食には、いろいろな食品が使われていることを知る。
　　　　　　③大豆で作られたいろいろな食品を、自分の健康のために食べようと努力することができる。
8. 食育の視点：健康のために望ましい栄養を含む大豆のパワーを理解し、好き嫌いなく食べることができる（心身の健康）。
9. 本時の学習：
   (1) 目標
   　　大豆から作られている食品があることに気づき、食品の名前や形が分かる。

   (2) 展開

指導の要点と学習活動		教師の支援・助言	評価の観点
教師の意図と発問	予想される児童の反応		
大豆のひみつに気づく。			
○ 何の豆か発表しよう。	・だいず	・大豆を手渡し興味・関心を持たせるようにする。	
○ 大豆に水をあげるとどうなるのだろう。	・めがでる。 ・そだって大きくなる。	・植物を育てた時のことを思い出させるようにする。	
大豆でできている食べ物の名前と形を考えよう。			
○ この中で知っている食べ物の名前を発表しよう。（T1）	・がんもどき ・うすあげ　・あつあげ ・とうふ　・こうやどうふ ・みそ　・ゆば ・とうにゅう ・きなこ　・いりだいず	・大豆から加工した食べ物がたくさんあることに気づく。 ・給食に出てくる食べ物であることに気づくようにする。	①
大豆のパワーについて知ろう。			
○ 大豆についてのお話を聞こう。（T2）	・だいずは、ほねをじょうぶにする。 ・だいずはびょう気になりにくい。 ・だいずは、うんこがでやすい。	・給食に使われている大豆は、いろいろなパワーがあることに気づくようにする。	②
学習のまとめをする。			③
○ 今日、分かった食べ物の名前と形をまとめておこう。 ○ 今日の学習について分かったことをまとめよう。（T1、T2）	・ワークシートにまとめる。	・これから気をつけようと思うことを書かせるようにする。	

図表10-35　教材の例（図表10-34の「ひとつぶのまめのひみつ」使用教材）

①大豆の加工品の食べ物カードと名前カード
②大豆パワーの絵本
　表題）　パワー1　ほねをじょうぶにする。
　　　　　パワー2　びょう気になりにくい。
　　　　　パワー3　うんこがでやすい。
③ふり返りカード（ワークシート）
　・食べ物の写真と名前を線で結ぶ。
　・分かったことや、これから気をつけようと思うことを書かせる。

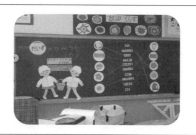

　例）学校保健委員会に学校医を招き、話を聞くなど
⑤近隣の学校（園）などと食育の指導内容や方法についての情報交換を行い、密接な連携体制を確立することが重要である。

6　事業所

1．事業所給食の意義と目的

　事業所給食は、会社や工場とそれに附属する寄宿舎、官公庁などに所属する勤労者、あるいは研修所の利用者を対象とした給食である。

　事業所給食は、①利用者の健康の保持・増進、②生活習慣病など疾病予防、③勤労意欲や作業効率を高めることによる生産性の向上、④食事を通した利用者間のコミュニケーション、⑤給食を通して食に関する知識の向上を図り、ひいては家族及び地域の食生活の改善を図るなどを目的としている。

　事業所給食の発祥は、明治初期の寄宿舎給食や飯場制度で、当時は空腹を満たすだけの粗末な内容であった。その後、1947（昭和22）年に制定された労働基準法、1952（昭和27）年に制定された栄養改善法などによって、事業所給食の充実を図ることが生産性のアップにつながることが理解され、従業員の健康管理対策と福利厚生の一環として給食の内容が見直されたことから、著しく向上した。

　事業者には、健康の保持・増進のための方策を構築することが労働安全衛生法で定められ、健康保持増進対策である「心とからだの健康づくり運動（THP：トータル・ヘルス・プロモーション・プラン（Total Health Promotion Plan））」の推進を図っている。

　また、肥満や糖尿病、脂質異常症、高血圧など生活習慣病の利用者には、供給する栄養量及び質について一層の配慮が必要となるが、そういった生活習慣病予防の徹底を図るため、2008（平成20）年4月から、医療保険者に対して、糖尿病等の生活習慣病に関する健康審査（「特定検診」）及び特定検診

の結果により健康の保持に努める必要がある者に対する保健指導（「特定保健指導」）の実施を義務づけることとされた。これによると、検診結果及び質問項目により、対象者を生活習慣病のリスク要因の数に応じて階層化し、リスク要因が少ない者に対しては、生活習慣の改善に関する動機づけを行うこととし、リスク要因が多いものに対しては、医師、保健師、管理栄養士などが積極的に介入して、確実に行動変容を促すことを目指すとしている。事業所給食による支援もこの一翼を担うものとして積極的な取り組みが求められている。

2．事業所給食の種類と形態

(1) 事業所給食の種類

デスクワークの職種が主体である場合は「オフィス給食」であり、主に昼食1食の給食を主体としている。また、工場など現場作業者を対象とした場合は「工場給食」であり、工場などの操業時間により1日3食から4食給食となるところもある。その他、寄宿舎では1日2食給食（朝食、夕食）、研修所では1日3食給食（朝食、昼食、夕食）などの場合がある。なお、給食施設のない事業体では、弁当給食を行っているところもある。

(2) 事業所給食における食事提供の形態

事業所給食の食事提供の形態は、①定食方式、②選択方式（カフェテリア方式）、③弁当方式などの方法がある。選択方式は、利用者の嗜好に偏らないように、バランスのよい選択例や主たる栄養成分の表示が必要である。そのため、食堂には栄養関係のパネルを掲示したり、栄養メモを食卓上に設置するなど、健康の保持・増進や生活習慣病の予防に対する利用者への啓蒙、健康教育の一環として大切な役割を担う。

3．事業所給食の経営形態

事業所給食の経営形態は、「直営方式」「委託方式」「部分委託方式」「共同組合方式」などがある。事業所給食は、利用者の福利厚生の一環として実施される場合が多く、景気などの経済的な背景に影響されやすいため、食事の質的確保と経営には効率的な計画が要求される。特に、1973（昭和48）年のオイルショックを契機に、福利厚生の経費が削減対象になるとともに栄養・食事管理部門の経営合理化が始まり、その後、経営形態は直営方式から準直営方式[20]や委託方式へと急速に進んだ。現在では直営方式をとっている給食施設は非常に少なくなっている。

[20] 準直営方式
準直営方式とは、給食業務従事者が給食を受ける者の出資、またはその全部もしくは大部分が雇用されている者の出資によって設立されている団体などによって雇用されている場合のこと。

現在の事業所給食は、自由意思で食事の場所を選択できるため、近隣のレストランやテイクアウト食品などの外食産業と競合している。したがって、福利厚生を全面に出した利便性と安価の追求だけでは、利用されない時代となってきている。経営の合理化だけでなく、「利用者にとってのメリット」を最優先に考える姿勢を常にもつことが必要である。いかに利用者の満足度を高めるかが大切である。

なお、生産管理については、小規模施設では弁当方式やクックサーブ方式が中心であり、大規模施設ではクックチル方式やクックフリーズ方式も採用されている。また、配膳方式は、セルフサービスやハーフサービスが中心である。

7 その他の給食施設

1. 自衛隊

自衛隊給食は、陸上、海上、航空の3機関からなる自衛隊員を対象とする完全給食で、「防衛省の職員の給与等に関する法律」（1952（昭和27）年制定）に基づいて、現物給与の一環として3食の食事が支給されている。食事の区分は、「給食の実施に関する訓令」（1960（昭和35）年防衛庁訓令）によれば、「基本食」「増加食」「加給食」がある（図表10-36）。

防衛省において給食を実施する機関とは、陸上幕僚長、海上幕僚長及び航空幕僚長がそれぞれ指定する陸上自衛隊、海上自衛隊、航空自衛隊の部隊及び機関と自衛隊中央病院、防衛大学校及び防衛医科大学校である。

「防衛省職員の健康管理に関する訓令」（1954（昭和29）年防衛庁訓令）の第22条によれば、給食実施機関の長[21]が行う栄養管理に関する事務管理について「職員の食事の支給に当たつては、献立、調理方法、食品の栄養価等について細心の注意を払わなければならない」と定められている。

また、給食の実施に関する訓令の第5条によれば、給食実施機関には栄養担当官を1人置くこととされ、給食実施機関の長の命を受けて、献立の作成及び栄養価の算定、栄養管理を行う。なお、栄養担当官は、原則として栄養

○21 給食実施機関の長
給食実施機関の長とは、陸上自衛隊では駐屯地業務隊長（駐屯地業務隊を設けない駐屯地では、駐屯地業務を実施する部隊などの長）、海上自衛隊では海上幕僚長が指定した部隊などの長、航空自衛隊では給食に係る基地業務を担当する部隊などの長、自衛隊中央病院では自衛隊中央病院長、防衛大学校では防衛大学校長、防衛医科大学校では防衛医科大学校長のことである。

図表10-36　自衛隊給食の区分

基本食	日常の生活に必要な食事で、平常食、非常食及び患者食に区分される。
増加食	特別の勤務や訓練に従事した場合に基本食を補足、または栄養を補充するための食事で、夜食、演習増加食、空挺食、潜水艦食などに区分される。
加給食	航空機搭乗員などの勤務で、極度の緊張状態を強いられるなどその任務の性質上必要となる食事で、航空加給食及び機上加給食に区分する。

士のうちから給食実施機関の長が命ずる。ただし、1回300食以上または1日750食以上の食事を支給する給食実施機関、健康増進法第21条第1項に定められた特別の栄養管理が必要な給食施設に該当する給食実施機関には管理栄養士である栄養担当官を置くこととなっている。

自衛隊食の給与栄養量及び食品構成は、所属する各部隊や任務によって決められている。

2．保護施設

保護施設とは、「生活保護法」（1950（昭和25）年制定）に基づく最低限度の生活を保障するための施設であり、福祉事務所の措置によって、要保護者に生活扶助、医療の給付、就労や技能の修得のために必要な機会・便宜の供与、住宅扶助などを行う。同法第38条によれば、保護施設には救護施設、更生施設、医療保護施設、授産施設、宿所提供施設の5種類の施設がある。栄養士の配置や給食の基準については「救護施設、更生施設、医療保護施設、授産施設及び宿所提供施設の設備及び運営に関する最低基準」に定められている。栄養士の必置施設は、救護施設と更生施設であり、「給食は、あらかじめ作成された献立に従つて行うこととし、その献立は栄養並びに入所者の身体的状況及び嗜好を考慮したものでなければならない」と定められている。

また、売春防止法によれば、要保護女子を収容保護する施設として婦人保護施設がある。給食については「婦人保護施設の設備及び運営に関する基準」に定められている。

3．矯正施設

矯正施設は、拘禁の確保と更生復帰を目的として設置されている施設で、「刑事収容施設及び被収容者等の処遇に関する法律」（2005（平成17）年制定）に規定する刑事施設[22]（刑務所、少年刑務所、拘置所）、また、「少年院法」（1948（昭和23）年制定）に規定する少年院、少年鑑別所、「婦人補導院法」（1958（昭和33）年制定）に規定する婦人補導院がある。

給食は、少年院処遇規則、少年鑑別所処遇規則、婦人補導院処遇規則などに定められており、社会への更生復帰を目標としている収容者に対して、適正な栄養量を確保し、健康の保持・増進、心身の発達と安定を目的に実施されている。

[22] 2013（平成25）年6月に政府が閣議決定した公共サービス改革基本方針に基づき、法務省は、2014（平成26）年度から刑事施設内での給食業務の民間委託を拡大し、運営費の削減、雇用や食材の購入を通じての地域活性化、受刑者の生活環境の改善を図っている。

資料1：給食関連年表

西暦（和暦）	事　項
1722（享保7）年	・小石川養生所が開設され、病弱者に食事を提供する。
1872（明治5）年	・群馬県の富岡製糸工場で集団給食を開始する。
1889（明治22）年	・山形県の忠愛小学校の昼食で給食を開始する。
1902（明治35）年	・聖路加病院（現：聖路加国際病院）で病院給食を開始する。
1914（大正3）年	・佐伯 矩博士が私立栄養研究所を開設し、栄養研究所と栄養思想の普及にあたる。
1919（大正8）年	・東京の小学校でパンによる学校給食を開始する。
1920（大正9）年	・国立栄養研究所が設立される。
1947（昭和22）年	・栄養士法、保健所法、労働基準法、児童福祉法、食品衛生法が制定される。 ・ララ物資による学校給食（ミルク給食・補食給食）が大都市で開始される。
1948（昭和23）年	・医療法が制定され、100床以上の病院に栄養士1人の配置基準が定められる。 ・児童福祉施設の栄養士配置規定が制定される。
1949（昭和24）年	・保育所給食が開始される。
1950（昭和25）年	・社会保険制度の拡充によって病院での完全給食制度が実施される。 ・8大都市の学校で完全給食が開始される。
1952（昭和27）年	・栄養改善法が制定される。
1954（昭和29）年	・学校給食法が制定される。
1958（昭和33）年	・調理師法が制定される。 ・病院での完全給食が基準給食制度（食事の内容などに関して一定の基準を満たす施設に対して診療報酬の点数が加算される制度）に改正される。
1961（昭和36）年	・病院給食の基準給食制度に特別食加算が新設される。
1962（昭和37）年	・栄養士法の一部改正が行われ、管理栄養士制度が発足する。
1963（昭和38）年	・老人福祉法が制定される。
1974（昭和49）年	・学校給食法が一部改正され、学校栄養職員制度が発足する。
1976（昭和51）年	・学校給食に米飯給食が導入される。
1982（昭和57）年	・老人保健法（現：高齢者の医療の確保に関する法律）が制定される。
1985（昭和60）年	・栄養士法、栄養改善法が一部改正され、管理栄養士の必置に関して規定される。
1986（昭和61）年	・病院給食の外部委託が認められる。
1992（平成4）年	・病院給食の特別管理給食加算が（適時適温給食、管理栄養士の配置を条件として）新設される。
1994（平成6）年	・基準給食制度が廃止され、入院時食事療養制度が創設される（入院時食事費の一部自己負担、特別管理加算、食堂加算、選択メニュー加算の新設）。

西暦（和暦）	事　項
1996（平成8）年	・病院給食の調理業務の外部委託（院外調理）が認められる。 ・大量調理施設衛生管理マニュアル（厚生省）が策定される。
1997（平成9）年	・介護保険法が制定される。
1998（平成10）年	・保育所給食の調理業務委託が認められる。
2000（平成12）年	・栄養士法の一部改正が行われ、管理栄養士は登録制から免許制となり、業務が規定される。 ・健康日本21、食生活指針が策定される。
2002（平成14）年	・健康増進法が制定される（栄養改善法の廃止）。 ・集団給食施設は特定給食施設に変更される。
2003（平成15）年	・食品安全基本法が制定される。
2004（平成16）年	・日本人の食事摂取基準（2005年版）が策定される。 ・学校教育法の一部改正が行われ、栄養教諭制度が創設される。
2005（平成17）年	・食育基本法が制定される。 ・介護保険法の一部改正が行われ、栄養ケア・マネジメントが導入される。
2006（平成18）年	・病院給食において栄養管理実施加算が新設され、特別管理加算、選択メニュー加算が廃止される。
2008（平成20）年	・保育所保育指針が改定され、食育の推進が明示される。 ・特定健康診査及び特定保健指導の実施基準が施行される。 ・病院給食において後期高齢者退院時栄養・食事管理指導料が新設される。 ・学校給食法が一部改正され、食育の推進が規定される。 ・大量調理施設衛生管理マニュアルが改正され、ノロウイルス食中毒対策が強化される。
2009（平成21）年	・日本人の食事摂取基準（2010年版）が策定される。 ・消費者庁が発足し、食品衛生法、JAS法、健康増進法の食品表示規制にかかる事務が一元化される。
2010（平成22）年	・病院給食において栄養サポートチーム加算が新設される。
2012（平成24）年	・病院給食において糖尿病透析予防指導管理料が新設され、栄養管理実施加算が入院基本料等の算定要件として包括評価される。 ・保育所における食事の提供ガイドライン（厚生労働省）が策定される。
2013（平成25）年	・健康日本21（第2次）が施行される。 ・食品表示法が制定される。
2014（平成26）年	・日本人の食事摂取基準（2015年版）が策定される。
2015（平成27）年	・学校給食における食物アレルギー対応指針（文部科学省）が策定される。
2019（令和元）年	・日本人の食事摂取基準（2020年版）が策定される。
2024（令和6）年	・健康日本21（第3次）が施行される。 ・令和6年度診療報酬改定（栄養関連項目） ・令和6年度介護報酬改定（栄養関連項目） ・令和6年度障害福祉サービス等報酬改定（栄養関連項目）

資料２：給食に関連する主な法令等

１．給食全体（保健衛生、予防衛生、安全衛生、環境衛生、労働衛生（雇用を含む））に関わる主な法令等

題　名	公布・通知年月日／法令の種類／法令・通知番号
□健康増進法	平成14年8月2日法律第103号
□健康増進法施行令	平成14年12月4日政令第361号
□健康増進法施行規則	平成15年4月30日厚生労働省令第86号
□特定給食施設における栄養管理に関する指導及び支援について	平成25年3月29日健が発0329第3号厚生労働省通知
□地域保健法	昭和22年9月5日法律第101号
□地域保健法施行令	昭和23年4月2日政令第77号
□栄養士法	昭和22年12月29日法律第245号
□栄養士法施行令	昭和28年8月31日政令第231号
□食品衛生法	昭和22年12月24日法律第233号
□食品衛生法施行令	昭和28年8月31日政令第229号
□食品衛生法施行規則	昭和23年7月13日厚生省令第23号
□食品、添加物等の規格基準	昭和34年12月28日厚生省告示第370号
□食品等事業者が実施すべき管理運営基準に関する指針（ガイドライン）について	平成16年2月27日食安発第0227012号厚生労働省通知
□弁当及びそうざいの衛生規範について	昭和54年6月29日環食第161号厚生省通知
□漬物の衛生規範について	昭和56年9月24日環食第214号厚生省通知
□洋生菓子の衛生規範について	昭和58年3月31日環食第54号厚生省通知
□セントラルキッチン／カミサリー・システムの衛生規範について	昭和62年1月20日環食第6号厚生省通知
□生めん類の衛生規範等について	平成3年4月25日衛食第61号厚生省通知
□総合衛生管理製造過程の承認とHACCPシステムについて	平成8年10月22日衛食第262号、衛乳第240号厚生省通知
□大規模食中毒対策等について（別添：大量調理施設衛生管理マニュアル）	平成9年3月24日衛食第85号厚生省通知
□院外調理における衛生管理ガイドラインについて	平成8年4月24日指第24号厚生省通知
□水道法	昭和32年6月15日法律第177号
□水道法施行令	昭和32年12月12日政令第336号
□水道法施行規則	昭和32年12月14日厚生省令第45号
□食品安全基本法	平成15年5月23日法律第48号
□食品表示法	平成25年6月28日法律第70号
□製造物責任法（通称「PL法」）	平成6年7月1日法律第85号
□感染症の予防及び感染症の患者に対する医療に関する法律（通称「感染症法」）	平成10年10月2日法律第114号
□感染症の予防及び感染症の患者に対する医療に関する法律施行令	平成10年12月28日政令第420号
□感染症の予防及び感染症の患者に対する医療に関する法律施行規則	平成10年12月28日厚生省令第99号
□環境基本法	平成5年11月19日法律第91号
□大気の汚染に係る環境基準について	昭和48年5月8日環境庁告示第25号
□大気汚染防止法	昭和43年6月10日法律第97号
□大気汚染防止法施行令	昭和43年11月30日政令第329号
□悪臭防止法	昭和46年6月1日法律第91号
□悪臭防止法施行令	昭和47年5月30日政令第207号
□水質汚濁防止法	昭和45年12月25日法律第138号
□水質汚濁防止法施行令	昭和46年6月17日政令第188号
□廃棄物の処理及び清掃に関する法律	昭和45年12月25日法律第137号
□廃棄物の処理及び清掃に関する法律施行令	昭和46年9月23日政令第300号
□食品循環資源の再生利用等の促進に関する法律（通称「食品リサイクル法」）	平成12年6月7日法律第116号
□食品循環資源の再生利用等の促進に関する法律施行令	平成13年4月25日政令第176号
□食品循環資源の再生利用等の促進に関する法律第二条第六項の基準を定める省令	平成19年11月30日農林水産省・環境省令第5号

題　名	公布・通知年月日／法令の種類／法令・通知番号
□特定物質の規制等によるオゾン層の保護に関する法律	昭和63年5月20日法律第53号
□特定物質の規制等によるオゾン層の保護に関する法律施行令	平成6年9月26日政令第308号
□労働基準法	昭和22年4月7日法律第49号
□労働基準法施行規則	昭和22年8月30日厚生省令第23号
□労働安全衛生法	昭和47年6月8日法律第57号
□労働安全衛生法施行令	昭和47年8月19日政令第318号
□労働安全衛生規則	昭和47年9月30日労働省令第32号
□ボイラー及び圧力容器安全規則	昭和47年9月30日労働省令第33号
□酸素欠乏症等防止規則	昭和47年9月30日労働省令第42号
□労働者災害補償保険法	昭和22年4月7日法律第50号
□労働者災害補償保険法施行令	昭和52年3月23日政令第33号
□労働者災害補償保険法施行規則	昭和30年9月1日労働省令第22号
□雇用の分野における男女の均等な機会及び待遇の確保等に関する法律（通称「男女雇用機会均等法」）	昭和47年7月1日法律第113号
□雇用の分野における男女の均等な機会及び待遇の確保等に関する法律施行規則	昭和61年1月27日労働省令第2号
□育児休業、介護休業等育児又は家族介護を行う労働者の福祉に関する法律（通称「育児・介護休業法」）	平成3年5月15日法律第76号
□育児休業、介護休業等育児又は家族介護を行う労働者の福祉に関する法律施行規則	平成3年10月15日労働省令第25号
□労働者派遣事業の適正な運営の確保及び派遣労働者の保護等に関する法律（通称「労働者派遣法」）	昭和60年7月5日法律第88号
□労働者派遣事業の適正な運営の確保及び派遣労働者の保護等に関する法律施行令	昭和61年4月3日政令第95号
□労働者派遣事業の適正な運営の確保及び派遣労働者の保護等に関する法律施行規則	昭和61年4月17日労働省令第20号
□雇用保険法	昭和49年12月28日法律第116号
□雇用保険法施行令	昭和50年3月10日政令第25号
□雇用保険法施行規則	昭和50年3月10日労働省令第3号
□労働組合法	昭和24年6月1日法律第174号
□労働関係調整法	昭和21年9月27日法律第25号

2．給食施設・設備管理に関わる主な法令等

題　名	公布・通知年月日／法令の種類／法令・通知番号
□建築基準法	昭和25年5月24日法律第201号
□建築基準法施行令	昭和25年11月16日政令第338号
□換気設備の構造方法を定める件	昭和45年12月28日建設省告示第1826号
□建築物に設ける飲料水の配管設備及び排水のための配管設備の構造方法を定める件	昭和50年12月20日建設省告示第1597号
□下水道法	昭和33年4月24日法律第79号
□下水道法施行令	昭和34年4月22日政令第147号
□ガス事業法	昭和29年3月31日法律第51号
□ガス事業法施行令	昭和29年4月1日政令第68号
□ガス事業法施行規則	昭和45年10月9日通商産業省令第97号
□ガスを使用する建物ごとの区分を定める件	昭和60年11月15日通商産業省告示第461号
□液化石油ガスの保安の確保及び取引の適正化に関する法律	昭和42年12月28日法律第149号
□液化石油ガスの保安の確保及び取引の適正化に関する法律施行令	昭和43年2月7日政令第14号
□特定ガス消費機器の設置工事の監督に関する法律	昭和54年5月10日法律第33号
□特定ガス消費機器の設置工事の監督に関する法律施行令	昭和54年8月28日政令第231号
□電気用品安全法	昭和36年11月16日法律第234号
□電気用品安全法施行令	昭和37年8月14日政令第324号
□電気事業法	昭和39年7月11日法律第170号

題　名	公布・通知年月日／法令の種類／法令・通知番号
□電気設備に関する技術基準を定める省令	平成9年3月27日通商産業省令第52号
□**消防法**	**昭和23年7月24日法律第186号**
□消防法施行令	昭和36年3月25日政令第37号
□消防法施行規則	昭和36年4月1日自治省令第6号
□火災予防条例（例）について	昭和36年11月22日自消甲予発第73号消防庁通知
□グリス除去装置の構造等の基準について	平成8年8月15日消防予第162号消防庁通知
□業務用ガス機器の設置基準について	平成4年2月18日消防予第29号消防庁通知
□フード等用簡易自動消火装置の性能及び設置の基準について	平成5年12月10日消防予第331号消防庁通知

3．給食施設別の主な法令等

題　名	公布・通知年月日／法令の種類／法令・通知番号
1）医療施設、医療保険	
□**医療法**	**昭和23年7月30日法律第205号**
□医療法施行規則	昭和23年11月5日厚生省令第50号
□医療法の一部を改正する法律の一部の施行について	平成5年2月15日健政発98号厚生省通知
□病院、診療所等の業務委託について	平成5年2月15日指第14号厚生省通知
□**健康保険法**	**大正11年4月22日法律第70号**
□健康保険法施行令	大正15年6月30日勅令第243号
□健康保険法施行規則	大正15年7月1日内務省令第36号
□**国民健康保険法**	**昭和33年12月27日法律第192号**
□国民健康保険法施行令	昭和33年12月27日政令第362号
□国民健康保険法施行規則	昭和33年12月27日厚生省令第53号
□**高齢者の医療の確保に関する法律**	**昭和57年8月17日法律第80号**
□高齢者の医療の確保に関する法律施行令	平成19年10月19日政令第318号
□高齢者の医療の確保に関する法律施行規則	平成19年10月22日厚生労働省令第129号
□診療報酬の算定方法	平成20年3月5日厚生労働省告示第59号
□特掲診療料の施設基準等	平成20年3月5日厚生労働省告示第63号
□入院時食事療養費に係る食事療養及び入院時生活療養費に係る生活療養の費用の額の算定に関する基準	平成18年3月6日厚生労働省告示第99号
□入院時食事療養及び入院時生活療養の食事の提供たる療養の基準等	平成6年8月5日厚生省告示第238号
□健康保険の食事療養標準負担額及び生活療養標準負担額	平成8年8月16日厚生省告示第203号
□診療報酬の算定方法の一部改正に伴う実施上の留意事項について	令和6年3月5日保医発0305第4号厚生労働省通知
□入院時食事療養費に係る食事療養及び入院時生活療養費に係る生活療養の実施上の留意事項について	令和6年3月5日保医発第0305第14号厚生労働省通知
□入院時食事療養及び入院時生活療養の食事の提供たる療養の基準等に係る届出に関する手続きの取扱いについて	令和6年3月5日保医発0305第13号厚生労働省通知
2）高齢者・介護福祉施設、介護保険	
□**介護保険法**	**平成9年12月17日法律第123号**
□介護保険法施行令	平成10年12月24日政令第412号
□介護保険法施行規則	平成11年3月31日厚生省令第36号
□指定居宅サービス等の事業の人員、設備及び運営に関する基準	平成11年3月31日厚生省令第37号
□指定介護老人福祉施設の人員、設備及び運営に関する基準	平成11年3月31日厚生省令第39号
□介護老人保健施設の人員、施設及び設備並びに運営に関する基準	平成11年3月31日厚生省令第40号
□介護医療院の人員、施設及び設備並びに運営に関する基準	平成30年1月18日厚生労働省令第5号
□指定居宅サービスに要する費用の額の算定に関する基準	平成12年2月10日厚生省告示第19号

2）高齢者・介護福祉施設、介護保険

□指定施設サービス等に要する費用の額の算定に関する基準	平成12年2月10日厚生省告示第21号
□**老人福祉法**	**昭和38年7月11日法律第133号**
□老人福祉法施行令	昭和38年7月11日政令第247号
□老人福祉法施行規則	昭和38年7月11日厚生省令第28号
□特別養護老人ホームの設備及び運営に関する基準	平成11年3月31日厚生省令第46号
□養護老人ホームの設備及び運営に関する基準	昭和41年7月1日厚生省令第19号
□軽費老人ホームの設備及び運営に関する基準	平成20年5月9日厚生労働省令第107号
□民間事業者による在宅配食サービスのガイドラインについて	平成8年5月13日老振第46号厚生省通知

3）児童福祉施設

□**児童福祉法**	**昭和22年12月12日法律第164号**
□児童福祉法施行令	昭和23年3月31日政令第74号
□児童福祉施設の設備及び運営に関する基準	昭和23年12月29日厚生省令第63号
□児童福祉法に基づく指定通所支援の事業等の人員、設備及び運営に関する基準	平成24年2月3日厚生労働省令第15号
□児童福祉法に基づく指定障害児入所施設等の人員、設備及び運営に関する基準	平成24年2月3日厚生労働省令第16号
□幼保連携型認定こども園の学級の編制、職員、設備及び運営に関する基準	平成26年4月30日内閣府・文部科学省・厚生労働省令第1号
□児童福祉法に基づく指定通所支援及び基準該当通所支援に要する費用の額の算定に関する基準	平成24年3月14日厚生労働省告示第122号
□児童福祉法に基づく指定入所支援に要する費用の額の算定に関する基準	平成24年3月14日厚生労働省告示第123号
□保育所保育指針	平成29年3月31日厚生労働省告示第117号
□幼保連携型認定こども園教育・保育要領	平成29年3月31日内閣府・文部科学省・厚生労働省告示第1号
□保育所における調理業務の委託について	平成10年2月18日児発第86号厚生省通知
□児童福祉施設における食事の提供に関する援助及び指導について	令和2年3月31日子発0331第1号、障発0331第8号厚生労働省通知
□保育所における食事の提供について	平成22年6月1日雇児発0601第4号厚生労働省通知

4）障害者福祉施設

□**障害者の日常生活及び社会生活を総合的に支援するための法律（通称「障害者総合支援法」）**	**平成17年11月7日法律第123号**
□障害者の日常生活及び社会生活を総合的に支援するための法律施行令	平成18年1月25日政令第10号
□障害者の日常生活及び社会生活を総合的に支援するための法律施行規則	平成18年2月28日厚生労働省令第19号
□障害者の日常生活及び社会生活を総合的に支援するための法律に基づく指定障害福祉サービスの事業等の人員、設備及び運営に関する基準	平成18年9月29日厚生労働省令第171号
□障害者の日常生活及び社会生活を総合的に支援するための法律に基づく指定障害者支援施設等の人員、設備及び運営に関する基準	平成18年9月29日厚生労働省令第172号
□障害者の日常生活及び社会生活を総合的に支援するための法律に基づく指定障害福祉サービス等及び基準該当障害福祉サービスに要する費用の額の算定に関する基準	平成18年9月29日厚生労働省告示第523号
□障害者の日常生活及び社会生活を総合的に支援するための法律に基づく指定障害者支援施設等の人員、設備及び運営に関する基準等の一部を改正する省令	令和6年4月1日厚生労働省令第17号
□**身体障害者福祉法**	**昭和24年12月26日法律第283号**
□身体障害者福祉法施行令	昭和25年4月5日政令第78号
□身体障害者福祉法施行規則	昭和25年4月6日厚生省令第15号
□身体障害者社会参加支援施設の設備及び運営に関する基準	平成15年3月12日厚生労働省令第21号

5）学 校	
□学校給食法	昭和29年6月3日法律第160号
□学校給食法施行令	昭和29年7月23日政令第212号
□学校給食法施行規則	昭和29年9月28日文部省令第24号
□学校給食実施基準	平成21年3月31日文部省告示第61号
□学校給食衛生管理基準	平成21年3月31日文部科学省告示第64号
□学校給食施設整備費補助金、学校給食設備整備費補助金及び公立学校施設整備費補助金（学校給食施設整備費）の取扱いについて（別添：学校給食施設補助交付要綱）	昭和53年5月18日文体給第20号文部省通知
□学校給食業務の運営の合理化について	昭和60年1月21日文体給第57号文部省通知
□特別支援学校の幼稚部及び高等部における学校給食に関する法律	昭和32年5月20日法律第118号
□夜間課程を置く高等学校における学校給食に関する法律	昭和31年6月20日法律第157号
□公立義務教育諸学校の学級編制及び教職員定数の標準に関する法律	昭和33年5月1日法律第116号
6）事業所	
□労働基準法（再掲）	昭和22年4月7日法律第49号
□事業附属寄宿舎規程	昭和22年10月31日労働省令第7号
□建設業附属寄宿舎規程	昭和42年9月29日労働省令第27号
□労働安全衛生法（再掲）	昭和47年6月8日法律第57号
□労働安全衛生規則（再掲）	昭和47年9月30日労働省令第32号
7）自衛隊	
□自衛隊法	昭和29年6月9日法律第165号
□自衛隊法施行令	昭和29年6月30日政令第179号
□防衛省の職員の給与等に関する法律	昭和27年7月31日法律第266号
□防衛省の職員の給与等に関する法律施行令	昭和27年8月27日政令第368号
□給食の実施に関する訓令	昭和35年12月5日防衛庁訓令第54号
□防衛省職員の健康管理に関する訓令	昭和29年12月15日防衛庁訓令第31号
8）その他の施設（認定こども園、保護施設、矯正施設、船舶）	
□就学前の子どもに関する教育、保育等の総合的な提供の推進に関する法律	平成18年6月15日法律第77号
□就学前の子どもに関する教育、保育等の総合的な提供の推進に関する法律第3条第2項及び第4項の規定に基づき内閣総理大臣、文部科学大臣及び厚生労働大臣が定める施設の設備及び運営に関する基準	平成26年7月31日内閣府・文部科学省・厚生労働省告示第2号
□生活保護法	昭和25年5月4日法律第144号
□救護施設、更生施設、授産施設及び宿所提供施設の設備及び運営に関する基準	昭和41年7月1日厚生省令第18号
□売春防止法	昭和31年5月24日法律第118号
□婦人保護施設の設備及び運営に関する基準	平成14年3月27日厚生労働省令第49号
□刑事収容施設及び被収容者等の処遇に関する法律	平成17年5月25日法律第50号
□（参考）矯正施設被収容者食料給与規程	平成7年3月17日矯医訓第659号法務大臣訓令
□少年院法	平成26年6月11日法律第58号
□少年院法施行令	平成27年3月25日政令第91号
□少年院法施行規則	平成27年5月8日法務省令第30号
□少年鑑別所法	平成26年6月11日法律第59号
□少年鑑別所法施行令	平成27年3月25日政令第92号
□少年鑑別所法施行規則	平成27年5月8日法務省令第31号
□婦人補導院法	昭和33年3月25日法律第17号
□婦人補導院処遇規則	昭和33年4月1日法務省令第8号
□船員法	昭和22年9月1日法律第100号
□船員法施行規則	昭和22年9月1日運輸省令第23号
□船内における食料の支給を行う者に関する省令	昭和50年3月19日運輸省令第7号

資料3：大量調理施設衛生管理マニュアル（抄）

（平成9年3月24日衛食第85号別添）
（最終改正：平成29年6月16日生食発0616第1号）

Ⅰ　趣　旨

　本マニュアルは、集団給食施設等における食中毒を予防するために、HACCPの概念に基づき、調理過程における重要管理事項として、
① 原材料受入れ及び下処理段階における管理を徹底すること。
② 加熱調理食品については、中心部まで十分加熱し、食中毒菌等（ウイルスを含む。以下同じ。）を死滅させること。
③ 加熱調理後の食品及び非加熱調理食品の二次汚染防止を徹底すること。
④ 食中毒菌が付着した場合に菌の増殖を防ぐため、原材料及び調理後の食品の温度管理を徹底すること。
等を示したものである。
　集団給食施設等においては、衛生管理体制を確立し、これらの重要管理事項について、点検・記録を行うとともに、必要な改善措置を講じる必要がある。また、これを遵守するため、更なる衛生知識の普及啓発に努める必要がある。
　なお、本マニュアルは同一メニューを1回300食以上又は1日750食以上を提供する調理施設に適用する。

Ⅱ　重要管理事項

1．原材料の受入れ・下処理段階における管理

(1) 原材料については、品名、仕入元の名称及び所在地、生産者（製造又は加工者を含む。）の名称及び所在地、ロットが確認可能な情報（年月日表示又はロット番号）並びに仕入れ年月日を記録し、1年間保管すること。
(2) 原材料について納入業者が定期的に実施する微生物及び理化学検査の結果を提出させること。その結果については、保健所に相談するなどして、原材料として不適と判断した場合には、納入業者の変更等適切な措置を講じること。検査結果については、1年間保管すること。
(3) 加熱せずに喫食する食品（牛乳、発酵乳、プリン等容器包装に入れられ、かつ、殺菌された食品を除く。）については、乾物や摂取量が少ない食品も含め、製造加工業者の衛生管理の体制について保健所の監視票、食品等事業者の自主管理記録票等により確認するとともに、製造加工業者が従事者の健康状態の確認等ノロウイルス対策を適切に行っているかを確認すること。
(4) 原材料の納入に際しては調理従事者等が必ず立ち合い、検収場で品質、鮮度、品温（納入業者が運搬の際、別添1に従い、適切な温度管理を行っていたかどうかを含む。）、異物の混入等につき、点検を行い、その結果を記録すること。
(5) 原材料の納入に際しては、缶詰、乾物、調味料等常温保存可能なものを除き、食肉類、魚介類、野菜類等の生鮮食品については1回で使い切る量を調理当日に仕入れるようにすること。
(6) 野菜及び果物を加熱せずに供する場合には、別添2に従い、流水（食品製造用水[注1]として用いるもの。以下同じ。）で十分洗浄し、必要に応じて次亜塩素酸ナトリウム等で殺菌[注2]した後、流水で十分すすぎ洗いを行うこと。特に高齢者、若齢者及び抵抗力の弱い者を対象とした食事を提供する施設で、加熱せずに供する場合（表皮を除去する場合を除く。）には、殺菌を行うこと。

注1：従前の「飲用適の水」に同じ。（「食品、添加物等の規格基準」（昭和34年厚生省告示第370号）の改正により用語のみ読み替えたもの。定義については同告示の「第1　食品　B　食品一般の製造、加工及び調理基準」を参照のこと。）

注2：次亜塩素酸ナトリウム溶液又はこれと同等の効果を有する亜塩素酸水（きのこ類を除く。）、亜塩素酸ナトリウム溶液（生食用野菜に限る。）、過酢酸製剤、次亜塩素酸水並びに食品添加物として使用できる有機酸溶液。これらを使用する場合、食品衛生法で規定する「食品、添加物等の規格基準」を遵守すること。

2．加熱調理食品の加熱温度管理

　加熱調理食品は、別添2に従い、中心部温度計を用いるなどにより、中心部が75℃で1分間以上（二枚貝等ノロウイルス汚染のおそれのある食品の場合は85～90℃で90秒間以上）又はこれと同等以上まで加熱されていることを確認するとともに、温度と時間の記録を行うこと。

3．二次汚染の防止

(1) 調理従事者等（食品の盛付け・配膳等、食品に接触する可能性のある者及び臨時職員を含む。以下同じ。）は、次に定める場合には、別添2

に従い、必ず流水・石けんによる手洗いによりしっかりと2回（その他の時には丁寧に1回）手指の洗浄及び消毒を行うこと。なお、使い捨て手袋を使用する場合にも、原則として次に定める場合に交換を行うこと。
① 作業開始前及び用便後
② 汚染作業区域から非汚染作業区域に移動する場合
③ 食品に直接触れる作業にあたる直前
④ 生の食肉類、魚介類、卵殻等微生物の汚染源となるおそれのある食品等に触れた後、他の食品や器具等に触れる場合
⑤ 配膳の前

(2) 原材料は、隔壁等で他の場所から区分された専用の保管場に保管設備を設け、食肉類、魚介類、野菜類等、食材の分類ごとに区分して保管すること。

　この場合、専用の衛生的なふた付き容器に入れ替えるなどにより、原材料の包装の汚染を保管設備に持ち込まないようにするとともに、原材料の相互汚染を防ぐこと。

(3) 下処理は汚染作業区域で確実に行い、非汚染作業区域を汚染しないようにすること。

(4) 包丁、まな板などの器具、容器等は用途別及び食品別（下処理用にあっては、魚介類用、食肉類用、野菜類用の別、調理用にあっては、加熱調理済み食品用、生食野菜用、生食魚介類用の別）にそれぞれ専用のものを用意し、混同しないようにして使用すること。

(5) 器具、容器等の使用後は、別添2に従い、全面を流水で洗浄し、さらに80℃、5分間以上の加熱又はこれと同等の効果を有する方法[注3]で十分殺菌した後、乾燥させ、清潔な保管庫を用いるなどして衛生的に保管すること。

　なお、調理場内における器具、容器等の使用後の洗浄・殺菌は、原則として全ての食品が調理場から搬出された後に行うこと。

　また、器具、容器等の使用中も必要に応じ、同様の方法で熱湯殺菌を行うなど、衛生的に使用すること。この場合、洗浄水等が飛散しないように行うこと。なお、原材料用に使用した器具、容器等をそのまま調理後の食品用に使用するようなことは、けっして行わないこと。

(6) まな板、ざる、木製の器具は汚染が残存する可能性が高いので、特に十分な殺菌[注4]に留意すること。なお、木製の器具は極力使用を控えることが望ましい。

(7) フードカッター、野菜切り機等の調理機械は、最低1日1回以上、分解して洗浄・殺菌[注5]した後、乾燥させること。

(8) シンクは原則として用途別に相互汚染しないように設置すること。特に、加熱調理用食材、非加熱調理用食材、器具の洗浄等に用いるシンクを必ず別に設置すること。また、二次汚染を防止するため、洗浄・殺菌[注5]し、清潔に保つこと。

(9) 食品並びに移動性の器具及び容器の取扱いは、床面からの跳ね水等による汚染を防止するため、床面から60cm以上の場所で行うこと。ただし、跳ね水等からの直接汚染が防止できる食缶等で食品を取り扱う場合には、30cm以上の台にのせて行うこと。

(10) 加熱調理後の食品の冷却、非加熱調理食品の下処理後における調理場等での一時保管等は、他からの二次汚染を防止するため、清潔な場所で行うこと。

(11) 調理終了後の食品は衛生的な容器にふたをして保存し、他からの二次汚染を防止すること。

(12) 使用水は食品製造用水を用いること。また、使用水は、色、濁り、におい、異物のほか、貯水槽を設置している場合や井戸水等を殺菌・ろ過して使用する場合には、遊離残留塩素が0.1mg／ℓ以上であることを始業前及び調理作業終了後に毎日検査し、記録すること。

注3：塩素系消毒剤（次亜塩素酸ナトリウム、亜塩素酸水、次亜塩素酸水等）やエタノール系消毒剤には、ノロウイルスに対する不活化効果を期待できるものがある。使用する場合、濃度・方法等、製品の指示を守って使用すること。浸漬により使用することが望ましいが、浸漬が困難な場合にあっては、不織布等に十分浸み込ませて清拭すること。
　（参考文献）「平成27年度ノロウイルスの不活化条件に関する調査報告書」
（http://www.mhlw.go.jp/file/06-Seisakujouhou-11130500-Shokuhinanzenbu/0000125854.pdf）

注4：大型のまな板やざる等、十分な洗浄が困難な器具については、亜塩素酸水又は次亜塩素酸ナトリウム等の塩素系消毒剤に浸漬するなどして消毒を行うこと。

注5：80℃で5分間以上の加熱又はこれと同等の効果を有する方法（注3参照）。

4．原材料及び調理済み食品の温度管理

(1) 原材料は、別添1に従い、戸棚、冷凍又は冷蔵設備に適切な温度で保存すること。また、原材料搬入時の時刻、室温及び冷凍又は冷蔵設備

内温度を記録すること。
(2) 冷凍又は冷蔵設備から出した原材料は、速やかに下処理、調理を行うこと。非加熱で供される食品については、下処理後速やかに調理に移行すること。
(3) 調理後直ちに提供される食品以外の食品は、食中毒菌の増殖を抑制するために、10℃以下又は65℃以上で管理することが必要である。(別添3参照)
　① 加熱調理後、食品を冷却する場合には、食中毒菌の発育至適温度帯（約20℃～50℃）の時間を可能な限り短くするため、冷却機を用いたり、清潔な場所で衛生的な容器に小分けするなどして、30分以内に中心温度を20℃付近（又は60分以内に中心温度を10℃付近）まで下げるよう工夫すること。
　　この場合、冷却開始時刻、冷却終了時刻を記録すること。
　② 調理が終了した食品は速やかに提供できるよう工夫すること。
　　調理終了後30分以内に提供できるものについては、調理終了時刻を記録すること。また、調理終了後提供まで30分以上を要する場合は次のア及びイによること。
　　ア　温かい状態で提供される食品については、調理終了後速やかに保温食缶等に移し保存すること。この場合、食缶等へ移し替えた時刻を記録すること。
　　イ　その他の食品については、調理終了後提供まで10℃以下で保存すること。
　　　この場合、保冷設備への搬入時刻、保冷設備内温度及び保冷設備からの搬出時刻を記録すること。
　③ 配送過程においては保冷又は保温設備のある運搬車を用いるなど、10℃以下又は65℃以上の適切な温度管理を行い配送し、配送時刻の記録を行うこと。
　　また、65℃以上で提供される食品以外の食品については、保冷設備への搬入時刻及び保冷設備内温度の記録を行うこと。
　④ 共同調理施設等で調理された食品を受け入れ、提供する施設においても、温かい状態で提供される食品以外の食品であって、提供まで30分以上を要する場合は提供まで10℃以下で保存すること。
　　この場合、保冷設備への搬入時刻、保冷設備内温度及び保冷設備からの搬出時刻を記録すること。
(4) 調理後の食品は、調理終了後から2時間以内に喫食することが望ましい。

5．その他
(1) 施設設備の構造
　① 隔壁等により、汚水溜、動物飼育場、廃棄物集積場等不潔な場所から完全に区別されていること。
　② 施設の出入口及び窓は極力閉めておくとともに、外部に開放される部分には網戸、エアカーテン、自動ドア等を設置し、ねずみや昆虫の侵入を防止すること。
　③ 食品の各調理過程ごとに、汚染作業区域（検収場、原材料の保管場、下処理場）、非汚染作業区域（さらに準清潔作業区域（調理場）と清潔作業区域（放冷・調製場、製品の保管場）に区分される。）を明確に区別すること。
　　なお、各区域を固定し、それぞれを壁で区画する、床面を色別する、境界にテープをはる等により明確に区画することが望ましい。
　④ 手洗い設備、履き物の消毒設備（履き物の交換が困難な場合に限る。）は、各作業区域の入り口手前に設置すること。
　　なお、手洗い設備は、感知式の設備等で、コック、ハンドル等を直接手で操作しない構造のものが望ましい。
　⑤ 器具、容器等は、作業動線を考慮し、予め適切な場所に適切な数を配置しておくこと。
　⑥ 床面に水を使用する部分にあっては、適当な勾配（100分の2程度）及び排水溝（100分の2から4程度の勾配を有するもの）を設けるなど排水が容易に行える構造であること。
　⑦ シンク等の排水口は排水が飛散しない構造であること。
　⑧ 全ての移動性の器具、容器等を衛生的に保管するため、外部から汚染されない構造の保管設備を設けること。
　⑨ 便所等
　　ア　便所、休憩室及び更衣室は、隔壁により食品を取り扱う場所と必ず区分されていること。なお、調理場等から3m以上離れた場所に設けられていることが望ましい。
　　イ　便所には、専用の手洗い設備、専用の履き物が備えられていること。また、便所は、調理従事者等専用のものが設けられていることが望ましい。
　⑩ その他
　　施設は、ドライシステム化を積極的に図ることが望ましい。

(2) 施設設備の管理
① 施設・設備は必要に応じて補修を行い、施設の床面（排水溝を含む。）、内壁のうち床面から1mまでの部分及び手指の触れる場所は1日に1回以上、施設の天井及び内壁のうち床面から1m以上の部分は1月に1回以上清掃し、必要に応じて、洗浄・消毒を行うこと。施設の清掃は全ての食品が調理場内から完全に搬出された後に行うこと。
② 施設におけるねずみ、昆虫等の発生状況を1月に1回以上巡回点検するとともに、ねずみ、昆虫の駆除を半年に1回以上（発生を確認した時にはその都度）実施し、その実施記録を1年間保管すること。また、施設及びその周囲は、維持管理を適切に行うことにより、常に良好な状態に保ち、ねずみや昆虫の繁殖場所の排除に努めること。
　なお、殺そ剤又は殺虫剤を使用する場合には、食品を汚染しないようその取扱いに十分注意すること。
③ 施設は、衛生的な管理に努め、みだりに部外者を立ち入らせたり、調理作業に不必要な物品等を置いたりしないこと。
④ 原材料を配送用包装のまま非汚染作業区域に持ち込まないこと。
⑤ 施設は十分な換気を行い、高温多湿を避けること。調理場は湿度80％以下、温度は25℃以下に保つことが望ましい。
⑥ 手洗い設備には、手洗いに適当な石けん、爪ブラシ、ペーパータオル、殺菌液等を定期的に補充し、常に使用できる状態にしておくこと。
⑦ 水道事業により供給される水以外の井戸水等の水を使用する場合には、公的検査機関、厚生労働大臣の登録検査機関等に依頼して、年2回以上水質検査を行うこと。検査の結果、飲用不適とされた場合は、直ちに保健所長の指示を受け、適切な措置を講じること。なお、検査結果は1年間保管すること。
⑧ 貯水槽は清潔を保持するため、専門の業者に委託して、年1回以上清掃すること。
　なお、清掃した証明書は1年間保管すること。
⑨ 便所については、業務開始前、業務中及び業務終了後等定期的に清掃及び消毒剤による消毒を行って衛生的に保つこと[注6]。
⑩ 施設（客席等の飲食施設、ロビー等の共用施設を含む。）において利用者等が嘔吐した場合には、消毒剤を用いて迅速かつ適切に嘔吐物の処理を行うこと[注6]により、利用者及び調理従事者等へのノロウイルス感染及び施設の汚染防止に努めること。

注6：「ノロウイルスに関するQ＆A」（厚生労働省）を参照のこと。

(3) 検食の保存
　検食は、原材料及び調理済み食品を食品ごとに50g程度ずつ清潔な容器（ビニール袋等）に入れ、密封し、−20℃以下で2週間以上保存すること。
　なお、原材料は、特に、洗浄・殺菌等を行わず、購入した状態で、調理済み食品は配膳後の状態で保存すること。

(4) 調理従事者等の衛生管理
① 調理従事者等は、便所及び風呂等における衛生的な生活環境を確保すること。また、ノロウイルスの流行期には十分に加熱された食品を摂取する等により感染防止に努め、徹底した手洗いの励行を行うなど自らが施設や食品の汚染の原因とならないように措置するとともに、体調に留意し、健康な状態を保つように努めること。
② 調理従事者等は、毎日作業開始前に、自らの健康状態を衛生管理者に報告し、衛生管理者はその結果を記録すること。
③ 調理従事者等は臨時職員も含め、定期的な健康診断及び月に1回以上の検便を受けること。検便検査[注7]には、腸管出血性大腸菌の検査を含めることとし、10月から3月までの間には月に1回以上又は必要に応じて[注8]ノロウイルスの検便検査に努めること。
④ ノロウイルスの無症状病原体保有者であることが判明した調理従事者等は、検便検査においてノロウイルスを保有していないことが確認されるまでの間、食品に直接触れる調理作業を控えるなど適切な措置をとることが望ましいこと。
⑤ 調理従事者等は下痢、嘔吐、発熱などの症状があった時、手指等に化膿創があった時は調理作業に従事しないこと。
⑥ 下痢又は嘔吐等の症状がある調理従事者等については、直ちに医療機関を受診し、感染性疾患の有無を確認すること。ノロウイルスを原因とする感染性疾患による症状と診断された調理従事者等は、リアルタイムPCR法等の高感度の検便検査においてノロウイルスを保有していないことが確認されるまでの間、食品に直接触れる調理作業を控えるなど適切な処置をとることが望ましいこと。

⑦ 調理従事者等が着用する帽子、外衣は毎日専用で清潔なものに交換すること。
⑧ 下処理場から調理場への移動の際には、外衣、履き物の交換等を行うこと。(履き物の交換が困難な場合には履き物の消毒を必ず行うこと。)
⑨ 便所には、調理作業時に着用する外衣、帽子、履き物のまま入らないこと。
⑩ 調理、点検に従事しない者が、やむを得ず、調理施設に立ち入る場合には、専用の清潔な帽子、外衣及び履き物を着用させ、手洗い及び手指の消毒を行わせること。
⑪ 食中毒が発生した時の原因究明を確実に行うため、原則として、調理従事者等は当該施設で調理された食品を喫食しないこと。
　ただし、原因究明に支障を来さないための措置が講じられている場合はこの限りでない。(試食担当者を限定すること等)

注7：ノロウイルスの検査に当たっては、遺伝子型によらず、概ね便1g当たり10^5オーダーのノロウイルスを検出できる検査法を用いることが望ましい。ただし、検査結果が陰性であっても検査感度によりノロウイルスを保有している可能性を踏まえた衛生管理が必要である。

注8：ノロウイルスの検便検査の実施に当たっては、調理従事者の健康確認の補完手段とする場合、家族等に感染性胃腸炎が疑われる有症者がいる場合、病原微生物検出情報においてノロウイルスの検出状況が増加している場合などの各食品等事業者の事情に応じ判断すること。

(5) その他
① 加熱調理食品にトッピングする非加熱調理食品は、直接喫食する非加熱調理食品と同様の衛生管理を行い、トッピングする時期は提供までの時間が極力短くなるようにすること。
② 廃棄物(調理施設内で生じた廃棄物及び返却された残渣をいう。)の管理は、次のように行うこと。
　ア　廃棄物容器は、汚臭、汚液がもれないように管理するとともに、作業終了後は速やかに清掃し、衛生上支障のないように保持すること。
　イ　返却された残渣は非汚染作業区域に持ち込まないこと。
　ウ　廃棄物は、適宜集積場に搬出し、作業場に放置しないこと。
　エ　廃棄物集積場は、廃棄物の搬出後清掃するなど、周囲の環境に悪影響を及ぼさないよう管理すること。

Ⅲ　衛生管理体制

1．衛生管理体制の確立

(1) 調理施設の経営者又は学校長等施設の運営管理責任者(以下「責任者」という。)は、施設の衛生管理に関する責任者(以下「衛生管理者」という。)を指名すること。
　なお、共同調理施設等で調理された食品を受け入れ、提供する施設においても、衛生管理者を指名すること。
(2) 責任者は、日頃から食材の納入業者についての情報の収集に努め、品質管理の確かな業者から食材を購入すること。また、継続的に購入する場合は、配送中の保存温度の徹底を指示するほか、納入業者が定期的に行う原材料の微生物検査等の結果の提出を求めること。
(3) 責任者は、衛生管理者に別紙点検表に基づく点検作業を行わせるとともに、そのつど点検結果を報告させ、適切に点検が行われたことを確認すること。点検結果については、1年間保管すること。
(4) 責任者は、点検の結果、衛生管理者から改善不能な異常の発生の報告を受けた場合、食材の返品、メニューの一部削除、調理済み食品の回収等必要な措置を講ずること。
(5) 責任者は、点検の結果、改善に時間を要する事態が生じた場合、必要な応急処置を講じるとともに、計画的に改善を行うこと。
(6) 責任者は、衛生管理者及び調理従事者等に対して衛生管理及び食中毒防止に関する研修に参加させるなど必要な知識・技術の周知徹底を図ること。
(7) 責任者は、調理従事者等を含め職員の健康管理及び健康状態の確認を組織的・継続的に行い、調理従事者等の感染及び調理従事者等からの施設汚染の防止に努めること。
(8) 責任者は、衛生管理者に毎日作業開始前に、各調理従事者等の健康状態を確認させ、その結果を記録させること。
(9) 責任者は、調理従事者等に定期的な健康診断及び月に1回以上の検便を受けさせること。検便検査には、腸管出血性大腸菌の検査を含めることとし、10月から3月までの間には月に1回以上又は必要に応じてノロウイルスの検便検査を受けさせるよう努めること。
(10) 責任者は、ノロウイルスの無症状病原体保有者であることが判明した調理従事者等を、検便

検査においてノロウイルスを保有していないことが確認されるまでの間、食品に直接触れる調理作業を控えさせるなど適切な措置をとることが望ましいこと。

⑾ 責任者は、調理従事者等が下痢、嘔吐、発熱などの症状があった時、手指等に化膿創があった時は調理作業に従事させないこと。

⑿ 責任者は、下痢又は嘔吐等の症状がある調理従事者等について、直ちに医療機関を受診させ、感染性疾患の有無を確認すること。ノロウイルスを原因とする感染性疾患による症状と診断された調理従事者等は、リアルタイムPCR法等の高感度の検便検査においてノロウイルスを保有していないことが確認されるまでの間、食品に直接触れる調理作業を控えさせるなど適切な処置をとることが望ましいこと。

⒀ 責任者は、調理従事者等について、ノロウイルスにより発症した調理従事者等と一緒に感染の原因と考えられる食事を喫食するなど、同一の感染機会があった可能性がある調理従事者等について速やかにノロウイルスの検便検査を実施し、検査の結果ノロウイルスを保有していないことが確認されるまでの間、調理に直接従事することを控えさせる等の手段を講じることが望ましいこと。

⒁ 献立の作成に当たっては、施設の人員等の能力に余裕を持った献立作成を行うこと。

⒂ 献立ごとの調理工程表の作成に当たっては、次の事項に留意すること。
　ア　調理従事者等の汚染作業区域から非汚染作業区域への移動を極力行わないようにすること。
　イ　調理従事者等の一日ごとの作業の分業化を図ることが望ましいこと。
　ウ　調理終了後速やかに喫食されるよう工夫すること。
　　また、衛生管理者は調理工程表に基づき、調理従事者等と作業分担等について事前に十分な打合せを行うこと。

⒃ 施設の衛生管理全般について、専門的な知識を有する者から定期的な指導、助言を受けることが望ましい。また、従事者の健康管理については、労働安全衛生法等関係法令に基づき産業医等から定期的な指導、助言を受けること。

⒄ 高齢者や乳幼児が利用する施設等においては、平常時から施設長を責任者とする危機管理体制を整備し、感染拡大防止のための組織対応を文書化するとともに、具体的な対応訓練を行っておくことが望ましいこと。また、従業員あるいは利用者において下痢・嘔吐等の発生を迅速に把握するために、定常的に有症状者数を調査・監視することが望ましいこと。

(別添1) 原材料、製品等の保存温度

食　品　名	保存温度
穀類加工品（小麦粉、デンプン）	室温
砂糖	室温
食肉・鯨肉	10℃以下
細切した食肉・鯨肉を凍結したものを容器包装に入れたもの	−15℃以下
食肉製品	10℃以下
鯨肉製品	10℃以下
冷凍食肉製品	−15℃以下
冷凍鯨肉製品	−15℃以下
ゆでだこ	10℃以下
冷凍ゆでだこ	−15℃以下
生食用かき	10℃以下
生食用冷凍かき	−15℃以下
冷凍食品	−15℃以下
魚肉ソーセージ、魚肉ハム及び特殊包装かまぼこ	10℃以下
冷凍魚肉ねり製品	−15℃以下
液状油脂	室温
固形油脂（ラード、マーガリン、ショートニング、カカオ脂）	10℃以下
殻付卵	10℃以下
液卵	8℃以下
凍結卵	−18℃以下
乾燥卵	室温
ナッツ類	15℃以下
チョコレート	15℃以下
生鮮果実・野菜	10℃前後
生鮮魚介類（生食用鮮魚介類を含む。）	5℃以下
乳・濃縮乳　脱脂乳　クリーム	10℃以下
バター　チーズ　練乳	15℃以下
清涼飲料水（食品衛生法の食品、添加物等の規格基準に規定のあるものについては、当該保存基準に従うこと。）	室温

（別添2）標準作業書

(手洗いマニュアル)
1．水で手をぬらし石けんをつける。
2．指、腕を洗う。特に、指の間、指先をよく洗う。(30秒程度)
3．石けんをよく洗い流す。(20秒程度)
4．使い捨てペーパータオル等でふく。(タオル等の共用はしないこと。)
5．消毒用のアルコールをかけて手指によくすりこむ。
（本文のⅡ3(1)で定める場合には、1から3までの手順を2回実施する。）

(器具等の洗浄・殺菌マニュアル)
1．調理機械
　①機械本体・部品を分解する。なお、分解した部品は床にじか置きしないようにする。
　②食品製造用水（40℃程度の微温水が望ましい。）で3回水洗いする。
　③スポンジタワシに中性洗剤又は弱アルカリ性洗剤をつけてよく洗浄する。
　④食品製造用水（40℃程度の微温水が望ましい。）でよく洗剤を洗い流す。
　⑤部品は80℃で5分間以上の加熱又はこれと同等の効果を有する方法[注1]で殺菌を行う。
　⑥よく乾燥させる。
　⑦機械本体・部品を組み立てる。
　⑧作業開始前に70％アルコール噴霧又はこれと同等の効果を有する方法で殺菌を行う。
2．調理台
　①調理台周辺の片づけを行う。
　②食品製造用水（40℃程度の微温水が望ましい。）で3回水洗いする。
　③スポンジタワシに中性洗剤又は弱アルカリ性洗剤をつけてよく洗浄する。
　④食品製造用水（40℃程度の微温水が望ましい。）でよく洗剤を洗い流す。
　⑤よく乾燥させる。
　⑥70％アルコール噴霧又はこれと同等の効果を有する方法[注1]で殺菌を行う。
　⑦作業開始前に⑥と同様の方法で殺菌を行う。
3．まな板、包丁、へら等
　①食品製造用水（40℃程度の微温水が望ましい。）で3回水洗いする。
　②スポンジタワシに中性洗剤又は弱アルカリ性洗剤をつけてよく洗浄する。
　③食品製造用水（40℃程度の微温水が望ましい。）でよく洗剤を洗い流す。
　④80℃で5分間以上の加熱又はこれと同等の効果を有する方法[注2]で殺菌を行う。
　⑤よく乾燥させる。
　⑥清潔な保管庫にて保管する。
4．ふきん、タオル等
　①食品製造用水（40℃程度の微温水が望ましい。）で3回水洗いする。
　②中性洗剤又は弱アルカリ性洗剤をつけてよく洗浄する。
　③食品製造用水（40℃程度の微温水が望ましい。）でよく洗剤を洗い流す。
　④100℃で5分間以上煮沸殺菌を行う。
　⑤清潔な場所で乾燥、保管する。
注1：塩素系消毒剤（次亜塩素酸ナトリウム、亜塩素酸水、次亜塩素酸水等）やエタノール系消毒剤には、ノロウイルスに対する不活化効果を期待できるものがある。使用する場合、濃度・方法等、製品の指示を守って使用すること。浸漬により使用することが望ましいが、浸漬が困難な場合にあっては、不織布等に十分浸み込ませて清拭すること。
　（参考文献）「平成27年度ノロウイルスの不活化条件に関する調査報告書」
（http://www.mhlw.go.jp/file/06-Seisakujouhou-11130500-Shokuhinanzenbu/0000125854.pdf）
注2：大型のまな板やざる等、十分な洗浄が困難な器具については、亜塩素酸水又は次亜塩素酸ナトリウム等の塩素系消毒剤に浸漬するなどして消毒を行うこと。

(原材料等の保管管理マニュアル)
1．野菜・果物[注3]
　①衛生害虫、異物混入、腐敗・異臭等がないか点検する。異常品は返品又は使用禁止とする。
　②各材料ごとに、50g程度ずつ清潔な容器（ビニール袋等）に密封して入れ、－20℃以下で2週間以上保存する。（検食用）
　③専用の清潔な容器に入れ替えるなどして、10℃前後で保存する。(冷凍野菜は－15℃以下)
　④流水で3回以上水洗いする。
　⑤中性洗剤で洗う。
　⑥流水で十分すすぎ洗いする。
　⑦必要に応じて、次亜塩素酸ナトリウム等[注4]で殺菌[注5]した後、流水で十分すすぎ洗いする。
　⑧水切りする。
　⑨専用のまな板、包丁でカットする。
　⑩清潔な容器に入れる。
　⑪清潔なシートで覆い（容器がふた付きの場合

を除く。）、調理まで30分以上を要する場合には、10℃以下で冷蔵保存する。
注3：表面の汚れが除去され、分割・細切されずに皮付きで提供されるみかん等の果物にあっては、③から⑧までを省略して差し支えない。
注4：次亜塩素酸ナトリウム溶液（200mg/ℓで5分間又は100mg/ℓで10分間）又はこれと同等の効果を有する亜塩素酸水（きのこ類を除く。）、亜塩素酸ナトリウム溶液（生食用野菜に限る。）、過酢酸製剤、次亜塩素酸水並びに食品添加物として使用できる有機酸溶液。これらを使用する場合、食品衛生法で規定する「食品、添加物等の規格基準」を遵守すること。
注5：高齢者、若齢者及び抵抗力の弱い者を対象とした食事を提供する施設で、加熱せずに供する場合（表皮を除去する場合を除く。）には、殺菌を行うこと。

2．魚介類、食肉類
　①衛生害虫、異物混入、腐敗・異臭等がないか点検する。異常品は返品又は使用禁止とする。
　②各材料ごとに、50g程度ずつ清潔な容器（ビニール袋等）に密封して入れ、－20℃以下で2週間以上保存する。（検食用）
　③専用の清潔な容器に入れ替えるなどして、食肉類については10℃以下、魚介類については5℃以下で保存する（冷凍で保存するものは－15℃以下）。
　④必要に応じて、次亜塩素酸ナトリウム等[注6]で殺菌した後、流水で十分すすぎ洗いする。
　⑤専用のまな板、包丁でカットする。
　⑥速やかに調理へ移行させる。
注6：次亜塩素酸ナトリウム溶液（200mg/ℓで5分間又は100mg/ℓで10分間）又はこれと同等の効果を有する亜塩素酸水、亜塩素酸ナトリウム溶液（魚介類を除く。）、過酢酸製剤（魚介類を除く。）、次亜塩素酸水、次亜臭素酸水（魚介類を除く。）並びに食品添加物として使用できる有機酸溶液。これらを使用する場合、食品衛生法で規定する「食品、添加物等の規格基準」を遵守すること。

（加熱調理食品の中心温度及び加熱時間の記録マニュアル）
1．揚げ物
　①油温が設定した温度以上になったことを確認する。
　②調理を開始した時間を記録する。
　③調理の途中で適当な時間を見はからって食品の中心温度を校正された温度計で3点以上測定し、全ての点において75℃以上に達していた場合には、それぞれの中心温度を記録するとともに、その時点からさらに1分以上加熱を続ける（二枚貝等ノロウイルス汚染のおそれのある食品の場合は85～90℃で90秒間以上）。
　④最終的な加熱処理時間を記録する。
　⑤なお、複数回同一の作業を繰り返す場合には、油温が設定した温度以上であることを確認・記録し、①～④で設定した条件に基づき、加熱処理を行う。油温が設定した温度以上に達していない場合には、油温を上昇させるため必要な措置を講ずる。

2．焼き物及び蒸し物
　①調理を開始した時間を記録する。
　②調理の途中で適当な時間を見はからって食品の中心温度を校正された温度計で3点以上測定し、全ての点において75℃以上に達していた場合には、それぞれの中心温度を記録するとともに、その時点からさらに1分以上加熱を続ける（二枚貝等ノロウイルス汚染のおそれのある食品の場合は85～90℃で90秒間以上）。
　③最終的な加熱処理時間を記録する。
　④なお、複数回同一の作業を繰り返す場合には、①～③で設定した条件に基づき、加熱処理を行う。この場合、中心温度の測定は、最も熱が通りにくいと考えられる場所の一点のみでもよい。

3．煮物及び炒め物
　調理の順序は食肉類の加熱を優先すること。食肉類、魚介類、野菜類の冷凍品を使用する場合には、十分解凍してから調理を行うこと。
　①調理の途中で適当な時間を見はからって、最も熱が通りにくい具材を選び、食品の中心温度を校正された温度計で3点以上（煮物の場合は1点以上）測定し、全ての点において75℃以上に達していた場合には、それぞれの中心温度を記録するとともに、その時点からさらに1分以上加熱を続ける（二枚貝等ノロウイルス汚染のおそれのある食品の場合は85～90℃で90秒間以上）。
　なお、中心温度を測定できるような具材がない場合には、調理釜の中心付近の温度を3点以上（煮物の場合は1点以上）測定する。
　②複数回同一の作業を繰り返す場合にも、同様に点検・記録を行う。

(別添3)

調理後の食品の温度管理に係る記録の取り方について
（調理終了後提供まで30分以上を要する場合）

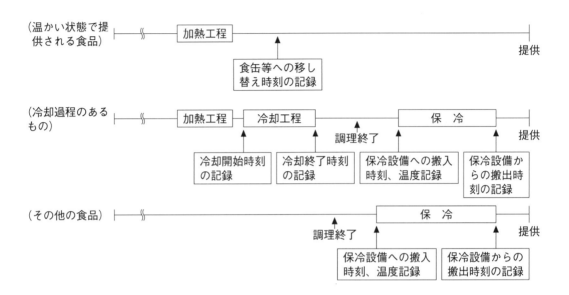

●索 引

あ―お

相見積方式 ················· 109
アウトソーシング ··········· 40, 190
アクシデント ··············· 146
アクシデントレポート ····· 102, 148
アッセンブリーサーブシステム
 ························· 120
安全・衛生管理システム ······ 18
維持保全 ··················· 144
委託 ······················· 191
委託方式 ···················· 39
1年基準 ···················· 201
一般食 ····················· 228
一般的衛生管理プログラム ···· 153
医療法 ····················· 23
医療法施行規則 ·············· 24
院外調理 ··················· 225
インシデント ··············· 146
インシデントレポート ····· 102, 148
院内食事箋規約 ·········· 80, 215
ウェットシステム ··········· 172
ウォーマーテーブル ········· 179
ウォンツ ···················· 44
売上総利益率 ··············· 204
売上高原価率 ··············· 204
売掛金 ····················· 208
営業循環基準 ··············· 201
衛生管理者 ················· 158
栄養アセスメント ············ 68
栄養改善加算 ·········· 234, 244
栄養管理委員会 ·············· 59
栄養管理計画 ················ 71
栄養管理の基準 ······· 15, 65, 67
栄養管理報告書 ·············· 28
栄養教諭 ··················· 251
栄養ケア・マネジメント ······ 231
栄養サポートチーム ·········· 59
栄養サポートチーム加算 ······ 222
栄養指導員 ················ 21, 26
栄養士配置加算 ·········· 239, 243
栄養士法 ···················· 16
栄養・食事管理 ············ 12, 65
栄養・食事管理システム ······· 18
栄養食事指導料 ············· 220
栄養出納表 ·················· 92
栄養スクリーニング ·········· 68
栄養スクリーニング加算 ······ 244

栄養成分別管理方式 ········· 215
栄養マネジメント加算 ······· 239
栄養マネジメント強化加算
 ······················ 231, 243
エネルギー産生栄養素バランス
 ··························· 84
汚染作業区域 ··············· 170
オフィス給食 ··············· 259
卸売業者 ··················· 107

か―こ

会計・原価管理システム ······ 19
介護報酬 ··················· 229
介護保険施設 ············ 24, 228
介護保険法 ·················· 24
回転釜 ····················· 178
加給食 ····················· 260
加重平均栄養成分値 ·········· 81
ガス設備 ··················· 175
学校栄養職員 ··············· 253
学校給食 ················ 25, 247
学校給食衛生管理基準 ········ 25
学校給食栄養管理者 ········· 251
学校給食実施基準 ········ 25, 250
学校給食法 ·················· 25
学校給食法施行規則 ·········· 25
稼働率 ····················· 136
カフェテリア方式 ············ 85
借入金 ····················· 201
間接費 ····················· 210
完全給食 ··················· 248
感染症の予防及び感染症の患者に対
 する医療に関する法律 ····· 142
感染症法　→感染症の予防及び感染
 症の患者に対する医療に関する法
 律
監督者層 ···················· 51
カンパニー制組織 ············ 57
管理 ························ 31
管理サイクル ················ 35
管理者層 ···················· 51
管理費契約 ·················· 39
危害分析重要管理点 ········· 148
基本食 ····················· 260
キャッシュ・フロー計算書 ··· 208
球根皮むき機 ··············· 177
給食 ························ 11
給食経営管理 ················ 12

給食システム ················ 17
給食施設 ···················· 11
給食実施機関の長 ··········· 260
給水設備 ··················· 173
給湯温度 ··················· 173
給湯設備 ··················· 173
給与栄養素目標量 ············ 78
給与栄養素量 ················ 71
給与栄養目標量 ·············· 74
給与栄養量 ·················· 71
給与エネルギー目標量 ········ 78
給与エネルギー量 ············ 71
矯正施設 ··················· 261
行政指導 ···················· 26
居宅療養管理指導 ··········· 234
クックサーブ ··············· 118
クックチル ················· 118
クックフリーズ ············· 118
グリストラップ ············· 174
経営 ························ 31
経営管理 ···················· 12
経営資源 ················ 31, 34
経営者層 ···················· 51
経営戦略 ···················· 32
経口移行加算 ······· 228, 232, 244
経口維持加算 ······· 228, 232, 244
刑事施設 ··················· 261
刑事収容施設及び被収容者等の処遇
 に関する法律 ············· 261
形態調整食 ················· 228
下膳 ······················· 131
原価管理 ··················· 105
原価計算 ··················· 210
減価償却 ··················· 207
権限 ························ 52
健康寿命 ···················· 14
健康増進法 ·············· 19, 27
健康増進法施行規則 ·········· 22
健康保険法 ·················· 24
原材料生産性 ··············· 135
検収 ··················· 98, 113
検収基準表 ················· 113
検食 ············ 92, 98, 134, 156, 157
検食簿 ················· 92, 156
工場給食 ··················· 259
合成調理機 ················· 177
小売業者 ··················· 107

高齢者の医療の確保に関する法律……24	集約対応……15, 74	スチームコンベクションオーブン……178
コールドテーブル……179	重要管理点……148	生活保護法……261
顧客満足……44	主観的包括的評価 →SGA	清潔作業区域……170
国際標準化機構……97, 102, 103	主調理……128	生産管理……116
国民健康保険法……24	純資産……201	生産管理システム……18
個人対応……74	準清潔作業区域……170	生産計画……119
コストリーダーシップ戦略……33	準直営方式……259	製造物責任法……97
固定資産……201	障害者支援施設……25, 241	成長マトリクス……32
固定費……205	障害者総合支援法 →障害者の日常生活及び社会生活を総合的に支援するための法律	責任……52, 137
個別式給湯法……173		セグメンテーション……49
コンシューマリズム……44	障害者の日常生活及び社会生活を総合的に支援するための法律……240	設備生産性……135
献立……85		セントラルキッチンシステム／カミサリーシステム……120
献立表……85	紹介予定派遣……192	
コンビオーブン →スチームコンベクションオーブン	常勤換算数……211	洗米機……178
	商品開発……33	増加食……260
コンプライアンス……67	情報公開……200	総資産利益率……204
コンベンショナルシステム……120	情報処理管理システム……19	ゾーニング計画……184
	照明設備……175	組織……53
さ―そ	食材管理……105	組織・人事管理システム……19
再入所時栄養連携加算……233	食材管理システム……18	損益計算書……203
先入れ先出し法……115	食事管理計画……71	損益分岐点売上高……205
作業工程……122	食事提供加算……239	損益分岐点対売上高比率……207
作業動線……122	食単価契約……39	損益分岐点分析……205
作業動線計画……185	食堂……186	
サブシステム……17	食堂加算……186, 220	**た―と**
差別化戦略……33	食堂配膳……130	ターゲティング……49
残菜調査……94	食に関する指導……253	貸借対照表……201
三面等価の原則……52	職場外教育……193	退所時栄養情報連携加算……233
自衛隊給食……260	職場内教育……124, 193	大量調理……125
事業所給食……258	食品衛生監視員……27, 158	大量調理施設衛生管理マニュアル……154
事業部制組織……56	食品衛生監視票……158	
事業附属寄宿舎規程……26	食品衛生法……27	多角化……33
嗜好調査……92	食品群別加重平均栄養成分表……81	棚卸し……115
自己啓発……193	食品群別給与量……91	他人資本……201
資産……201	食品構成表……80	単一献立方式……85
市場開拓……33	食品循環資源……133	遅食……157
市場浸透……33	食品循環資源の再生利用等の促進に関する法律……133	中央式給湯法……173
市場ポジショニング……49		中央配膳……130
自助具……183	食品廃棄物等……133	厨芥……133
システム……17	食品リサイクル法 →食品循環資源の再生利用等の促進に関する法律	調味……129
施設・設備管理システム……19		調理工程……121
下処理……127	食器消毒保管庫……180	調理工程管理……127
実施給与栄養量……71	食器洗浄機……180	調理室……171
疾病別管理方式……215	真空調理……118	直営方式……39
児童福祉施設……25, 235	真空包装機……182	直接費……210
児童福祉法……25, 235	人件費比率……211	治療食……220
資本……201	審査登録制度……103	手洗い設備……175
資本金……201	人事管理……189	定額法……207
事務……197	人事考課……194	提供管理……129
従業員満足……45	随意契約方式……109	提供管理システム……18
集中戦略……33		定食方式……85

ディスクロージャー →情報公開	ファンクショナル組織‥‥‥‥‥55	リーダーシップの役割‥‥‥‥‥62
ディスペンサー‥‥‥‥‥‥‥‥180	フードカッター‥‥‥‥‥‥‥‥177	リスクマネジメント‥‥‥‥‥146
定率法‥‥‥‥‥‥‥‥‥‥‥‥207	フードスライサー →合成調理機	立体炊飯器‥‥‥‥‥‥‥‥‥179
ティルティングパン →平底回転釜	複数献立方式‥‥‥‥‥‥‥‥‥85	流通‥‥‥‥‥‥‥‥‥‥‥‥‥107
適時適温サービス‥‥‥‥‥‥130	負債‥‥‥‥‥‥‥‥‥‥‥‥‥201	流通機構‥‥‥‥‥‥‥‥‥‥107
手元流動性‥‥‥‥‥‥‥‥‥208	付帯施設‥‥‥‥‥‥‥‥‥‥172	流動資産‥‥‥‥‥‥‥‥‥‥201
電気設備‥‥‥‥‥‥‥‥‥‥175	物流業者‥‥‥‥‥‥‥‥‥‥107	流動比率‥‥‥‥‥‥‥‥‥‥202
典型契約‥‥‥‥‥‥‥‥‥‥‥40	ブラストチラー‥‥‥‥‥‥‥181	療養食加算‥‥‥‥‥‥‥232, 244
糖尿病透析予防指導管理料‥‥‥223	ブレージングパン →平底回転釜	レシピ‥‥‥‥‥‥‥‥‥‥‥‥85
トータルシステム‥‥‥‥‥17, 35	プロジェクト組織‥‥‥‥‥57, 58	レディフードシステム‥‥‥‥120
トータル・ヘルス・プロモーション・プラン‥‥‥‥‥‥‥‥‥‥‥258	プロセスアプローチ‥‥‥‥‥104	レンジ‥‥‥‥‥‥‥‥‥‥‥178
	プロダクト・ポートフォリオ・マネジメント分析 →PPM分析	老人福祉施設‥‥‥‥‥‥‥24, 228
特定給食施設‥‥‥‥‥‥‥‥‥12	分散配膳‥‥‥‥‥‥‥‥‥‥130	老人福祉法‥‥‥‥‥‥‥‥‥‥24
特別食‥‥‥‥‥‥‥‥‥215, 233	変動費‥‥‥‥‥‥‥‥‥‥‥205	労働安全衛生規則‥‥‥‥‥‥‥26
特別食加算‥‥‥‥‥‥‥‥‥219	変動費率‥‥‥‥‥‥‥‥‥‥205	労働安全衛生法‥‥‥‥‥‥‥‥26
特別な場合の検査食‥‥‥‥‥220	包丁・まな板消毒保管庫‥‥‥181	労働関係調整法‥‥‥‥‥‥‥190
ドライシステム‥‥‥‥‥‥‥172	保温食器‥‥‥‥‥‥‥‥‥‥182	労働基準法‥‥‥‥‥‥26, 190, 258
トラップ‥‥‥‥‥‥‥‥‥‥174	保温トレイ‥‥‥‥‥‥‥‥‥182	労働組合法‥‥‥‥‥‥‥‥‥190
トレーサビリティー‥‥‥‥‥198	保温・保冷配膳車‥‥‥‥‥‥180	労働三法‥‥‥‥‥‥‥‥‥‥190
な―の	保護施設‥‥‥‥‥‥‥‥‥‥261	労働者派遣‥‥‥‥‥‥‥‥‥191
中食‥‥‥‥‥‥‥‥‥‥‥‥‥14	補食給食‥‥‥‥‥‥‥‥‥‥248	労働生産性‥‥‥‥‥‥‥135, 211
生ゴミ処理機‥‥‥‥‥‥‥‥182	保存食‥‥‥‥‥‥‥‥‥‥‥157	**欧文**
ニーズ‥‥‥‥‥‥‥‥‥‥‥‥44	**ま―も**	ABC分析‥‥‥‥‥‥‥‥‥‥116
ニッチ・マーケティング‥‥‥‥49	マーケットチャレンジャー‥‥‥33	ADL‥‥‥‥‥‥‥‥‥‥‥‥183
日本人の食事摂取基準‥‥‥‥‥74	マーケットニッチャー‥‥‥‥‥34	CQI‥‥‥‥‥‥‥‥‥‥‥‥101
入院時食事療養費‥‥‥‥24, 217	マーケットフォロワー‥‥‥‥‥33	EH方式‥‥‥‥‥‥‥‥‥‥118
入院時生活療養費‥‥‥‥‥‥217	マーケットリーダー‥‥‥‥‥‥33	GLIM基準‥‥‥‥‥‥‥‥‥‥70
ニュークックチル‥‥‥‥‥‥118	マーケティング‥‥‥‥‥‥‥‥43	HACCP‥‥‥‥‥‥‥‥‥‥148
入札方式‥‥‥‥‥‥‥‥‥‥109	マーケティング・コンセプト‥‥43	IH方式‥‥‥‥‥‥‥‥‥‥118
は―ほ	マーケティング戦略‥‥‥‥‥‥47	ISO →国際標準化機構
廃棄率‥‥‥‥‥‥‥‥‥‥‥126	マーケティング・ミックス‥‥‥50	ISO14000シリーズ‥‥‥‥‥‥97
配食サービス‥‥‥‥‥‥‥‥182	マーケティング・リサーチ‥‥‥45	ISO9000シリーズ‥‥‥‥‥‥‥97
排水設備‥‥‥‥‥‥‥‥‥‥174	マーチャンダイジング‥‥‥‥‥50	ISO9001‥‥‥‥‥‥‥‥‥‥103
配膳‥‥‥‥‥‥‥‥‥‥‥18, 129	マトリックス組織‥‥‥‥‥‥‥58	ISO9001：2015‥‥‥‥‥‥‥104
ハインリッヒの法則‥‥‥‥‥147	マネジメントサイクル‥‥‥‥‥35	MNA®-SF‥‥‥‥‥‥‥‥‥‥68
パブリシティ‥‥‥‥‥‥‥‥‥50	マネジメントの役割‥‥‥‥‥‥62	MUST‥‥‥‥‥‥‥‥‥‥‥‥68
バランスト・スコアカード‥‥‥43	ミルク給食‥‥‥‥‥‥‥‥‥248	NST →栄養サポートチーム
ピーラー →球根皮むき機	無菌食‥‥‥‥‥‥‥‥‥‥‥220	OFF-JT →職場外教育
非汚染作業区域‥‥‥‥‥‥‥170	メニュー‥‥‥‥‥‥‥‥‥‥‥85	OJT →職場内教育
ヒヤリ・ハット‥‥‥‥‥‥‥146	**や―よ**	PDCAサイクル‥‥‥‥36, 66, 100
平底回転釜‥‥‥‥‥‥‥‥‥179	予算‥‥‥‥‥‥‥‥‥‥‥‥210	PL法 →製造物責任法
比率法‥‥‥‥‥‥‥‥‥‥‥202	予定給与栄養量‥‥‥‥‥‥‥‥71	PPM分析‥‥‥‥‥‥‥‥‥‥‥48
品質‥‥‥‥‥‥‥‥‥‥‥‥‥96	**ら―ろ**	PR‥‥‥‥‥‥‥‥‥‥‥‥‥‥50
品質改善活動‥‥‥‥‥‥‥‥100	ライン・アンド・スタッフ組織‥56	QC診断 →品質管理診断
品質管理‥‥‥‥‥‥‥‥‥‥‥96	ライン組織‥‥‥‥‥‥‥‥‥‥55	SD →自己啓発
品質管理システム‥‥‥‥‥‥‥18	ララ物資‥‥‥‥‥‥‥‥‥‥‥14	SGA‥‥‥‥‥‥‥‥‥‥‥68, 70
品質管理診断‥‥‥‥‥‥‥‥100	リーダーシップ‥‥‥‥‥62, 103	SWOT分析‥‥‥‥‥‥‥‥‥‥48
品質保証‥‥‥‥‥‥‥‥‥‥‥97		THP →トータル・ヘルス・プロモーション・プラン
品質保証システム‥‥‥‥‥‥‥97		T-T管理‥‥‥‥‥‥‥‥‥‥119

●参考文献

1章　給食の概念
日本栄養改善学会監修、市川陽子・神田知子編『給食経営管理論　―給食と給食経営管理における関連項目の総合的理解』医歯薬出版　2021年

日本給食経営管理学会監修『給食経営管理用語辞典　第3版』第一出版　2020年

全国栄養士養成施設協会・日本栄養士会監修、大中佳子・土岐田佳子・大澤絢子『サクセス管理栄養士講座　給食経営管理論』第一出版　2024年

藤沢良知編『給食経営管理・運営論　第4版』同文書院　2007年

田中ひさよ『新しい給食経営管理』萌文書林　2005年

幸林友男・曽川美佐子・神田知子・市川陽子編『給食経営管理論　第4版』講談社サイエンティフィク　2019年

医薬基盤・健康・栄養研究所　石田裕美・登坂三紀夫・髙橋孝子編『給食経営管理論　改訂第3版』南江堂　2019年

国立健康・栄養研究所監修、山本茂・由田克士編『日本人の食事摂取基準（2005年版）の活用　―特定給食施設等における食事計画編―』第一出版　2005年

2章　経営管理
坂口久美子・植田哲雄編『給食経営管理論』化学同人　2006年

山本辰芳・古畑公・高橋興亜・大澤繁男編『給食経営管理論』メイツ出版　2007年

日本給食経営管理学会監修『給食経営管理用語辞典　第3版』第一出版　2020年

日本総合研究所経営戦略研究会『この1冊ですべてがわかる経営戦略の基本』日本実業出版社　2008年

波頭亮『経営戦略論入門　経営学の誕生から新・日本型経営まで』PHP研究所　2013年

十川廣國『経営学イノベーション1　経営学入門　第2版』中央経済社　2013年

佐藤義典『図解　実践マーケティング戦略』日本能率協会マネジメントセンター　2005年

松本公文『簿記会計用語集』教文出版　1978年

亀井利明『リスクマネジメント総論　増補版』同文舘出版　2009年

大泉光一『危機管理学総論　改訂版』ミネルヴァ書房　2012年

あずさ監査法人ほか『原価計算による病院マネジメント　第3版』中央経済社　2004年

荒井耕『医療バランスト・スコアカード』中央経済社　2005年

和田充夫・恩蔵直人・三浦俊彦『マーケティング戦略　第4版』有斐閣　2012年

岩井達・名倉秀子・松崎政三編『新版　給食経営管理論　第2版』建帛社　2021年

野口智雄『マーケティングの基本　第2版』日本経済新聞出版社　2005年

相原修『マーケティング入門　第4版』日本経済新聞出版社　2007年

中山玲子・小切間美保編『給食経営管理論　第5版　―新しい時代のフードサービスとマネジメント―』化学同人　2021年

西澤脩監修、串田武則・竹森一正『給食経営学』第一出版　1976年

鈴木久乃・太田和枝・定司哲夫編『給食マネジメント論』第一出版　2011年

山際有文『図解　マネジメント』日本実業出版社　2003年

亀川雅人・鈴木秀一『入門経営学　第3版』新世社　2011年

金井正義『図解でわかる経営分析』西東社　1999年

3章　栄養・食事管理

大阪府ほか監修『病院及び介護保険施設における栄養管理指針ガイドブック』大阪府栄養士会　2013年

日本給食経営管理学会監修『給食経営管理用語辞典　第3版』第一出版　2020年

栄養法規研究会編『わかりやすい給食・栄養管理の手引』新日本法規　2006年

社会保険研究所『看護関連施設基準・食事療養等の実際』2012年

日本栄養士会『栄養日本』第50巻4号　2007年

『厚生労働省策定　日本人の食事摂取基準［2010年版］』第一出版　2009年

食事摂取基準の実践・運用を考える会編『日本人の食事摂取基準（2010年版）の実践・運用　―特定給食施設等における栄養・食事管理―』第一出版　2011年

幸林友男・曽川美佐子・神田知子・市川陽子編『給食経営管理論　第4版』講談社サイエンティフィク　2019年

香西みどり・小松龍史・江畑敬子編『給食マネジメント論』東京化学同人　2005年

熊代千鶴恵・田中俊治・藤原政嘉編『実践臨床栄養学・実習』建帛社　2007年

豊瀬恵美子編『給食経営管理論　―給食の運営と実務―』学建書院　2004年

加藤昌彦・木村友子・井上明美編『臨地・校外実習書　第3版』建帛社　2009年

4章　給食の品質

内田治『ビジュアル品質管理の基本　第4版』日本経済新聞出版社　2010年

日本給食経営管理学会監修『給食経営管理用語辞典　第3版』第一出版　2020年

松本公文『簿記会計用語集』教文出版　1976年

牧英憲・鵄原恵二『図解　よくわかるISO』日本実業出版社　2000年

萩原陸幸『図解　ISO22000のすべて』日本実業出版社　2005年

5章　給食の生産（調理）

幸林友男・曽川美佐子・神田知子・市川陽子編『給食経営管理論　第4版』講談社サイエンティフィク　2019年

坂口久美子・植田哲雄編『給食経営管理論』化学同人　2006年

香西みどり・小松龍史・畑江敬子編『給食マネジメント論』東京化学同人　2005年

日本給食経営管理学会監修『給食経営管理用語辞典　第3版』第一出版　2020年

松本公文『簿記会計用語集』教文出版　1976年

6章　給食の安全・衛生

厚生労働省ホームページ：食中毒に関する情報
　http：//www.mhlw.go.jp/topics/syokuchu/

日本食品衛生協会『改訂　食品の安全を創るHACCP』2008年

富岡和夫・冨田教代編『エッセンシャル給食経営管理論　第4版　―給食のトータルマネジメント―』医歯薬出版　2016年

幸林友男・曽川美佐子・神田知子・市川陽子編『給食経営管理論　第4版』講談社サイエンティフィク　2019年

岩井達・名倉秀子・松崎政三編『新版　給食経営管理論　第2版』建帛社　2021年

中山玲子・小切間美保編『給食経営管理論　第5版　―新しい時代のフードサービスとマネジメント―』化学同人　2021年

7章　給食の施設・設備

富岡和夫・冨田教代編『エッセンシャル給食経営管理論　第4版　―給食のトータルマネジメント―』医歯薬出版　2016年

香西みどり・小松龍史・畑江敬子編『給食マネジメント論』東京化学同人　2005年

幸林友男・曽川美佐子・神田知子・市川陽子編『給食経営管理論　第4版』講談社サイエンティフィク　2019年
岩井達・名倉秀子・松崎政三編『新版　給食経営管理論　第2版』建帛社　2021年
中山玲子・小切間美保編『給食経営管理論　第5版　―新しい時代のフードサービスとマネジメント―』化学同人　2021年

8章　給食の人事・事務

岩井達・名倉秀子・松崎政三編『新版　給食経営管理論　第2版』建帛社　2021年
鈴木久乃・太田和枝・定司哲夫編『給食マネジメント論』第一出版　2011年
幸林友男・曽川美佐子・神田知子・市川陽子編『給食経営管理論　第4版』講談社サイエンティフィク　2019年
富岡和夫・冨田教代編『エッセンシャル給食経営管理論　第4版　―給食のトータルマネジメント―』医歯薬出版　2016年

9章　給食の会計・原価

大坪亮ほか「会計入門」『週間ダイヤモンド』95(9)　2007年　30～69頁
桜井久勝『財務会計講義　第14版』中央経済社　2013年
日本経済新聞社編『財務諸表の見方　第11版』日本経済新聞出版社　2013年
岩辺晃三『基本会計　改訂版』税務経理協会　1999年

10章　各種給食施設における給食の意義と特徴

栄養調理関係法令研究会編『栄養調理六法　平成26年版』新日本法規出版　2013年
鈴木久乃・太田和枝・定司哲夫編『給食マネジメント論』第一出版　2004年
幸林友男・曽川美佐子・神田知子・市川陽子編『給食経営管理論　第4版』講談社サイエンティフィク　2019年
富岡和夫・冨田教代編『エッセンシャル給食経営管理論　第4版　―給食のトータルマネジメント―』医歯薬出版　2016年
文部科学省『食に関する指導の手引　―第2次改訂版―』2019年
文部科学省『学校栄養職員による食に関する個別指導実践事例集』2004年
大阪府公立小学校教育委員会『大阪教育新潮』187号　2007年

新・実践　給食経営管理論　第4版
―栄養・安全・経済面のマネジメント―

2008年5月15日	初版第1刷発行	
2010年4月25日	第2版第1刷発行	
2013年3月30日	第2版第4刷発行	
2014年4月20日	第3版第1刷発行	
2017年3月1日	第3版第5刷発行	
2017年9月15日	第3版第6刷発行	（補訂）
2019年3月1日	第3版第7刷発行	（補訂）
2020年4月1日	第3版第8刷発行	（補訂）
2021年3月1日	第3版第9刷発行	
2022年3月1日	第3版第10刷発行	（補訂）
2023年3月1日	第3版第11刷発行	
2025年3月30日	第4版第1刷発行	

編　集　　藤原　政嘉
　　　　　田中　俊治
　　　　　赤尾　正

発行者　　竹鼻　均之

発行所　　株式会社みらい
　　　　　〒500-8137　岐阜市東興町40　第5澤田ビル
　　　　　TEL　058-247-1227(代)　　FAX　058-247-1218
　　　　　https://www.mirai-inc.jp/

印刷・製本　サンメッセ株式会社

ISBN978-4-86015-645-9 C3077
Printed in Japan　　　　　乱丁本・落丁本はお取り替え致します。